Tamarack Song

Werde eins mit der Natur

Tamarack Song

Werde eins mit der Natur

Lerne die Sprache der Tiere und Pflanzen

Übersetzt von Irene Tischler

Crotona

Impressum

Titel der amerikanischen Originalausgabe:
Becoming Nature
published by Bear & Company (Inner Traditions International)
One Park Street, Rochester, Vermont 05767

Deutsche Ausgabe:
2. überarbeitete Auflage 2025

Kammer 11, D-83123 Amerang
www.crotona.de
Kontakt: kontakt@crotona.de

Übersetzung aus dem Amerikanischen: Irene Tischler

Umschlaggestaltung: Annette Wagner

Druck: Generál Nyomda, Ungarn

ISBN 978-3-86191-110-4

Inhalt

Ich wurde größer, indem ich mit Bäumen* stand.
Ich wurde kleiner, indem ich mit Schnecken kroch.
Ich wurde leichter, indem ich mich mit Vögeln erhob.
Und währenddessen wurde ich weiser,
indem ich vergaß, was ich dachte zu wissen,
und zu meinen Lehrerinnen und Lehrern aus Wald und
Teich wurde.

Sie lehrten mich, ihre wortlose Sprache zu sprechen,
mich wie ein Schatten zu bewegen und wie ein See zu
denken,
zur Trommel der Wildnis in mir zu tanzen.
Wenn ich ab und an zurück in die Stadt gehe,
vergesse ich, dass ich wieder mit Worten sprechen muss.
Denn draußen im Wald ist es ein Trillern oder ein Zucken,
und ich fühle ihre Gefühle und träume ihre Träume,
während sie zeitgleich meine kennenlernen.

So werfe ich mein Fell ab und ergreife einen Stift,
damit ich erzählen kann, wie es ist, mit der Sonne
aufzustehen,
mit einer Schildkröte zu schwimmen und einen Hirsch
zu berühren.
Denn dies sind die Geschenke, die ich erfuhr,
wann immer der neckende Wind meine Seele erweckte,
um in die Wildnis einzutreten und durch ihre Augen
zu sehen.

TAMARACK SONG**

---

* Aus Respekt für meine Beziehung mit den Tieren und Pflanzen, die meine Familie und meine Mentoren waren, schreibe ich ihre Namen in diesem Text mit großen Anfangsbuchstaben und beziehe mich auf sie mit „er“ oder „sie“ anstatt „es“. (Tamarack Song)
Siehe auch „Wichtige Hinweise zur deutschen Ausgabe“, S. 13-14.

** Durch den Autor verfasst und erstmals im Vorwort zu Joseph Cornells *The Sky and Earth Touched Me* (Verlag Crystal Clarity 2014) erschienen.

Alle Erlöse des Autors vom Verkauf dieses Buches fließen in die Unterstützung der *Brother Wolf Foundation*, einem gemeinnützigen Schutzzentrum für Timberwölfe, die aus Massenzuchtbetrieben und Hinterhof-Zwingern befreit werden. Das Schutzzentrum wurde gegründet, um eine erneuerte, respektvolle und gegenseitig dienliche Beziehung zwischen Menschen und außergewöhnlichen Raubtieren zu fördern. Durch den Wolf als Inspiration und Beispiel können wir die Tiersprache wieder lernen, damit wir die Tiere richtig kennen lernen können, anstatt nur etwas *über* sie zu wissen. Mehr Information gibt es auf der Seite:

www.brotherwolffoundation.org

Zu Ehren meiner Lehrerinnen und Lehrer

Da ich zu einer Zeit aufgewachsen bin, als Bestimmungsbücher und Kurse zu Outdoor-Fertigkeiten praktisch unbekannt waren, habe ich erst im fortgeschrittenen Erwachsenenalter entdeckt, dass es möglich war, durch Unterricht und Studium etwas über die Natur zu lernen. Ich hatte angenommen, dass alle, so wie ich, direkt von Tieren und Pflanzen lernten. Zusätzlich zu diesen Lehren erhielt ich auch Anleitung von meiner Mutter, die schon ihr ganzes Leben eine Frau des Waldes war, sowie durch Älteste amerikanischer Indigene.

Etwa in der Zeit um 1980 nahm ich an einem Kurs zu primitiven Überlebensfertigkeiten teil. Ich war in meinen frühen Dreißigern und voller Vorfreude, endlich gleichgesinnte Menschen zu treffen. Vorher waren die Wölfe, mit denen ich gelebt hatte, meine engsten, die Natur liebenden Begleiter gewesen. Für mich war das ganz in Ordnung so, weil wir eine Familie waren – sie kannten mich besser als irgendein Mensch. Hinzu kam, dass die Ältesten meine Beziehung zu Tieren förderten, indem sie mich mit meinen Fragen über die Natur regelmäßig direkt zu ihnen schickten.

Der Kurs mit seinen Diagrammen, Mengenangaben und unbekannten technischen Begriffen verwirrte mich zunächst. Dann erinnerte ich mich daran, wie die Ältesten in ihrer stets sanftmütigen Weise über den Weg der Natur und den neuen Weg sprachen. Ihre Worte finden ein Echo in dieser Kindheitserinnerung des Dorfältesten James Paytiamo aus Acoma Pueblo, New Mexico. Seine Ältesten sagten:

> Lauscht! Lauscht! Die trübäugigen Menschen kommen [...] näher jeden Tag. [...] [Sie] werden dich dazu bringen, heißes schwarzes Wasser zu trinken [...] Dann werden deine Zähne weich [...], deine Augen werden an windigen Tagen tränen und dein Augenlicht wird schlecht sein. Deine Gelenke werden knacksen, wenn du dich langsam und elastisch bewegen möchtest. Du wirst auf weichen Betten schlafen und nicht früh aufstehen wollen. Wenn du anfängst, dicke Kleidung zu tragen und unter schweren Decken zu schlafen, dann wirst du zunehmend faul werden. Dann wird kein Singen mehr zu hören sein, wenn du die Täler durchwanderst.
>
> Kent Nerburn: The Wisdom of the Native Americans[1]

Ich kannte das Singen. Einige meiner Ältesten nannten es *das Lied der Fährte*. Ich lauschte dem Lied gemeinsam mit den Wölfen des Rudels, mit dem ich lebte, während wir im Gras lagen oder uns lautlos durch die Wälder schlängelten. Standing Bear, Ältester der Oglala Lakota, sprach darüber, wie sein Volk das Lied hörte, als er im 19. Jahrhundert aufwuchs.

> Verwandtschaft mit allen Geschöpfen der Erde, des Himmels und des Wassers war ein reales und aktives Prinzip. Für die Tier- und Vogelwelt hatten wir ein geschwisterliches Gefühl, wodurch die Lakota beschützt unter ihnen weilten. Und einige der Lakota kamen ihren gefiederten und befellten Freundinnen* so nahe, dass sie in wahrer Geschwisterlichkeit eine gemeinsame Sprache sprachen.[2]

* Wichtige Hinweise zur Verwendung der deutschen Ausgabe, Seite 13-14.

Gleichzeitig verstand ich, warum es so schwierig geworden war, das Lied zu hören. Ich war einer von denen geworden, die eben aufgrund der Erziehung ein schlechtes Augenlicht hatten und schwere Kleidung trugen. Dennoch glaube ich, dass wir alle – unabhängig von unserem Hintergrund – die angestammte Sehnsucht in unserem Innersten fühlen, uns in das Lied der Fährte einzustimmen. Ob wir von Tieren und amerikanischen Indigenen oder Büchern und Lehrenden lernen, alle Lektionen reichen zurück in die Zeit, als wir um das abendliche Lagerfeuer saßen und den Jagdgeschichten und Einsichten der Ältesten lauschten. Wir lernten auch von den Tieren, denn wir verstanden, was sie sagten.

Möge alles, was ich auf den kommenden Seiten teile, eine Würdigung derer sein, die mir dieses Wissen schenkten. Ich möchte besonders meine Vorfahren ehren, da sie mir die Erinnerungen übermittelten, die das Lied der Fährte zu meiner Natur machten.

Wichtige Hinweise zur Verwendung der deutschen Ausgabe

Die amerikanische Originalausgabe dieses Buches enthält einige sprachliche Besonderheiten, die sich nur teilweise ins Deutsche übertragen lassen. Daher wurden in Absprache mit dem Autor einige Anpassungen vorgenommen, die hier erläutert werden.

Wertschätzung und Pronomen:

„Aus Respekt für meine Beziehung mit den Tieren und Pflanzen, die meine Familie und meine Mentoren waren, schreibe ich ihre Namen in diesem Text mit großen Anfangsbuchstaben und beziehe mich auf sie mit ‚er' oder ‚sie' anstatt ‚es'. (Tamarack Song)

Da die Bezeichnungen für Tiere und andere Wesen als Nomen im Deutschen generell großgeschrieben werden, sei hier daran erinnert, dass die Großschreibung von Substantiven im Deutschen u.a. als Ausdruck der Wertschätzung entstand. Der Autor lädt daher ein, dieser Großschreibung besondere Aufmerksamkeit zu schenken. Das gilt auch für Konzepte, heilige Objekte oder ähnliches (z.B. der Alte Weg, der Kreis des Lebens).

Die Verwendung weiblicher und männlicher Pronomen bei sächlichen Bezeichnungen wie „Tier“ oder „Eichhörnchen“ ist im Englischen genauso „falsch“ wie im Deutschen, weshalb diese Vorgehensweise in der Übersetzung beibehalten wurde. Beispiel: „Das Tier wandte sich dem Teich zu, sobald sie ihn sah.“

Gendern: Der Autor verwendet eine Form des Genderns, die sich auf die indigene Sichtweise der Welt gründet. Dafür wechselt er im Englischen sowohl in Bezug auf Menschen als auch andere Wesenheiten regelmäßig zwischen männlichen und weiblichen Pronomen, um ein Gleichgewicht der Geschlechter zu erreichen. In Anlehnung daran wird in der vorliegenden Ausgabe bei allgemeinen Nennungen zwischen männlichen und weiblichen Bezeichnungen gewechselt (z. B. Wächterin und Fallensteller) und nach Möglichkeit neutrale Wörter verwendet (z. B. Lernende, Älteste, Personal). Begriffe, die ein Prinzip bezeichnen (also keine Personen an sich), wie beispielsweise „Jäger-Sammler“, bleiben unverändert, um die gute Lesbarkeit des Textes zu erhalten. In allen Fällen sind immer alle Geschlechter gemeint.

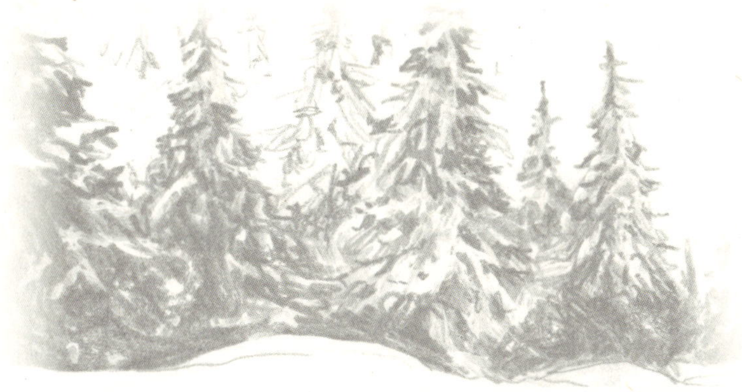

Natur zu kennen, bedeutet, zur Natur zu werden

Wenn ich dir draußen im Wald über den Weg laufen würde, könntest du glauben, dass du eine menschliche Gestalt siehst. Doch mit meinem angegrauten Fell und bernsteinfarbenen Augen zöge ich so lautlos wie ein Schatten über den moosigen Teppich dahin. Ich sähe die Formen und Schatten, genauso wie meine Rudelkameraden sie sehen, und ich würde auf jedes Geräusch und jeden Geruch genauso wie sie reagieren. Mein Hunger und meine Neugier wären dieselben wie ihre; und wie sie, stünde ich in ständiger Kommunikation mit allem Leben um mich herum.

Wenn du nach mir rufen würdest, würde ich deine Worte vielleicht nicht gleich registrieren, da ich in meinem Tierverstand wäre. Der Tierverstand ist ein Bewusstsein ohne Verstellungen oder Filter. Jeder Gedanke und jede Bewegung verfolgt einen Zweck – und verursacht Kosten. Um das Überleben zu sichern, gilt es, ständig der Umgebung gewahr und auf die jeweiligen Vorhaben eingestimmt zu sein. Das ist die einzige Möglichkeit, sich unsichtbar zu bewegen und die wortlose Sprache der Tiere zu verstehen. Das ist die einzige Möglichkeit, ihre Ängste und

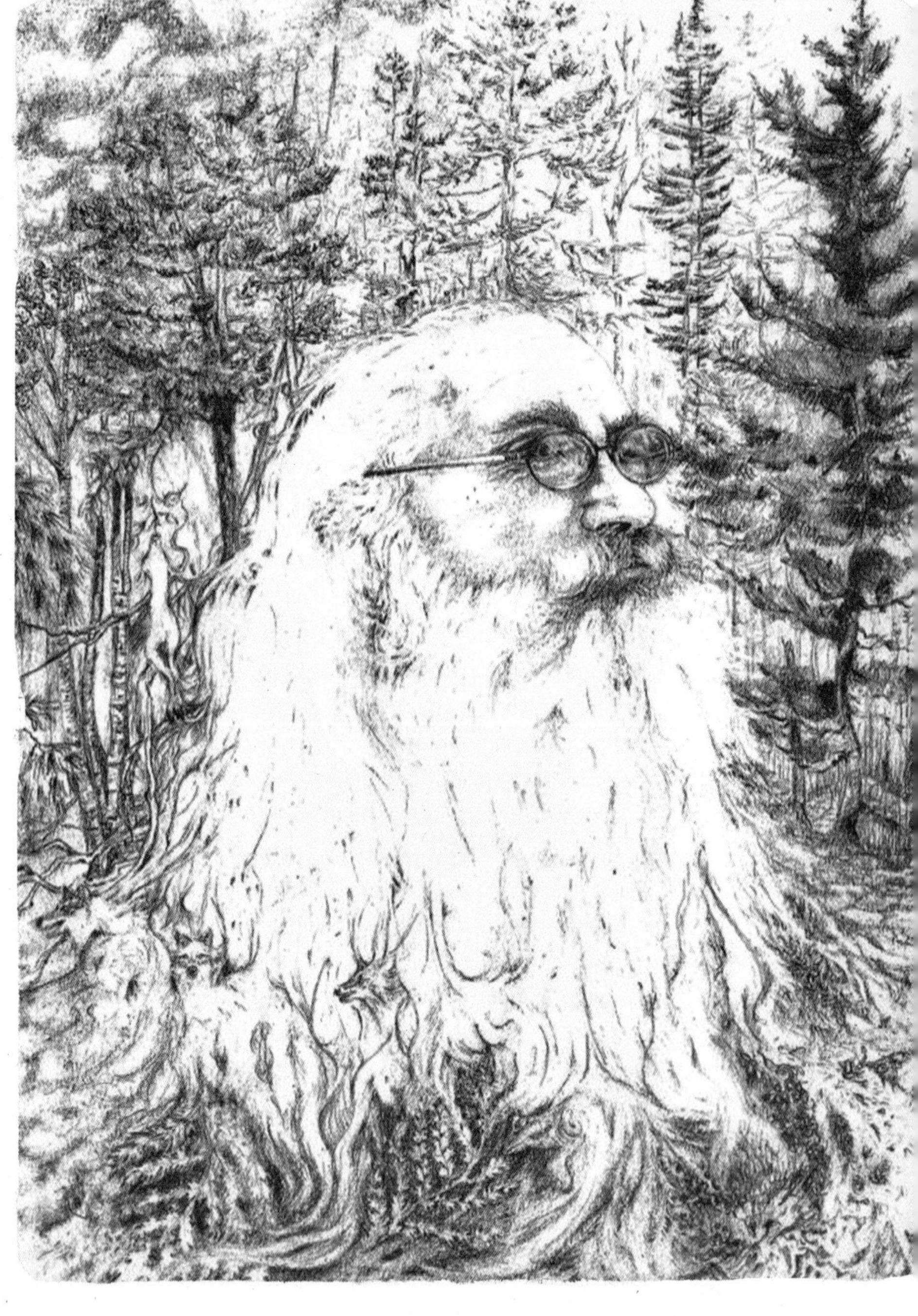

Wünsche zu kennen, und zu wissen, woher sie kommen und wohin sie gehen.

Manchmal, wenn ich mit dem Wald verschmelze, werde ich eine Hirschkuh. Zu anderen Zeiten werde ich ein Vogel oder ein Frosch. Immer werde ich Natur, denn wenn ich das nicht tue, bleibe ich nur ein Beobachter. Ein Außenseiter.

Ein anderer Zugang zur Naturverbindung

Dieses Buch kann uns die Kraft vermitteln, alles loszulassen, was uns von der Natur trennt, und uns zeigen, wie wir mit der Seele eines Tieres vertraut werden können. Unsere Ausflüge werden nicht länger ein Zuschauersport sein, wir werden Natur *werden.* Wir werden uns nicht mehr mit einem gelegentlichen flüchtigen Blick auf Tiere zufriedengeben, sie uns mit Ferngläsern näher heranholen oder sie mit dem Fotoapparat einfangen. Wir werden imstande sein, in ihre Augen zu blicken, wenn wir mit ihnen von Angesicht zu Angesicht in Kontakt treten. Wir werden in ihre Haut kriechen und fühlen, was es bedeutet, ihr Leben zu leben.

Indem wir den in zwölf Schritten umrissenen Übungen folgen, können wir die Möglichkeiten des Verstandes eines Tieres und die Fertigkeiten der Tierkommunikation erlernen, wie sie in den Geschichten meines vorhergehenden Buches *Den Geheimnissen der Natur auf der Spur** zu finden sind. Durch diese Übungen und die daraus resultierenden Veränderungen in unseren Sichtweisen werden wir lernen, unsichtbar zu werden und uns so geräuschlos wie ein Schatten zu bewegen. Anders als bei Kursen und mit Bestimmungsbüchern, werden wir wie Indigene lernen: durch Geschichten und unmittelbare Erfahrung. Wir werden unsere intuitiven Fähigkeiten erwecken; eben jene, auf die sich unsere jagenden und sammelnden Vorfahren verließen, um ihren Lebensunterhalt und ihre Sicherheit zu gewährleisten. Du

* Amerikanische Ausgabe: *Entering the Mind of the Tracker.*

wirst die Gelegenheit haben zu lernen, was mich die amerikanischen Indigenen lehrten – ein umfassendes Kommunikationssystem, das den Menschen von heute größtenteils unbekannt ist.

Die Natur ist bekannt für ihre Schönheit und ihre Geheimnisse sowie als Ort des Trostes und der Inspiration. Aber können wir erkennen, dass wir selbst Natur sind? Wir stammen von der Natur und werden wieder zur Natur zurückkehren, wenn wir sterben. Doch etwas hat sich zwischen diesen beiden Ereignissen zugetragen: Wir haben die Natur verlassen und sind oftmals einem Leben nachgejagt, das zu ihr im Gegensatz steht. Dieses Buch ist für jene von uns, die nicht bis zum Tod warten möchten, um zu ihr zurückzukehren. Wir möchten die Essenz des Lebens in uns aufnehmen. Wir möchten in unserem Mark spüren, was es bedeutet, eins mit allem zu sein. Wir möchten Teilnehmende am Schauspiel sein, statt Zuschauende auf der Tribüne.

Hier werden wir entdecken, dass das Verständnis dessen, was Tiere sagen, nichts mit Magie oder Hellsehen zu tun hat. Wir werden feststellen, dass ein Tier zu berühren genauso möglich – und vielleicht genauso fantastisch – ist, wie die Hand auszustrecken und unsere Geliebten zu berühren. Alle sind wir Kinder der Natur, nicht anders als Indigene eines Naturvolkes, und wir besitzen dieselben angeborenen Fertigkeiten und Fähigkeiten und sind ebenso wie sie dazu in der Lage, Natur zu werden.

Den Alten Weg wieder neu lernen

Um die Natur zu kennen, sind Beobachtung und Studium nicht ausreichend. Vielleicht schneiden wir bei einem Test gut ab oder lesen sogar erfolgreich die Fährte eines Tieres, doch ist das nur der Anfang. In einer Studie aus dem Jahre 2012 analysierten der Biophysiker Gabor Horvath und seine Mitforschenden an der Eötvös-Loránd-Universität in Ungarn etwa tausend prähistorische und moderne Kunstwerke, um herauszufinden, wer Gangarten von Tieren am genauesten abbildete. Anatomische Lehrbücher und moderne Kunstschaffende zeigten Tiere meistens bei der Ausführung unmöglicher Gangarten. Sogar Leonardo da Vinci, berühmt für seine anatomischen Skizzen, hat es falsch gemacht. Tierpräparatoren erging es besser, aber nicht so gut wie den Jägerinnen und Sammlern des späteren Paläolithikums (vor 10.000 bis 50.000 Jahren), deren Höhlenkunst in den meisten Fällen korrekte Gangarten abbildete.[3]

Warum der Unterschied? Ich glaube, er ist darin begründet, dass, wenn wir uns der Natur durch Studium und Forschung annähern, wir zu technischen Naturforschenden werden. Wir verlassen uns auf Technologie und Intellekt, anstatt uns auf die uns angeborene Art zu verbinden – mit dem Herzen und mit unserer Intuition. Mit anderen Worten: Wir sind entfremdet.

Albert Einstein sagte: „Vorstellungskraft ist wichtiger als Wissen, denn Wissen ist durch all das begrenzt, was wir jetzt wissen und verstehen, während die Vorstellungskraft die gesamte Welt umfasst."[4] Das gilt für Naturforscher ebenso wie für Physikerinnen, da die Vorstellungskraft eine wesentliche Fähigkeit ist, die wir nutzen werden, um Natur zu werden – und das schließt *unsere* Natur mit ein.

Als Kinder entwickeln wir unsere Vorstellungskraft durch Fantasiespiele, wodurch wir uns dann als Erwachsene die Dinge wirksam vorstellen können. Die Fähigkeit, sich etwas vorzustellen, der wir in diesem Buch als *werden* begegnen, ist glücklicherweise angeboren. Unsere Vorfahren nutzten sie, um Tiere aufzuspüren, um ihren Weg durch ein unbekanntes Gebiet zu finden und für viele andere Zwecke. Indem sie zu dem Tier wurden, das sie jagten, traten sie in dessen Verstand ein und entdeckten dadurch, wo sie es finden konnten.

Wenn wir zu einem Tier werden, lernen wir sie oder ihn von innen heraus kennen, und dadurch lernen wir uns selbst kennen. Ob wir so weit gehen, dieses Tier zu berühren, ist zweitrangig, obwohl es vollends möglich ist. Indem wir zu einem Tier werden, lernen wir ihn oder sie auf eine innige Weise kennen. Man könnte sagen, wir entwickeln eine liebevolle Beziehung mit ihr oder ihm. Diese Erfahrung kann unser Leben in der Tat transformieren, und das ist der eigentliche Grund, weswegen ich über die Möglichkeiten von Beziehungen spreche, die in diesem Buch zu finden sind.

Die Natur zu kennen, bedeutet, sich selbst zu kennen

Wir besitzen Fähigkeiten, die weit über die bloße Intelligenz hinausgehen. Sie beginnen sich zu manifestieren, wenn wir uns selbst die Erlaubnis geben, die Tiere zu sein, die wir sind. Der Grund, warum es uns so schwerfällt, unsere ursprünglichen Anlagen zu nutzen – etwa sich so leise wie ein Schatten zu bewegen, versteckte Tiere zu finden und ihre Sprache zu sprechen – ist, dass wir diese Anlagen so lange nicht verwendet haben, dass sie verkümmert sind. Die Wahrheit ist, dass unser ganzes Wesen Natur *ist*: Jede Zelle, jedes Organ in unserem Körper wurde über Jahrtausende verfeinert, um bestmöglich im Reich der Natur zu funktionieren. Genetische Erinnerungen sind in unserer DNS verankert – wir können wie Indigene sehen, sprechen und uns bewegen, genauso wie ein Rotkehlchen weiß, wie ein Nest zu bauen ist, und ein Wolf zu heulen weiß.

Einige Menschen erzählen mir, dass das, was sie am tiefsten im Prozess des Zu-Natur-Werdens berührt, ist, sich zum ersten Mal selbst kennenzulernen. Sie sagen, dass sie sich nicht länger von der Natur abgeschnitten fühlen: Sie fühlen wahre Verwandtschaft mit Raufußhuhn, Hirsch und Hase. Wenn wir das Verlangen einer hitzigen Füchsin fühlen oder die Angst eines Rothörnchens, das von einem Baummarder verfolgt wird, werden wir unser Selbstbild und unsere Überzeugungen hinter uns lassen – wir werden Natur geworden sein. Wir werden uns mit unseren eigenen innersten Ängsten und unserem innersten Verlangen wieder verbunden haben und dadurch zu unserem *eigenen* Wesen werden.

Wenn wir Brüder und Schwestern von Vögeln und Bäumen sind, werden wir sehen, wie einfach es ist, sie mit Güte und Respekt zu behandeln, wie wir es auch mit unserer menschlichen Familie tun. So wie wir uns um das Heim unserer menschlichen Familie kümmern, werden wir uns um das Heim unserer Waldverwandtschaft kümmern wollen. Wir werden naturgemäß einen nachhaltigen Lebensstil entwickeln, weniger konsumieren und verschmutzen, während wir wieder lernen, in Harmonie mit allem Leben zu leben.

Es ist wichtig, jede Übung, die in den folgenden zwölf Schritten vorgestellt wird, regelmäßig zu praktizieren. Es tritt keine automatische Veränderung ein, wenn wir einfach nur unter Kiefern schlendern, die hoch in den Himmel ragen, und über denen die Adler fliegen. Die harte Realität ist, dass wir unsere Gewohnheiten und Überzeugungen überallhin mitnehmen, und der einzige Weg, diese zu verändern und unsere Sinne zu erwecken, besteht darin, zur Tat zu schreiten. Je mehr wir uns unserem Erwachen widmen, desto spontaner integrieren wir uns in die Natur und beginnen, überall Zauberhaftes zu entdecken.

Es ist wie mit dem Fahrradfahren. Erinnerst du dich, wie du schwankend über den Platz gefahren und immer wieder hingefallen bist, als du das Radfahren gelernt hast? Je mehr du es geübt hast, desto mehr konntest du deinen angeborenen Gleichgewichtssinn nutzen. Nunmehr kannst du, egal wo du bist oder was in deinem Leben los ist, auf dein Rad steigen und ohne darüber nachzudenken losfahren. Genau dahin wollen wir mit den Fertigkeiten gelangen, die wir auf den kommenden Seiten wiedererwecken. Unsere Natur wird uns wieder in Fleisch und Blut übergehen, und wir werden, ohne uns irgendwie anzustrengen, beginnen, die Stimmen der Wildnis zu hören.

Transformation durch den Tierverstand

In Schritt 12 teile ich einige Geschichten, in denen ich die Gelegenheit an mir vorüberziehen lasse, ein Tier zu berühren. Wenn wir einmal die Fähigkeit wiedererlangt haben, die Sprache der Natur zu sprechen und zu Tieren zu werden, wird Tiere zu berühren wahrscheinlich seinen Reiz verlieren. Wenn wir in einer engen und vertrauensvollen Beziehung mit einer Person sind, müssen wir ja auch nicht die Hand ausstrecken, um sie zur Bestätigung zu berühren.

Darüber hinaus nehme ich davon Abstand, Tiere zu berühren, aus Respekt vor ihnen, da ich weder mein Ego aufblasen noch mir einen Sport aus meiner Beziehung zu ihnen machen möchte. Das Berühren würde mich in meinem rationalen Verstand halten, was meine Fähigkeit beeinträchtigen würde, in das einzutreten, was meine indigenen Ältesten *die Stille* nennen. Im Zen ist es als das *Torlose Tor* oder *Leerheit des Geistes* bekannt. Ich kenne es auch als *Tierverstand.* In unserem Tierverstand fühlen wir uns automatisch in unserer Mitte. Wir können ohne Gedanken denken und handeln, ohne uns in *sollten*, *müssten* und *könnten* zu verstricken. Beide Faktoren sind wichtige Grundsteine für das Zur-Natur-Werden.

Wenn wir unseren Tierverstand finden, werden wir etwas so Weltbewegendes entdecken, dass es das Leben komplett umkrempelt: Das Leben ist ein Verb. Dinge werden zu Erfahrungen. Vergangenheit, Gegenwart und Zukunft fließen zu einem Kontinuum zusammen. Tiere werden zu ihren Beziehungen mit ihrer Umgebung, ihrer Sippe und uns.

Das mag nun nicht so bemerkenswert erscheinen, doch wenn wir die Tiersprache wiedererlernt haben und wieder mühelos in unserem Tierverstand funktionieren können, werden sich die uns bekannten Menschen verändern. Anstelle der Bilder, die wir von ihnen haben, werden wir beginnen, sie als Organe in einem Organismus wahrzunehmen, verstrickt in einem Netz von Beziehungen. Ihre Identitäten werden mit den Identitäten von anderen verschmelzen, während sie sich von Nomen zu Verben verwandeln.

Mein sehnlichster Wunsch für dich ist es, dass diese Entdeckungsreise dein Leben transformiert. Ich habe Menschen gesehen, die mit chronischer Depression kämpften und mit Suizid tanzten, und durch diese Reise fanden sie wieder einen Grund zu leben und sich einzubringen – einen Grund jenseits der Worte, jenseits der Logik. Sie beschreiben es als ein Gefühl des Strahlens, und andere können die pulsierende Lebensenergie fühlen, die von ihnen ausgeht. Ich sehe, dass viele von ihnen wieder ihr Leben in den Dienst dessen stellen, was wirklich wichtig ist – dem Weg der Natur.

Im Wesentlichen ist dieses Buch ein Wiedergeburtserlebnis, eine Rückkehr zu unseren ursprünglichen Weisungen. Es beschreibt die Art und Weise, wie wir konzipiert sind, um in Beziehung zum übrigen Leben zu funktionieren. Stelle dir dieses Buch als Hebamme vor, die uns assistiert, während wir aus dem Geburtskanal hervorkommen und mit unseren Augen eine neue Welt erblicken.

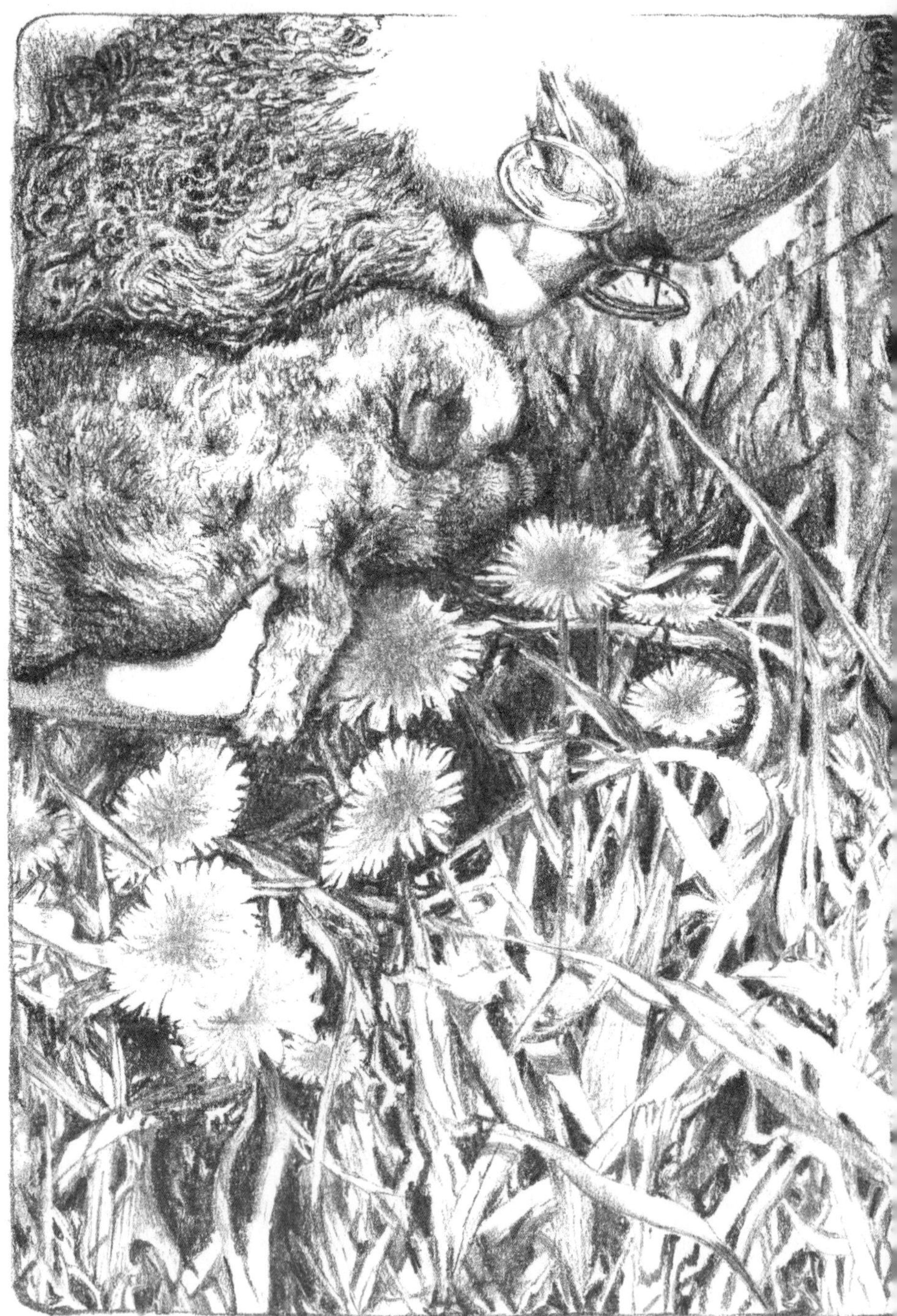

Jennine Elberth

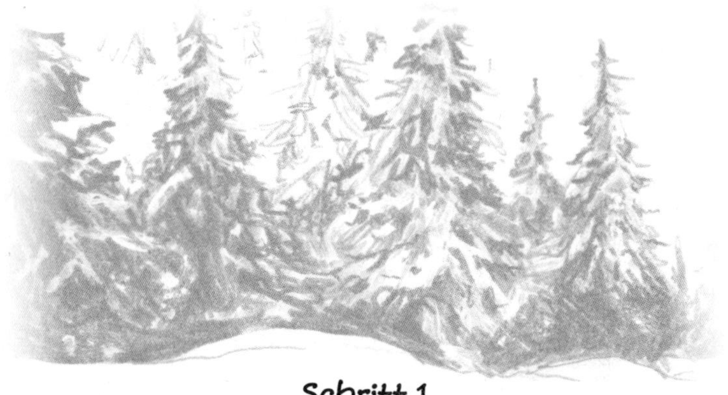

Schritt 1

Erinnere dich an die Natursprache, die Ursprache

Jede Pflanze und jedes Tier spricht immerzu. Sie sprechen zu dir und zu mir, und alles, was wir tun müssen, ist zu lauschen. Es ist so einfach, aber dennoch nicht leicht, und ich werde gleich erklären warum. Zuerst werden wir uns mit der Tiersprache bekannt machen. Sie hat viele Namen: *Mentale Telepathie*, *übernatürliche Fähigkeiten*, *Intuition*, *extrasensorische Wahrnehmung*, *Bauchgefühl*, *erster Eindruck*, *nonverbale Kommunikation*, *Tiersprache*, *Primärsprache* oder *artübergreifende Kommunikation*. Jeder Begriff beschreibt einen Aspekt von Tiersprache, doch keiner fängt vollständig ein, was sie ist. Ich bevorzuge *Natursprache*, weil er sich darauf bezieht, was es ist, und nicht versucht, es zu erklären.

Natursprache ist die Ursprache – sie ist die Muttersprache allen Lebens und die Grundlage von artübergreifender Kommunikation. Sie ist die Wurzel, aus der unsere gesprochene und geschriebene Sprache entstand. Mehr noch als nur eine Art und Weise zu sprechen und zuzuhören, ist sie das Betriebssystem für unseren Verstand und die elementare Linse, durch die wir unsere Welt wahrnehmen.

Die Fähigkeit, in Natursprache zu kommunizieren, ist uns Menschen angeboren. Natursprache gehört mit zu den funktionalen Kernkompetenzen, genau wie Orientierung, Fährtenlesen und Sichhineinversetzen, und ist somit Bestandteil unserer DNS, weshalb auch unser Gehirn dafür ausgelegt ist.

Einige Menschen betrachten die Fähigkeit, mit Tieren zu sprechen, als weibliche Intuition. Obwohl viele wohlbekannte Tier-Kommunikatoren weiblich sind, zeigt meine Erfahrung, dass das Geschlecht kein relevanter Faktor ist. Kinder beiderlei Geschlechts erweisen sich als gleichermaßen begabt – und dasselbe gilt für Erwachsene. Der offenkundige Geschlechterunterschied kommt vom kulturellen Druck auf Männer, sich im rationalen Verstand zu verankern (siehe Schritt 3). Dieser Druck fällt bei ihnen höher aus als bei Frauen, sodass die Tendenz zur Natursprache bei Männern stärker verkümmert ist als bei Frauen. Doch bevor wir diesem nachgehen, lasst uns unsere Ursprache kennenlernen.

Die wesentlichen Eigenschaften von Natursprache

- **Unmittelbar:** Wenig oder keine Übermittlungs- oder Verständniszeit ist notwendig.
- **Verständlich:** Sie bedarf keiner Übersetzung.
- **Universell:** Nicht nur Vögel und Säugetiere verwenden sie, sondern auch Schmetterlinge, Bäume und Seen.
- **Intuitiv:** Sie muss rational keinen Sinn ergeben – und das tut sie auch oft nicht.
- **Zeitgleich:** Die Kommunikation ist spontan und wechselseitig.
- **Gemeinschaftlich:** Alle Wesen in der Umgebung nehmen automatisch daran teil.
- **Angeboren:** Es ist nicht nötig, sie zu lernen oder sie zu trainieren.

Auch wenn wir all dies in Betracht ziehen, können wir für Natursprache dennoch die Bühne bereiten, indem wir in unseren Tierverstand eintreten, unsere Sinne schärfen und uns wie ein Schatten bewegen. Das wiederum erreichen wir während der kommenden Schritte. Zunächst werden wir ein Bauchgefühl für Natursprache bekommen, indem wir betrachten, was hinter den oben aufgezählten Eigenschaften steckt.

Die Charakteristika der Natursprache

1. Sie lässt sich nicht erklären

Wenn sich eine Person erstmals in Natursprache einstimmt, äußert sie vielleicht so etwas wie: „Ich weiß gar nicht, wo das herkam. Ich weiß nur, was es bedeutet." Sie ist klar und resolut, doch wenn sie um eine Erklärung gebeten wird, hat sie nichts vorzubringen. Das liegt daran, dass mit Natursprache der Verstand in einem Bereich arbeitet, der jenseits des Rationalen liegt.

2. In ihr gibt es keine Worte

Zu sagen, dass Natursprache aus einer anderen Welt kommt, ist keine Übertreibung, da die verwendete Sprache nicht auf Worten basiert, sondern eher aus sehr alten Erinnerungen, Impulsen und bildhaften Vorstellungen besteht (wie in Schritt 3 erklärt).

3. Wir verwenden sie andauernd

Sie ist die Grundlage jeglicher Kommunikation, sowohl bewusst als auch unbewusst. Wir werden nun lernen, Natursprache bewusst und wirksam einzusetzen. Typischerweise gehen wir an die Kommunikation mit Tieren so heran, dass wir ihnen sagen, was sie tun sollen, anstatt ein Gespräch mit ihnen zu führen. Daher haben die meisten von uns keine Ahnung davon, was im Gespräch mit Tieren möglich ist, geschweige denn, wie sie sich auf ein Gespräch einlassen.

4. Sie hat nichts mit Magie zu tun

Wir müssen weder Kobolde noch Hellseherinnen oder einer der letzten wilden Aborigines sein, um mit Tieren zu sprechen. Wenn wir erst einmal wieder mit unserem Tierverstand verbunden sind, werden wir sehen, dass nonverbale Kommunikation mit einem Eichhörnchen oder einer Krähe so normal ist, wie mit einer Freundin zu sprechen.

5. Sie kennt keine Barrieren zwischen den Spezies

Elefanten sprechen mit Löwinnen, Raben plaudern mit Adlerinnen und wir können mit Bäumen, Schlangen und allen anderen sprechen, die gerade in der Nähe sind. Ja, ich sagte Bäume. Im Reich der Natur sind die Erinnerungen eines Berges nicht weniger gültig als jene, die sich in die Windungen unseres Gehirns gefressen haben.

6. Sie zapft die universelle Weisheit an

Vom amerikanischen Tierbetreuer J. Allen Boone haben wir die folgende Beschreibung, wie er und seine indigenen Freunde Natursprache nutzten:

> *Ihre Lieblingsmethode, sich neue Weisheit anzueignen [...] insbesondere sofort benötigte Information, war nicht, sie mündlich bei irgendeinem anderen Indigenen oder gar in gedruckten Worten zu suchen [...] jeder [würde] einzeln [...] dem guten Rat der Stille lauschen, die sanftmütig zu jedem von uns in der unendlichen Sprache allen Lebens spricht. Diese Sprache ist eloquent in ihrer grenzenlosen Ausdrucksform und hilfreich, was neue und benötigte Fakten betrifft, die stets bereitgestellt werden. Es ist eine Sprache, die niemals schwer für uns – meine indianischen Freundinnen und Freunde und mich – zu vernehmen und zu verstehen war, vorausgesetzt wir waren „von einem Verstand" und lauschten „als ein Verstand".*[5]

7. Die Natur fordert uns zurück

Wenn wir beginnen, die Ursprache zu sprechen, wird es sich wie ein Nachhausekommen anfühlen, so als würde die Natur ihre Hand ausstrecken, um mit uns, ihren verloren geglaubten Kindern, in Kontakt zu treten.

8. Sie spricht zu unserem Innersten

Ich wette, als du dieses Buch zum ersten Mal in die Hand genommen hast, dachtest du, du würdest lernen, wie du besser mit der Natur in Verbindung treten kannst. Es geht aber um so viel mehr als nur das. Dein inneres Allerheiligstes – das grundlegendste Element, das genau dich ausmacht – wird mit der Seele der Natur zusammenfließen. Für viele von euch könnte dies ein Erwachen sein, ein Akt der feierlichen Vereinigung mit dem Kosmos.

Warum wir nicht mehr mit Tieren sprechen

Wenn sich die Natursprache natürlich und selbstverständlich anfühlt und sie außerdem unsere ursprüngliche Kommunikationsform ist, warum nutzen wir sie dann nicht regelmäßig?

Wie wir den Kontakt zur Natursprache verloren

- **Schon sehr früh im zivilisierten Zeitalter definierten wir uns völlig neu als rationale Spezies.** Unsere Fähigkeit, nonverbal zu kommunizieren, liegt seitdem größtenteils brach, mit Ausnahme der Körpersprache.
- **Unsere Sinneswahrnehmungsfähigkeiten sind verkümmert**, werden jedoch für Natursprache benötigt.
- **Kinder wiederholen ständig unsere Abkehr von** Natursprache. Dieser Prozess setzt früh ein – manchmal im Alter von drei Jahren – und meistens endet er, wenn sie sechs Jahre alt werden. Der Domestizierungsprozess

stellt einen fundamentalen Teil der frühen Kindheitsentwicklung dar und besteht darin, Kinder mit der Realität zu verbinden – wobei hier die Realität gemäß dem rationalen Verstand gemeint ist. Durch positive und negative Verstärkung lernen Kinder, was zu sehen und zu sagen ist, und was nicht. Wenn sie nicht ernst genommen werden, hören sie schließlich damit auf, dem Familienhaustier oder den Vögeln draußen zuzuhören.
- **Reglementierung und lineares Lernen erledigen den Rest,** falls der Prozess beim Schuleintritt der Kinder noch nicht abgeschlossen ist. Was von ihrer bewussten Verbindung mit der natürlichen Welt und ihrer Sprache übrig bleibt, nimmt so sehr ab, dass nur schwache Erinnerungen bleiben, die in flüchtigen Momenten in Märchen und Träumen an die Oberfläche treten. Der Weg der Natur ist größtenteils ersetzt worden durch eine Welt, in der nahezu alles quantifizierbar und mit Worten definierbar sein muss.

Das bedeutet aber nicht, dass unsere Fähigkeit zur Naturkommunikation nicht funktioniert. Auch wenn sie unerkannt bleibt, verlassen wir uns weiterhin bis zu einem bestimmten Grad auf sie. Ob wir nonverbalen Signalen Glauben schenken oder nicht, fallen sie uns trotzdem häufig auf. Den Gefühlszustand einer Person schätzen wir ein, noch bevor sie ein Wort gesprochen hat, und wir entscheiden uns anhand des Eindrucks, den Gesichtsausdruck, Auftreten, Haltung, Bewegung und Kleidung hinterlassen, wie wir am besten ein Thema ansprechen. Manchmal beziehen sich die Signale nicht direkt auf die sinnliche Wahrnehmung, wenn wir beispielsweise spüren, wie wir angestarrt werden, oder wenn wir einen leisen Verdacht hegen.

Freilebende Tiere andererseits sind sich der nonverbalen Signale immer bewusst. Das müssen sie auch, da jeden Augenblick ihr Leben auf dem Spiel stehen könnte. Es geht nicht allein um das Wohlergehen eines Einzelnen, weil sich die ganze Herde auf die Sinnesschärfe eines jeden Tieres verlässt. So etwas Grundlegendes, wie etwa woher ein Tier seine nächste Mahlzeit bekommt, basiert auf der Fähigkeit, sich in Natursprache einzustimmen. Aus diesen Gründen wenden wir uns an die Experten – die Wildtiere – , damit sie uns in den verlorenen Fertigkeiten unterrichten, die es der Natur ermöglichen wird, uns zurückzugewinnen.

Es ist wichtig, dass wir uns daran erinnern, dass wir alle wild geboren sind. Jene von uns, die Zeit mit jungen Kindern verbringen, wissen, dass diese mit Tieren sprechen und mit Wesen kommunizieren, die für uns unsichtbar sind. Wenn wir in einem natürlichen Umfeld uns selbst überlassen worden wären, wären wir zu Jägern und Sammlerinnen geworden und würden selbstverständlich mit Pflanzen und Tieren sprechen. Wir wären fähig, Dinge zu sehen und zu hören, die wir uns jetzt lediglich vorstellen können.

Mit den in diesem Buch beschriebenen Techniken können wir all dies bald wieder sehen, hören und sprechen.

Wie Natursprache funktioniert

Erstens: Sie ist wie ein Film, in dem wir alle Rollen spielen.
Manche Menschen beschreiben mit Tieren zu kommunizieren als einen Austausch von mentalen Bildern. Das ist ein Stück weit wahr, aber wir denken bei einem Bild an etwas Statisches, und Natursprache ähnelt mehr einem Film, den wir – anstatt von außerhalb – durch die Augen jeder Filmfigur betrachten (siehe den Abschnitt zu Hineinversetzen im Schritt 11).

Zweitens: Was wir wahrnehmen, läuft über den Tierverstand.
Wenn ich glauben würde, dass eine Hirschkuh weniger entwickelt und intelligent wäre als ich, würde das meine Wahrneh-

mung der Gedanken und Handlungen einer Hirschkuh einfärben. Aber in Natursprache löst sich meine Einstellung auf, und ich lerne die Hirschkuh und ihr Leben durch ihren Verstand kennen.

Drittens: Wir erleben das Tier als einen integralen Teil von uns selbst.

Eine Wölfin erlebt den Hirsch als einen funktionalen Teil ihrer selbst, in etwa so, wie ich mit meinem Arm in Verbindung bin. Es ist eine zutiefst organische Beziehung, die ich kaum mit Worten umschreiben kann. Meine Beschreibung der Gefühle, Eindrücke und intuitiven Verbindungen, die Tierkommunikation ausmachen, würde dir ein jämmerliches Gespür dafür geben. Es wäre, als würde ich von dir erwarten, die Tiefe des Herzens eines Fremden zu erkennen, indem ich dir einen seiner Socken gäbe.

Viertens: Sie verleiht allem Bedeutung.

Die Tiefe des Herzens dieses Fremden ist jedoch gar nicht so weit entfernt. Obwohl ich jetzt gerade die verbale Sprache verwende, würdest du nur zusammenhanglosen Lärm hören, wenn sie nicht durch die Natursprache untermauert wäre. Für sich allein genommen hat ein Wort keine Bedeutung: Es ist nur ein Symbol für eine Erinnerung oder ein Gefühl, und eben damit müssen wir uns verbinden, sodass das Wort einen Sinn ergibt. Ich kann *gwumpki* sagen, doch wenn du nie die traditionell polnische Speise aus Krautrollen gegessen hast, hast du keine Ahnung, was dieser Begriff bedeutet. Du würdest jedoch wahrscheinlich einen Teil von dem, was ich kommunizieren wollte, nonverbal dank Natursprache mitbekommen.

Wo wir feststecken

Ein Grund, warum wir in wortbezogener Kommunikation stecken geblieben sind, ist, dass wir gelernt haben, Kommunikation mit Worten gleichzusetzen. Wortbezogene Kommunikation ist dem Menschsein keineswegs angeboren – sie ist eine erlernte Fertigkeit, die wir erwerben, vergleichbar damit, wie ein Hund zu sitzen oder die Pfote zu geben lernt. Hinter jedem Wort steckt immer eine erlernte Assoziation, die ihm Bedeutung verleiht. *Obwohl es scheint, dass Menschen mittels Worten bewusst miteinander kommunizieren, geschieht der tatsächliche Kommunikationsprozess nonverbal mittels* Natursprache.

Stelle dir die auf Worten basierende Sprache als gesammelte Symbole vor, die auf eine bestimmte Art organisiert sind. Tatsächliche Kommunikation tritt nur auf, wenn die Symbole mit einem Impuls, einer Erinnerung oder einem Gefühl verbunden sind – was uns in das Reich nonverbaler Kommunikation führt.

Die zwei wesentlichen Schattenseiten von auf Worten basierender Kommunikation

1. **Sie ist ineffizient und unpräzise.** Die Ungenauigkeit tritt während der Übersetzung des Wortes zu dem auf, was es symbolisiert. Wenn ich sage „fliegen", gehst du sofort durch einen Assoziationsprozess, um herauszufinden, was ich meine. Du fragst dich: „Bezieht er sich auf Insekten oder wird er irgendwohin fliegen, oder erzählt er mir, dass er einen Drachen steigen lassen wird?"

   Ich muss eine Anzahl von Qualifizierungsmerkmalen an *fliegen* anhängen, um dich näher an das heranzuführen, was ich auszudrücken versuche, und du wirst dann mit jedem einzelnen dieser Qualifizierungsmerkmale durch denselben Assoziationsprozess gehen müssen, ganz so wie du es mit *fliegen* gemacht hast.

Wenn ich hingegen nach oben schaue und du wüsstest, dass ich Vögel beobachte, dann wüsstest du genau, was meine Aufmerksamkeit auf sich gezogen hat, ohne dass einer von uns irgendetwas sagen oder assoziieren müsste. Es ist diese Ungenauigkeit der verbalen Sprache, die uns in unserem rationalen Verstand zurückhält, ständig weiter plappernd in einer Bemühung sich zu verbinden.

2. **Wann immer wir sprechen, hören wir nicht zu,** zumindest nicht besonders effizient. Wir erschaffen nicht nur etwas, das Gehör finden soll, sondern unser Verstand ist mit dem Auswählen, Arrangieren und Assoziieren von Worten beschäftigt, was uns davon abhält, völlig gegenwärtig zu lauschen.

   Mit Natursprache ist es unmöglich, *einfach nur* zu Tieren zu sprechen, und es ist unmöglich, *einfach nur* zu hören, was sie zu sagen haben. Natursprache *ist spontan, und Hören und Sprechen ereignen sich gleichzeitig und untrennbar voneinander.* Wir sind so an das Hin und Her von sprechen/hören, hören/sprechen gewöhnt, dass wir einiges an Arbeit vor uns haben, bevor wir beginnen können, erfolgreich mit dem Reich der Natur zu kommunizieren. Im Wesentlichen müssen wir zu unserer verlorenen Kindheit zurückkehren: Zu einer Zeit der Naivität und Spontaneität, als unsere Neugier unverwüstlich und alles erlaubt war. Wir hatten keine Überzeugungen oder Vorurteile, also konnten wir nicht diskriminieren. Lasse uns also die Reise zurück antreten.

Natursprache wieder neu lernen

Erinnere dich daran, dass Natursprache keine Sprache ist, die gelernt werden muss. Alles, was wir tun müssen, ist, dass wir beginnen zu lauschen. Der Prozess beinhaltet zwei Stadien, die wir im nächsten Schritt erforschen werden.

Unser Zugang zur Wieder-Einstimmung in Natursprache

- **Unsere angeborenen Fähigkeiten erwecken,** was wir in den Schritten 3 bis 7 tun werden.
- **Die folgenden fünf Aspekte von Gewahrsein entwickeln,** die wir durchlaufen müssen, um Natursprache nicht zu filtern.

Am wirksamsten ist es, sich auf beide Stadien gleichzeitig einzulassen. Markiere dir die vorstehenden Seiten und komme regelmäßig wieder zur Überprüfung der fünf Aspekte von Gewahrsein zurück, während du die Übungen der Schritte 3 bis 7 praktizierst. Die Kombination der Übungen mit den Gewahrseinsaspekten ist sehr hilfreich bei der Wiederherstellung von Natursprache als unsere Ursprache.

Gewahrseinsaspekt Eins: Sein schlägt Denken

Denken wie ein Fisch

Eines Tages wanderten ein Ältester und sein Schüler eine Flussböschung entlang. Der Älteste kommentierte: „Schau, wie die Fische im Teichgras herumschwimmen und sich nach Belieben bewegen. Was für einen vergnüglichen Nachmittag sie haben!"

„Wie willst du das wissen?", sagte der Schüler. „Du bist kein Fisch."

„Und du bist nicht ich", antwortete der Älteste, „wie kannst du also behaupten, dass ich weiß oder nicht weiß, was Fische mögen?"

„Das ist wahr", überlegte der Schüler. „Ich kann nicht wissen, was du weißt. Doch gilt dasselbe nicht auch für dich? Denn du bist definitiv kein Fisch."

„Das ist ein Rätsel des Verstandes", sagte der Älteste, „und Gefühle sind eine Angelegenheit des Herzens. Lasse uns zu

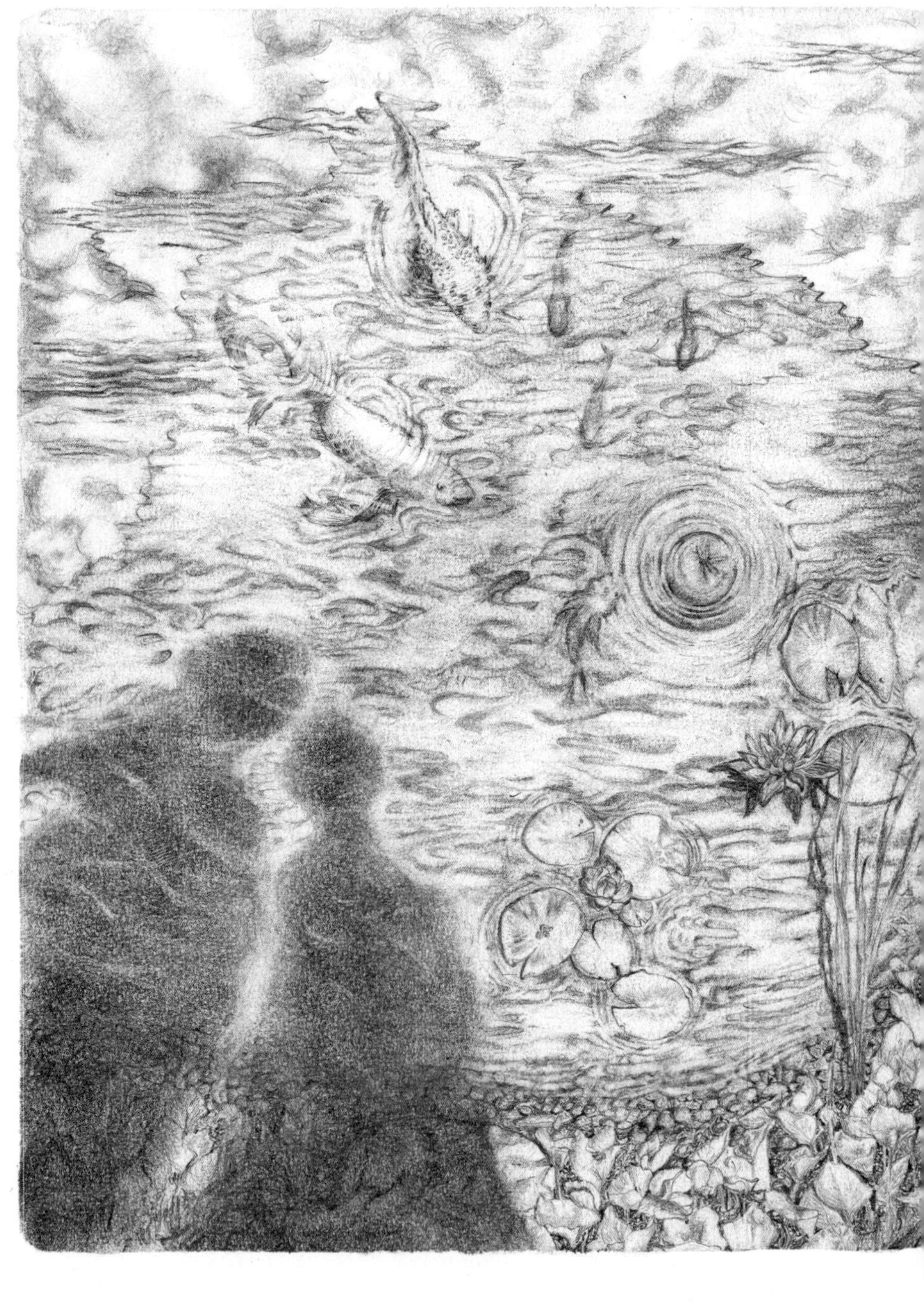

deiner Frage zurückkehren, nämlich wie ich wissen könnte, was Fischen Freude bereitet. Du kennst die Antwort bereits – und du weißt, dass ich sie weiß – bloß kannst du sie nicht finden, da du in deinem Verstand nach ihr suchst. Wir wissen, was den Fischen an diesem Nachmittag Freude bereitet, da wir hier sind und am Flussufer entlanggehen."

Die Vorteile von Sein versus Denken

- **Wir legen unsere vorgefassten Ansichten und Vorstellungen beiseite.** Die obige Geschichte veranschaulicht, dass es bei Natursprache mehr darum geht, unser jeweiliges bewusstes Selbst aus dem Weg zu räumen, als im wahrsten Sinn des Wortes mit Tieren zu sprechen.
- **Wir werden empathischere und sachlichere Mitglieder der Naturfamilie.** Indem wir unseren Verstand aus dem Weg räumen, bauen wir die Verwandtschaft auf, wie der Älteste in der Geschichte zuvor.
- **Wir lernen uns selbst und andere auf eine Weise kennen,** die Worte nur im Ansatz transportieren können, wie die Geschichte veranschaulicht.
- **Sein erzeugt Zufriedenheit:** Ein Zustand nicht nur der Akzeptanz, sondern der Wertschätzung für alles das, was ein Moment mit sich bringen mag. Wir hören auf zu existieren und beginnen zu leben. Wir hören auf, über Natur *nachzudenken*, und beginnen, Natur zu *sein*.

Ich habe herausgefunden, dass die größten Feinde von *Sein* reaktive Gefühle wie Wut und Neid sind. Nehmen wir Wut als Beispiel: Wenn ich eine Person mit Zorn in meinem Herzen anschaue, kann sie es gewöhnlich spüren, sogar wenn ich versuche, es zu verschleiern. Sie wird subtile Signale aufgreifen oder es intuitiv oder übersinnlich wahrnehmen. Wie auch immer, es ist real; und so wie in der obigen Geschichte, muss es nicht rational verstanden oder verbal ausgedrückt werden.

Dasselbe gilt im Reich der Natur. Wenn wir irgendwelche reaktiven Gefühle oder Gedanken hegen, werden die Tiere um uns sie bemerken und rasch reagieren.

Schildkröten, die verschwinden

Ich erinnere mich an einen sonnigen Tag, als ich durch die seichten Stellen eines Sees watete und Schildkröten mit der Hand fing. Ich war entspannt und hatte keinerlei Erwartung. Ich achtete nur darauf, was gerade geschah. Aus irgendeinem Grund machte ich eine Aufstellung der Anzahl bereits gefangener Schildkröten und berechnete dann, wie viele weitere ich möglicherweise noch fangen könnte. Indem ich mir daraus einen Sport machte, fokussierte ich mich auf das Ziel, und die Schildkröten verschwanden weitgehend. (Dabei muss ich klarstellen: Das war kein typisches Jagen, wo die Projektion des Selbst durch eine Waffe eine einzigartige Dynamik erschafft. Ich fing diese Schildkröten per Hand und ging mit den meisten von ihnen in Augenkontakt.)

Dasselbe tat ich viele Male beim Fischen, Fallenstellen, Vogelfang und sogar beim Landen von Coups mit Tieren. Es brauchte eine Weile, bis ich erkannte, dass ich mich über keinerlei Art bedeutungsvoller Beziehung mit Wildtieren freuen könnte, wenn ich mich nicht in das Bewusstsein des Tierverstandes versetzte.

Gewahrseinsaspekt Zwei: Angst isoliert

Angst ist das größte Hindernis für Gespräche mit Tieren. Es kann Angst vor verschiedenen Dingen sein: Dem Scheitern, der Dunkelheit oder sogar den Tieren selbst. Wenn wir an der Angst festhalten, erschaffen wir eine auf Angst gegründete Welt, die von dem Reich, in dem die Tiere leben, abgetrennt ist. Von unserer illusionären Welt aus versuchen wir dann, die Kluft zu überbrücken, und scheitern dabei unweigerlich.

Der Grund ist, dass die Angst einengt und die Natur ein Reich der Ausdehnung ist. Tiere sind stets wachsam und bleiben zugleich entspannt. Die beste Strategie, die Tiere anwenden können, um auf alles vorbereitet zu sein, ist ruhig und in der eigenen Mitte zu bleiben. Wenn wir von der Angst vereinnahmt sind, ist unser Seinszustand das genaue Gegenteil von ihrem.

Wie uns Angst isoliert

- **Wir werden misstrauisch und gereizt,** was durch das Adrenalin verursacht wird, das in unseren Venen fließt.
- **Wir spannen uns an,** und unsere Blicke huschen herum, auf der Suche nach dem Auslöser unserer Angst.
- **Wir verlieren den Überblick.** Unsere Kampf-oder-Flucht-Reaktion wird ausgelöst, und nichts kümmert uns mehr, außer in Sicherheit zu sein.
- **Wir werden taub für die Feinheiten von Natursprache,** da wir unsere Kapazität für Offenheit und Empathie verlieren.

Zugleich möchte ich festhalten, dass uns Angst nicht zwangsläufig aus der Welt der Natur vertreiben muss. Wenn wir unsere Angst bereitwillig aufgreifen, hört sie auf, unsere Erzfeindin zu sein und wird stattdessen unsere Führerin. Angst ist nichts weiter als ein Mangel an Wissen: Wir ängstigen uns vor der Nacht, da wir nicht wissen, was in den Schatten lauert oder wer diese seltsamen Geräusche verursacht. Sobald wir einmal erkennen, dass die geisterhafte Stimme nur eine rufende Eule ist und die Fußtritte hinter uns nur im Laub herumhuschende Mäuse sind, klingt unsere Angst ab, und wir werden fähig, uns für die Erfahrung der Nacht zu öffnen. Nun kann die Angst uns helfen, uns zu beschützen, indem sie für unsere Sicherheit sorgt, während wir uns daran wagen, unsere Neugierde zu befriedigen.

Gewahrseinsaspekt Drei: Natur bedeutet Familie

Wenn wir in die Natur eintauchen, zu den Bedingungen der Natur, treten wir in eine Beziehung mit Tieren und Pflanzen ein. Das ist eine echte Ursache-Wirkung-Beziehung, da wir zu einem Funktionsteil der Naturfamilie geworden sind. Was wir tun, betrifft unsere Familie, und was unsere Familie tut, betrifft uns. Es ist genau so, wie wir es bei unserer Menschenfamilie erleben.

Zur Pflege der Familienbande

1. **Erkenne, dass die Tiere davon beeinflusst werden, was immer wir denken und fühlen.** Persönliche Verantwortung für unser Handeln ist eine notwendige Grundlage für funktionsfähige Beziehungen – und das gilt insbesondere in der Natur.
2. **Werde demütig und respektvoll.** Wenn wir Tieren mit der gleichen Achtung begegnen wie unseren menschlichen Familienmitgliedern, reagieren sie ebenso auf uns. Wenn wir erkennen, dass jede einzelne Pflanze und jedes einzelne Tier, jeder einzelne Fluss und Berg eine einzigartige und unvergleichliche Intelligenz besitzen, überschreiten wir die glänzende Schwelle zur Naturfamilie.

Und was für eine eindrucksvolle Familie das ist. Ich vermag nicht so hoch wie die fünfundzwanzig Meter hohe Weißtanne aufzuragen, unter der ich sitze, während ich dies schreibe. Ich werde nie so gut sehen, wie der über mir fliegende Adler, und meine Reflexe sind nicht so ausgeprägt wie jene des in perfekter Synchronizität schwimmenden Fischtrios im Teich vor mir.

Vorurteil gegen Kreuzungen

Eine große Lektion in Sachen Verantwortung in Naturbeziehungen erhielt ich vor ungefähr 45 Jahren. Ich hatte eine Vorliebe für Wölfe, doch zugleich hegte ich negative Gefühle für Kreuzungen von Wolf und Hund sowie Wolf und Kojote. Ich wollte nur mit Wölfen Kontakt haben – echten Wölfen – nicht Mischlingen.

Wer hätte gedacht, dass ich schließlich die Obhut einer Wolf-Kojoten-Welpen übernahm. Ich näherte mich ihr so weit an, wie es meine Vorurteile erlaubten. Ich wusste, ihre gemischte Abstammung war nicht ihre Schuld, und ich wollte ein freies und erfüllendes Leben für sie. Dennoch wollte sie nichts mit mir zu tun haben.

Bei der ersten Gelegenheit flüchtete und verschwand sie. Mehrere meiner Freunde und ich durchkämmten die Umgebung, aber wir fanden keine Spur von ihr. Schade war, dass ich gerade Vorkehrungen getroffen hatte, sie mit jemandem zusammenzubringen, der sie als die wertschätzte, die sie war.

Ich fühlte mich schuldig und verantwortlich, obwohl ich von ihrem Verschwinden nicht überrascht war. Ich konnte das Misstrauen in ihren Augen sehen, zusammen mit ihrem gegensätzlichen Verlangen nach Gesellschaft. Sie war mit dem Fläschchen großgezogen worden und an Menschen gewöhnt, doch schmollte sie lieber im hintersten Winkel ihres Käfigs, als sich mit mir abzugeben.

Gewahrseinsaspekt Vier: Vergleiche bringen den Tod

Durch ihre Augen schauen

Wenn wir zum ersten Mal versuchen, der Natursprache zuzuhören, tun sich viele von uns schwer, weil wir versuchen, unser Gefühl von Perspektive und Proportion auf andere Tiere zu übertragen. An jenem Morgen beobachtete ich einen Grashüpfer beim Durchnagen eines Grashalms. Für mich war das Gras keine große Sache. Es war lediglich etwas, über das ich ging, bevor ich mich an einem sonnigen Platz zum Schreiben niederließ. Aber für diesen Grashüpfer war es zugleich Frühstück und Sitzplatz. Das wurde mir bewusst – und ihm auch – als er den letzten Bissen nahm, sodass der Sitzplatz abgetrennt wurde und er damit schnell nach unten stürzte.

Etwas früher an jenem Morgen war ich an einer Wiese vorbeigekommen, die an dem Weg lag, den ich eingeschlagen hatte, um Blaubeeren zu sammeln. Für mich war die Wiese nur eine von mehreren, an denen ich vorbeiging; aber für die Familie von Erdhörnchen, die dort lebte, war es die ganze Welt.

Dann war ich an einem Teich vorbeigekommen, wo sich eine Zierschildkröte auf einem treibenden Ast sonnte. An einem heißen Tag suche ich den Schatten, während sich die Schildkröte (wie die meisten Reptilien) einen Platz sucht, um in der Sonne zu braten. Da sie kaltblütig ist, braucht sie die Wärme, um ihren Stoffwechsel anzukurbeln und die Verdauung der Nahrung zu unterstützen.

Ich habe hier nicht die Absicht, den inhärenten Wert eines Wesens mit dem eines anderen zu vergleichen. Vielmehr möchte ich zeigen, wie wichtig es ist, von jeglicher Art der Rangordnung Abstand zu nehmen.

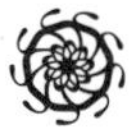

Wie Vergleiche umgangen werden können

- **Nimm, was immer du hörst, aus der Sichtweise des sprechenden Wesens auf.** Sonst interpretieren wir das zum Ausdruck Gebrachte wahrscheinlich falsch, wenn wir es nicht sogar gänzlich seines Inhalts entleeren.
- **Sei vorsichtig mit der Abwertung dessen, was nicht in unsere Realität passt.** Das sprechende Geschöpf ist ein füh-

lendes Wesen genau wie wir. Es lebt auf demselben Planeten und hat dieselben Wünsche und Bedürfnisse. Wir sind alle von derselben Mutter geboren worden, demnach ist es selbstverständlich, dass wir miteinander in Resonanz sind.

- **Vermeide es, die Realität des Tieres wichtiger zu machen als die unsere.** Dazu verleitet zu sein, ist verständlich, da das Leben an entlegenen Orten einzigartig und faszinierend erscheinen kann, besonders, wenn wir es zum ersten Mal entdecken.
- **Lausche ohne Vorliebe und Vorurteil,** was ganz wesentlich ist, um klar zu verstehen, was ein Tier sagt. Wenn wir uns darauf besinnen, dass sein Leben nicht mehr oder weniger bedeutsam ist als das eines anderen – es *ist* einfach nur – können wir uns in seine Welt hineinversetzen und seine Geschichten vernehmen, und zwar ohne durch unsere eigene Subjektivität beeinträchtigt zu sein.

Gewahrseinsaspekt Fünf: Es ist ihre Welt

Der erweiterte Bewusstseinszustand, in dem wir Teil von Natursprache *werden*, ist unser natürlicher Seinszustand.

Wie es ist, in der Welt der Natursprache zu sein

- **Wir werden uns unserer selbst im realen Raum und in der realen Zeit bewusst,** anstatt in einem künstlich angelegten Konstrukt.
- **Die Welt schrumpft** auf das zusammen, mit dem wir uns direkt verbinden können.
- **Zugleich erweitert sich die Welt** zu allem, mit dem wir indirekt verbunden sind und das jenseits unseres bewussten Zugriffs liegt.
- **Es ist das Reich von Fülle und Substanz,** sofortiger Belohnung und sofortiger Konsequenzen.

- **Wir fühlen uns erfüllt und verbunden,** ob wir glücklich sind oder traurig, gut genährt oder hungrig, entspannt oder besorgt.

Einige von uns glauben, dass Tiere in der Wildnis in einem friedlichen Seinszustand verweilen und wir in diesen Zustand eintreten müssen, um mit ihnen mitschwingen zu können. Ich kenne Menschen, die danach streben, sich in dieselbe heitere Wellenlänge einzustimmen, in der vermeintlich die Tiere eingestimmt sind. Die Schwierigkeit ist, dass in der natürlichen Welt Friede nicht existiert – es ist lediglich ein auf einem Ideal fußendes menschliches Konstrukt. Ein natürlich lebendes Tier kann entspannt sein, wie vorhin erwähnt, aber es ist niemals im Frieden. Das kann es sich nicht leisten, da es stets wachsam sein muss und bereit, in Aktion zu gehen.

„Schau, wie friedlich mein Hund (Kater/Pferd/Ziegenbock) ist", erwidern manche Menschen. Ja, manche Haustiere verweilen in etwas, was sich als Zustand des Frieden bezeichnen lässt. Eine Stute muss gebrochen werden, um friedvoll genug zu bleiben, um ein anderes Tier auf ihren Rücken steigen zu lassen. Sie muss trainiert werden, um auch friedvoll zu bleiben, wenn laute Geräusche und plötzliche Bewegungen auftreten, die sie normalerweise auf Gefahr aufmerksam machen würden. Sie muss lernen, sich nicht aufzubäumen und auszuschlagen, wenn sie sich gezügelt fühlt. Ich sehe es so, dass der „Zustand des Friedens", der den Rapport zwischen den befreundeten Haustieren und uns ermöglicht, mehr ein Zustand der Unterwerfung ist, den wir mit ihnen teilen, da auch wir domestiziert sind. Wir können lediglich auf dieser Seite der Mauer, die uns von der Natur trennt, einen Friedenszustand mit Tieren erleben.

Jenseits der Mauer verweilen natürlich lebende Geschöpfe in einem Zustand dynamischer Spannung, wo es weder Frieden noch Krieg gibt, sondern einfach eine Gemeinschaft von völlig gegenwärtigen, vollauf beschäftigten Pflanzen und Tieren, die in das vertieft sind, was der Augenblick auch immer bringt. Das ist der Zustand, in den wir eintreten möchten.

Wenn wir stattdessen Ausschau halten nach einem Wildnisparadies, wo vermeintlich alle Tiere in Harmonie leben, wird uns die Natur wieder ausspucken und uns sagen, dass wir wiederkommen können, wenn wir etwas von der natürlichen Klugheit wiedergefunden haben, mit der wir geboren wurden. Als junge Kinder waren wir natürlich eingestimmt in das wechselnde Wetter, die sich wandelnden Jahreszeiten, Augen, die auf unsere Rücken starrten, und Schatten, die sich gegen den Wind bewegten. Natursprache wird hörbar, wenn wir uns auf diese Spannung einstellen, und umso mehr, wenn wir mit ihr eins werden.

Wenn wir in die Dynamik der Natur eingetaucht sind, sind unsere Gedanken und Gefühle nicht länger allein unsere. Genauso wenig wie die Gedanken und Gefühle der Tiere allein ihre sind. Zusammen werden wir zu synchron funktionierenden Organen in einem großen Organismus, den meine indigenen Ältesten den *Kreis des Lebens* nannten. Vieles von dem, was wir denken und fühlen, ist, was Tiere denken und fühlen, und umgekehrt. Es verhält sich wie mit dem Herz, welches Blut zur Leber pumpt, die das Blut auf seinem Weg zu den Lungen reinigt, wo es Sauerstoff für die anderen Organe aufnimmt und so weiter. Alle Organe beeinflussen einander, da sie für das Ganze arbeiten. Dies ist die Art von Verbundenheit, die wir als Stimme der Natursprache hören.

Natursprache und Haustiere

Als ich im College war, hatte ich einen Dalmatiner mit dem Namen Shane. Wie nahezu alle Hunde war er domestiziert – er lernte die Lebensweise meiner Familie sowie die Etikette eines Lebens in der Stadt.

B.C.
BY MASTROIANNI AND HART
DAD, WHY DO SOME ANIMALS HUNT?
BECAUSE THEY HAVEN'T DISCOVERED "PETHOOD" YET.
HOW A WOLF HUNTS
SILENTLY STALKING HIS PREY FOR DAYS...
HE CAREFULLY DETERMINES THE WEAKEST OF THE HERD...
FINALLY, HE DEFTLY TAKES DOWN HIS KILL WITH A SWIFT BITE TO THE JUGULAR.
HOW A DOG HUNTS
BARK BARK BARK BARK BARK BARK BARK BARK BARK
CONGRATS, WOLF. YOU'RE OFFICIALLY A DOG.
Dist. by Creators
JohnHartStudios.com

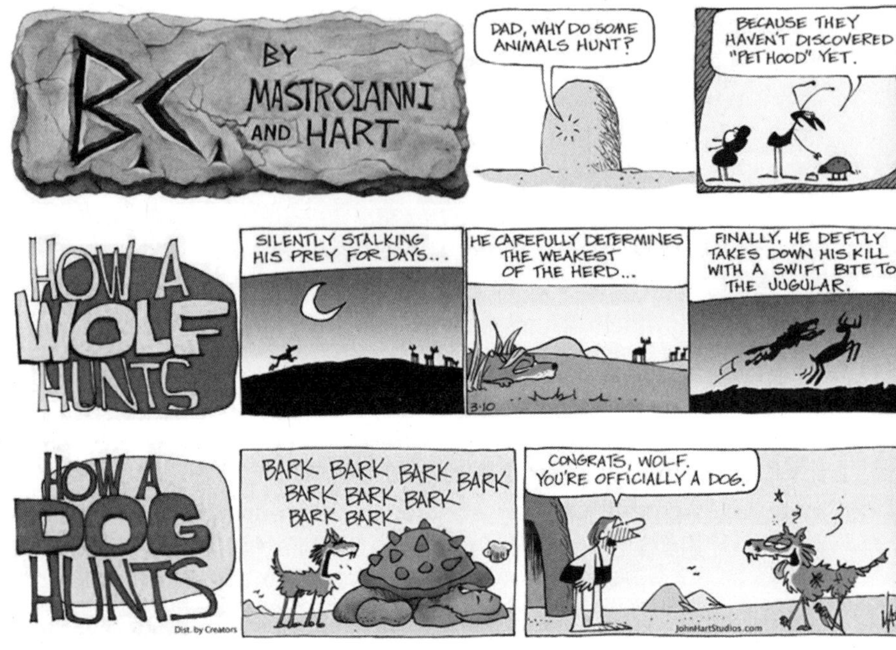

Mit Genehmigung von John L. Hart FLP and Creators Syndicate, Inc.

Zugleich war er ein Wolf. Er hatte Merkmale eines Wolfes, wenn auch verringert oder verstärkt durch selektive Zucht. Die Manipulation seiner Merkmale schien dennoch egal zu sein, wenn der ihm angeborene Wolf an die Oberfläche trat, da wir dann fähig waren, in Natursprache zu kommunizieren.

Die meiste Zeit aber war unsere intuitive Verbindung kurzgeschlossen oder unterdrückt durch die Konflikte oder Widersprüche unserer domestizierten Überlagerungen, was hieß: „Ich habe einen Drang, dies zu tun, aber von mir wird erwartet, jenes zu tun“ oder „Ich sehe Dinge, auf die ich naturgemäß reagieren würde, aber ich bin darauf konditioniert, es nicht zu tun“.

Der abgebildete Comicstrip leistet gute Arbeit – mit einer feinen Prise Übertreibung – Wolfsbewusstsein (wild) und Hundebewusstsein (domestiziert) zu illustrieren. Ein Wolf ruht in seiner eigenen Mitte und ist mit dem Rhythmus der Natur von innen her verbunden. Die Einstimmung und Zentriertheit eines Hundes hingegen ist eine Widerspiegelung seines Frauchens oder Herrchens.

Wir sollten vorsichtig sein, wenn wir zwischen städtischen und Jäger-Sammler-Menschen die gleichen Parallelen ziehen wie zwischen Hunden und Wölfen. Anders als Hunde sind alle Menschen noch immer genetisch Jägerinnen und Sammler. Niemand hat uns gezielt so gezüchtet, dass wir besser an das zivilisierte Leben angepasst sind als an das wilde. Unsere Spezies lebt erst seit relativ kurzer Zeit in Häusern, sodass die natürliche Selektion noch nicht in der Lage war, diese Anpassungen herbeizuführen. Steinzeitmenschen und die Menschen von heute sind demnach genetisch und funktionell dieselben.

Das bedeutet, dass die Kommunikation in Natursprache zwischen Menschen und Wildtieren natürlicher verläuft als zwischen Menschen und domestizierten Tieren.

Was wir von Natursprache erwarten können

An was wir uns sofort bei Natursprache gewöhnen müssen, ist, dass Tiere zu 100% authentisch sind – sie sagen, was sie meinen, und sie tun, was sie sagen. Es besteht keine Notwendigkeit, zwischen den Zeilen zu lesen oder sich zu fragen, ob sie die Wahrheit sagen. Natur ist eine Arena von sofortiger Aktion und Reaktion, wo der erste Eindruck alles bedeutet. Es gibt keine Zeit, um über etwas zu grübeln und es zur Vergangenheit in Bezug zu setzen oder nach verborgenen Bedeutungen zu suchen. Ein Tier, das in der Vergangenheit verweilt, wird schnell Teil der Zukunft eines anderen Tieres.

Das muss so sein, da jenen, die nicht fähig sind, es gleich richtig zu machen, nicht erlaubt werden kann, ihre Merkmale an den Nachwuchs weiterzugeben. Wildtiere leben so eng verbunden mit dem, was ihre Existenz ausmacht, dass jeder Gedanke, jede Kommunikation und jede Handlung zählt. Stelle dir vor, wie schwierig dein Leben wäre, wenn du nicht dem vertrauen könntest, was du gesehen oder gehört hast.

Dasselbe gilt für uns in Bezug auf Natursprache. Damit wir auf derselben Kommunikationswellenlänge wie die Tiere sein können und dasselbe Verständnis von Vertrauen und Unmittelbarkeit haben, werden wir das Folgende in der angegebenen Reihenfolge lernen.

Um in Natursprache zu kommunizieren, müssen wir

1. **sofort verstehen, was gesagt wird.**
2. **es für bare Münze nehmen.**
3. **entsprechend handeln.**

Ich würde niemandem einen Vorwurf daraus machen, gespannt darauf zu sein, mit Tieren zu sprechen, und deshalb sofort in den Wald zu rennen und es ausprobieren zu wollen – dieser Mensch wäre kaum der Erste. Ich muss allerdings davor warnen, dass die meisten von uns letzten Endes draußen stehen und sich fragen werden: „Wo bleibt die Bewegung – wo sind all die Stimmen, die ich hören sollte?“ Es wird den Anschein haben, als würden sich die Tiere vor uns verstecken, und wir haben nicht die leiseste Idee, wo wir nach ihnen suchen sollten. Wenn wir doch eines oder zwei finden sollten, würden sie wahrscheinlich die Flucht ergreifen.

Es mag jetzt schwer zu glauben sein, aber wenn wir wieder vollkommen funktionale Natursprechende sind (ich sage „wieder“, da wir es als junge Kinder waren), werden wir das gegenteilige Problem erleben: Wir werden überschwemmt mit Stimmen aus allen Richtungen, die uns erzählen, wo die Tiere sind und was sie vorhaben. Anstatt sich zu bemühen, eine Stimme zu hören, werden wir damit beschäftigt sein, eine Stimme aus dem Chor herauszufiltern.

Was wir über nonverbale Kommunikation im Reich der Natur lernen, lässt sich genauso auf die Welt der Menschen anwenden. Wir werden imstande sein zu hören, was Leute denken und fühlen, obgleich sie es nicht nach außen hin ausdrücken. Wir werden von Angelegenheiten erfahren, die nicht für uns bestimmt sind, was Dinge miteinschließen könnte, von denen wir nichts wissen möchten.

Allerdings wird es anders sein als in der Vergangenheit, als wir Klatsch mitbekamen oder etwas Geschriebenes sahen, das nicht für unsere Augen bestimmt war. Das Annehmen dessen, was auch immer kommt, ist ein Merkmal der Natursprache. Je besser wir in Natursprache werden, desto mehr werden wir imstande sein, Empathie für eine andere Person aufzubringen, ohne ihre Gedanken und Gefühle auf uns zu übertragen. Wir werden es leichter haben, respektvoll gegenüber der Sichtweise eines anderen zu bleiben und nicht in eine Verteidigungshaltung zu gehen.

Mit zunehmender Kompetenz in Natursprache werden unsere menschlichen Beziehungen wahrscheinlich funktionstüchtiger und erfüllender als in der Vergangenheit werden. Anstatt zu versuchen, durch Beziehungen hindurchzumanövrieren, in denen es von Kontroll-, Rettungs- und Ermöglichungs-Problemen nur so wimmelt, werden wir fähig sein, auf das tiefe Verständnis und die Empathie zurückzugreifen, die der Natursprache innewohnen.

Der Weg der Natur besteht darin, durch Tun zu lernen, und gleich beim nächsten Schritt werden wir damit beginnen, in Natursprache zu kommunizieren. Anthropologen erzählen uns, dass eine Kultur in ihre Sprache eingebettet ist, und dasselbe gilt für die Kultur der Natur. Durch das Tor der Natursprache werden wir mit unserer längst verloren geglaubten Tierverwandtschaft auf eine Weise wiedervereint, die sich bis jetzt die meisten von uns nur erträumen konnten.

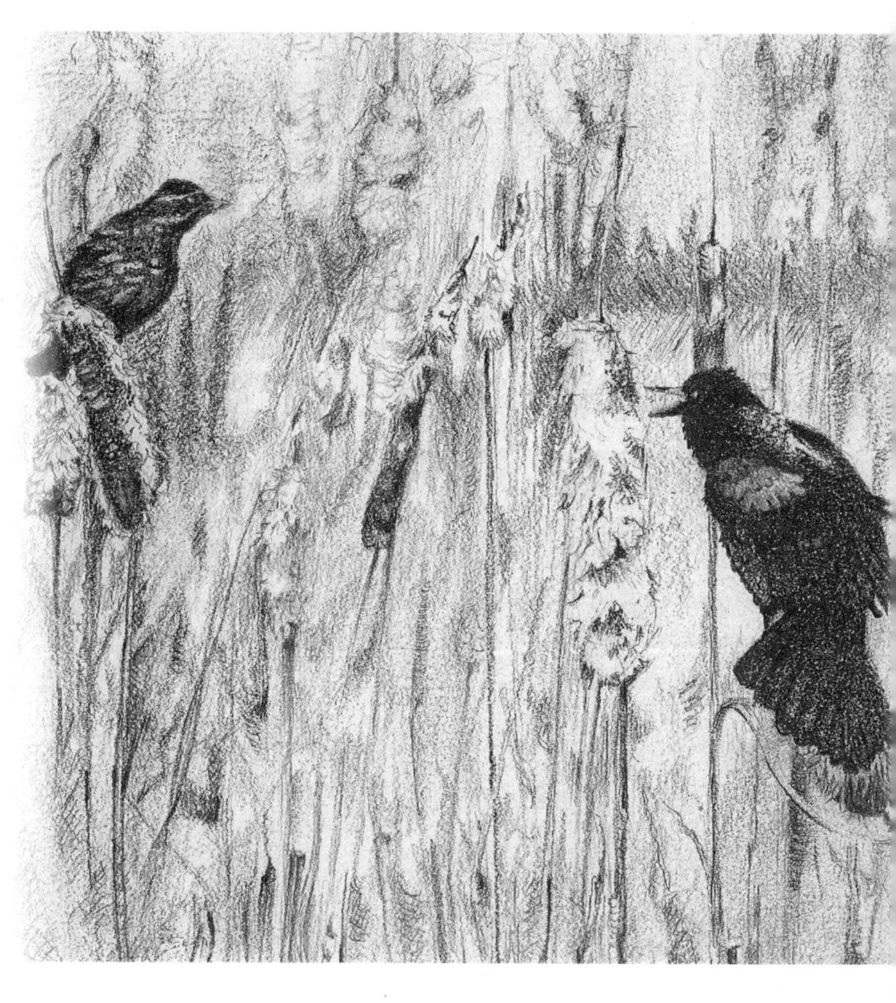

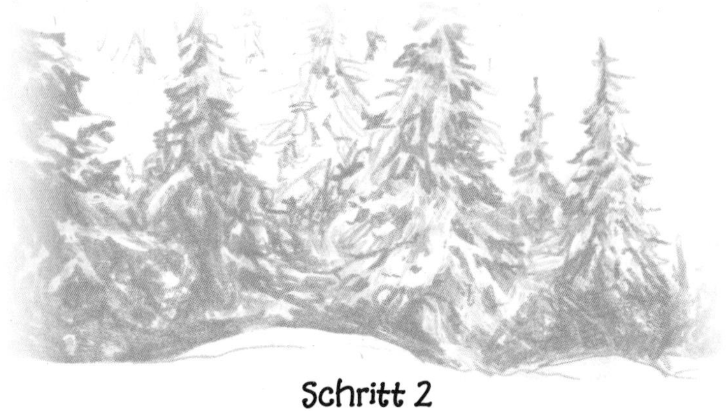

Schritt 2

Lerne die stille Sprache der Vögel

Ich habe ein Vogelhirn. Ich bin damit aufgewachsen, Rotschulterstärlinge zu beobachten, die in der Wiese hinter meinem Haus und in den Auen nisteten, wo ich herumtollte. Meine Freunde und ich fuhren mit dem Fahrrad durch die Gegend auf der Suche nach alten Scheunen. Wir hinterlegten Futter in den Hütten, in denen es ansässige Tauben gab, die wir dann einfingen und an die Dachkammern unserer Hinterhofgebäude gewöhnten. Als ich ein Auto bekam, machten sich mein Kanu und ich uns regelmäßig Richtung Norden auf, wo wir über viele Seen fuhren und in der Gesellschaft von Seetauchern unser Lager aufschlugen.

Von meinen frühen Abenteuern mit Vögeln kann ich Geschichten ohne Ende erzählen, und ich habe noch immer eine große Vorliebe für Vögel. Dreißig Jahre lang hielt ich Felsentauben und lebte die meiste Zeit meines Lebens mit Vögeln in der Wildnis. Somit hatte ich wunderbare Gelegenheiten, enge Beziehungen mit vielen Vögeln zu entwickeln. Außerdem betrieb ich Vogelforschung und hatte eine Stelle im Team des Labors für Ornithologie der Cornell Universität, das daran arbeitete, das Geheimnis des Heimfindevermögens von Vögeln zu lüften. Danach forschte ich zur Thematik der Flugdynamik an der Universität von Wisconsin-Madison. Ich gründete das Brieftauben-Projekt, um einen zuverlässigen Stamm von Tauben mit Heimfindevermögen zu entwickeln, um Botschaften und medizinischen Nachschub in entlegene Gegenden der Welt zu liefern. Ich besitze eine umfassende Sammlung von Flügeln, Häuten und Federn und biete Kurse zu Physiologie, Flugdynamik und Tarnung bei Vögeln an. Ich unterrichte Federnlesen, wo meine Kursteilnehmenden lernen, wie eine einzelne Feder die Lebensgeschichte eines Vogels erzählen kann.

In Susies Welt eintreten

Als ich acht Jahre alt wurde und meinen Freund Dave besuchte, der auf einem Bauernhof lebte, wandelte sich meine Faszination für Vögel zu einer Obsession. Er hielt eine kleine Kartonschachtel vor sich mit einem in Stroh eingekuschelten Felsentauben-Nestling. Er erklärte mir, dass die Taube aus dem Nest auf dem Dach des Silos heruntergefallen war, und mein Freund fragte mich, ob ich sie wollte.

Sie wurde durch die Aufzucht von Hand so zahm, dass sie auf meiner Schulter landete, ihrem Lieblingssitzplatz, und mir manchmal folgte, wenn ich mit dem Fahrrad unterwegs war. Ich nannte sie Susie, und im Austausch lehrte sie mich die Bestimmung des Geschlechts bei Tauben – sie stellte sich nämlich als Männchen heraus. Wann immer ich Johnny Cashs Lied „A Boy Named Sue" höre, kann ich nur schmunzeln.

Mit der Aufzucht von Susie und anderen wilden Tauben ging einher, dass ich einen ganzen Stammbaum reinrassiger Flug- und Ausstellungstiere herangezüchtet hatte. Durch das Erlernen ihrer Turtelsprache und das Lesen ihres stillen Vokabulars erwarb ich die Fähigkeit, auf einen Blick sagen zu können, was sie dachten und fühlten. Es sind nun einige Jahrzehnte vergangen, seit ich mit Tauben lebte, doch was ich von ihnen über Natursprache erfuhr, kommt weiterhin meiner Beziehung zu allen Tieren zugute. Wenn ich so sehen, fühlen und denken kann wie andere lebendige Wesen, lerne ich ihre Welt kennen. Nebenbei lerne ich sie auf Arten und Weisen kennen, die jenseits des Verstehens reichen. Das intuitive Gespür, das ich dank Tauben und anderen Vögeln für Tiere erworben habe, hat mir geholfen, gut mit Wölfen zusammenzuleben und die Spuren von Berglöwen erfolgreich zu verfolgen.

Vielleicht war die größte Lektion, die ich von Vögeln gelernt habe, dass ich, um Wolf, Berglöwe und andere Tiere vernehmen zu können, zu ihnen werden und mit meinem wilden Verstand lauschen musste.

Wie Vögel uns etwas über sich beibringen

Ich erinnere mich genau an den Tag, als ich mich in ein bestimmtes Fichtenhuhn hineinversetzte, das ich beobachtete, und ich erkannte, warum es so zahm schien. Doch zuerst ein wenig Hintergrundinformation: Wir haben das Glück, hier im Land der Oberen Seen zwei Arten von Raufußhühnern zu haben: Kragenhuhn und Fichtenhuhn. Am verbreitetsten ist das Kragenhuhn, dessen primäres Habitat ein gemischter Laub- und Nadelwald ist. Sie sind im ganzen Appalachen-Gebiet zu finden, im nördlichen Streifen der USA und bis hoch ins nördliche Kanada und Alaska. Fichtenhühner, die dichte Bestände von Fichten und Lärchen bevorzugen, sind Geschöpfe des borealen Nadelwaldes. Hier, im nördlichen Wisconsin, wo ich wohne, ist die südliche Grenze ihres Verbreitungsgebietes, wo sie sich nicht sehr häufig aufhalten. Zu ihrer Seltenheit trägt der Umstand bei, dass sie vor Menschen wenig Angst zeigen (was ihnen den landläufigen Namen Trottelhenne eingebracht hat). Deswegen müssen sie in der Jagd geschont werden, um zu überleben.

Wie viele Tiere des hohen Nordens scheint das Fichtenhuhn zahm zu sein. Als ich mich in dieses Raufußhuhn hineinversetzte, fühlte ich mich überhaupt nicht zahm – meine Strategie bestand darin auszuharren, um mein Überleben zu sichern. Im Norden gibt es viel lichten Wald, offenen Sumpf und Tundra, wo ein flüchtendes Tier nur allzu leicht zu sehen wäre und es sich nirgendwo verstecken könnte. In Habitaten dieser Art ist erstarren und hoffen, nicht entdeckt zu werden, oftmals die beste Überlebensstrategie. Die energieraubende extreme Kälte ist ein weiterer Faktor, der es nahelegt, sich so wenig wie möglich zu bewegen, um Kalorien zu sparen.

Im Gegensatz zur Trottelhenne sind Kragenhühner bekannt dafür, explosionsartig die Flucht zu ergreifen. Die Kragenhenne wird ausharren, bis du kurz davor bist, auf sie zu treten. Dann jedoch nimmt sie mit einem derart heftigen schwirrenden Flügelschlag Reißaus, dass dein Herz einige Takte aussetzt. Indem ich mich in das Kragenhuhn hineinversetzte, war ich imstande zu verstehen, dass auszuharren und auf meine ausgezeichnete Tarnung zu vertrauen, Sinn ergab – warum eine Verfolgung riskieren, wenn ich mit einen Bluff durchkommen konnte?

In den dichten jungen Wäldern jedoch, wo Kragenhühner gern ihre Heime bauen, heben sie ab und sind schneller außer Sicht, als du wieder Atem holen kannst. Also warum Ausharren und die Entdeckung riskieren? Wenn ich mich nicht in dieses Raufußhuhn hineinversetzt und gefühlt hätte, was es bedeutet, einen Habicht dicht auf den Schwanzfedern zu haben, würde ich die Antwort vielleicht immer noch nicht kennen. Gemütlich in meiner Tarnung dazusitzen, fühlte sich eindeutig erfolgsversprechender an und hob meine Überlebenschancen gegenüber dem Versuch, das gefiederte Äquivalent einer Wärmesuchrakete zu übertrumpfen.

Eine Brücke zur Natursprache

Wenn ich auch ein ziemliches Vogelhirn sein mag, bin ich damit keineswegs allein – alles, was du tun musst, ist, in den Spiegel zu blicken, um ein anderes zu erblicken. Wir Menschen (zusammen mit allen Säugetieren und Reptilien) haben einen Bereich in unserem Gehirn, der derselbe ist wie bei einem Vogel. Im nächsten Schritt werden wir lernen, Zugang zu diesem speziellen Gehirn zu erlangen, das wir für Natursprache benötigen.

Aber zuerst brauchen wir eine Brücke, um uns von der Theorie zur Praxis der Natursprache zu bringen, und Vögel sind erstklassige Kandidaten dafür. Vögel sind äußerst sichtbar und können nahezu überall und zu jeder Jahreszeit angetroffen werden, und sie verlassen sich genau wie wir in hohem Maße auf mündliche Kommunikation.

Bevor wir beginnen, möchte ich mit einer falschen Vorstellung aufräumen, die unseren Fortschritt hinauszögern könnte. Es wird gemeinhin angenommen, dass das Singen die hauptsächliche Sprache eines Vogels ist. Ornithologinnen sowie Laien studieren normalerweise Vogelgesang, um die Spezies zu identifizieren und ihre Verhaltensweisen zu lernen. Diese Praxis kann sowohl produktiv als auch persönlich bereichernd sein, da viele Lieder deutlich und unmissverständlich sind. Die Kehrseite ist, dass Vokalisationen von Vögeln ebenso wie unsere symbolisch sind: Sie übermitteln nur eine Annäherung an das, was in ihrer Welt vor sich geht.

Dennoch ist Vogelgesang ein idealer Zugang zur Natursprache, da er einen gemeinsamen Nenner zwischen dem Reich der Natur und uns bietet. Vogelgesang wird unser Katalysator sein, die andere Sprache der Vögel zu entdecken und zu lernen – die exakte, lyrisch beschreibende Weise, in der sie still unter sich und mit anderen Spezies kommunizieren. Ihre stille Sprache ist ein Aspekt von Natursprache.

Der Zwei-Schritte-Ansatz, um Vogelgesang verstehen zu lernen

1. **Wähle einen Vogel und lerne sein Basisvokabular.** Gleichzeitig beobachten wir den Vogel, um nonverbale Hinweise zu bemerken, genauso wie wir die menschliche Körpersprache und Mimik voneinander lernen.
2. **Trage Ohrstöpsel, um das Lernen der nonverbalen Sprache des Vogels zu erleichtern** und nicht durch die Zuhilfenahme der mündlichen Sprache abgelenkt zu sein. Wenn wir einmal von der Abhängigkeit von mündlichen Hinweisen entwöhnt sind – was uns an unser rationales Gehirn fesselt – wird es uns möglich sein, uns in unseren Tierverstand hineinzuentspannen und die Natursprache zu hören.

Wie Vögel uns etwas über andere Tiere beibringen

Robert Wolff, einer meiner Freunde, der eine spezielle Beziehung mit Vögeln pflegt, erzählte mir kürzlich eine Geschichte, die zeigt, dass es sich auch auf andere Tiere anwenden lässt, was wir hier über Vögel lernen. Lasse mich zuerst Robert vorstellen: Er ist der Autor von *Das Lächeln der Senoi*, einem Buch, das ich dir als Lektüre empfehlen kann. Darin malt er ein leuchtendes Portrait eines eingeborenen Volkes, der Senoi in Malaysien, das Natursprache praktiziert. Robert, der Mitte Neunzig war, als ich dies schrieb, wuchs in Südostasien und auf den Pazifischen Inseln auf, wo er die Gelegenheit hatte, in verschiedenen eingeborenen Völkern mitzuleben.

Robert erzählte mir, dass er mit acht Jahren seinen ersten Tiger in der Wildnis traf. „Ich sah einen Tiger", sagte er, „und der Tiger sah mich, und der Tiger lächelte." Robert vergleicht seine enge

Beziehung zum Tiger mit der Beziehung, die amerikanische Indigene mit der geistigen Führung ihres Krafttieres haben.

Robert hatte ein tiefes Verständnis des Bankivahuhns (*Gallus gallus*) entwickelt, ein wilder, hühnerartiger Vogel Südostasiens, der der Urahn des domestizierten Huhns ist. Inzwischen lebt Robert auf Hawaii, wo Abkömmlinge des halb domestizierten Bankivahuhns, das von polynesischen Siedlerinnen und Siedlern auf die Inseln gebracht wurde, wieder verwilderten.

Indem er ihre stille Sprache las, machte Robert einige Entdeckungen, die der herkömmlichen Meinung widersprechen.

Hühner-Klischees sprengen

- **Hähne sind aggressiv.** Der Ruf rührt hauptsächlich von inszenierten Hahnenkämpfen her. In ihrem natürlichen Zustand sind Hähne tatsächlich ziemlich friedlich. Die erste Kontaktaufnahme besteht gewöhnlich darin, Brust an Brust zusammenzuprallen. Wie bei vielen Tieren (uns eingeschlossen), werden Hähne erst brutal, wenn sie auf engem Raum zusammengepfercht werden.
- **Hennen sind gefügig.** Es stellte sich heraus, dass Hennen die Kämpferinnen sind – sie beschützen ihre Küken vehement.
- **Küken sind schüchtern.** Sie treten dermaßen beschützend füreinander ein, dass sich sogar wenige Tage alte Küken auf eine Person oder eine andere wahrgenommene Bedrohung stürzen, die einem ihrer Geschwisterchen zu nahe kommt.
- **Das Krähen eines Hahnes ist ein territorialer Ausruf.** In Wirklichkeit ist es eine „Hier bin ich"-Bekanntmachung (was wir später in diesem Schritt besprechen werden). Robert erzählte mir von einem Hahn, der immer wieder zu einer Nische seines Hauses kam, um sein „Hier bin ich" zu verstärken.

Roberts Meinung nach brüllen Tiger aus demselben Grund wie Hähne krähen, und ein Brüllen kann bis zu drei Kilometer zu hören sein.

Diese Diskussion über Tiger und das Bankivahuhn ist für die Vogelsprache bedeutsam – und für die Natursprache generell – da sie veranschaulicht, wie lebenswichtig es ist, mit den Ohren eines Tieres zu lauschen (Schritt 6 und 11 zeigen wie). Unsere allgemeine Tendenz ist, das Gehörte durch unseren Vermutungs-Übersetzer laufen zu lassen, was oftmals nichts weiter bewirkt, als jene meist fehlerhaften Annahmen zu verstärken.

Von symbolischer zu direkter Kommunikation

Ob wir nun von Tigern oder dem Bankivahuhn sprechen, es wird bald offensichtlich, dass alle Geschöpfe dieselbe Sprache sprechen, wenn wir dem lauschen, was hinter der verschiedenartigen Vokalisation eines jeden kommuniziert wird. Wenn eine Hündin ihre Nackenhaare aufstellt, ein Bulle den Boden aufscharrt und jemand seine Faust in unser Gesicht schlägt, verstehen wir unmissverständlich, was sie sagen – und dass sie alle dasselbe sagen – obwohl sie alle gänzlich schweigen. Tatsächlich haben wir möglicherweise bereits die „Stimme“ des Faust-Schlägers gefühlt, noch bevor er die Hand erhob. Das ist direkte Kommunikation.

Falls er allerdings seine Botschaft verbal übermitteln würde – das bedeutet symbolisch – könnten wir ihn möglicherweise nicht verstehen, wenn er Griechisch sprechen würde. Wir wären noch irritierter, wenn er seine Emotionen unterdrücken würde, weil er Sorge hätte, uns zu verärgern. Selbst wenn er Deutsch sprechen würde, würde er uns durch das Vorbringen von Ausflüchten oder Phrasendrescherei eher verwirren.

In welchem Bezug steht dieses Beispiel nun zu Vogelgesang? Es gibt eine Parallele zwischen den Beispielen direkter und symbolischer Kommunikation von oben und den stillen und gesprochenen Sprachen von Vögeln. Vögel variieren ihre Vokalisationen (und mimen andere Vögel) aus verschiedenen Gründen, zu denen Konkurrenz, Dominanz, Angst, Jagdstrategie und Tageszeit zählen. Doch wie auch unsere Worte, benötigen ihre Vokalisationen eine Übersetzung, und wie es für das Übersetzen typisch ist, geht etwas dabei verloren.

Sehen – nicht hören – ist glauben

Um Vogelsprache zu verstehen, müssen wir Vögel nicht unbedingt vokalisieren hören. Sie kommunizieren ziemlich gut mittels direkter Kommunikation – so gut nämlich, dass eine gehörlose Person besser verstehen könnte, was ein Vogel visuell ausdrückt, als eine blinde Person durch die begleitende Vokalisation eines Vogels begreifen könnte. Ich kann „Ich liebe dich" sagen, doch wenn es mit zusammengebissenen Zähnen ausgesprochen wird, könnte es etwas komplett anderes bedeuten.

Einige Menschen denken, wenn sie den Vergleich mit der gehörlosen und der blinden Person zum ersten Mal hören, dass er reichlich weit hergeholt ist. Aber es braucht nur ein wenig Übung, um herauszufinden, dass es wahr ist.

Der Wert der sichtbaren Sprache

- **Es ist keine Interpretation nötig.** Körpersprache, Sitzposition und sogar Flugmuster eines Vogels können laut und deutlich gelesen werden, ebenso wie die Faust in unserem Gesicht.
- **Wir können uns nahezu jederzeit einstimmen**, ob der Vogel singt oder nicht.
- **Sichtbare Sprache kann dermaßen viel und das so präzise vermitteln,** wenn wir bedenken, dass eine Unzahl von Kopfbewegungen, Federnaufstellen, Schwanzfedervorführungen und andere Handlungen eine klare Bedeutung haben.

- **Die Präzision bezieht sich meist auf die *Art* der Ausführung.** Es verhält sich genauso wie mit der Art, in der ich einer Person zuwinke, die vermittelt, wie gut ich sie kenne und wie erfreut ich bin, sie zu sehen.
- **Die Gestik zeigt Charakterzüge auf,** wie etwa den Grad des Selbstvertrauens und der Extrovertiertheit.
- **Einige Menschen haben kein Gehör für Vogelgesang.** Den charakteristischen Ruf eines Vogels von dem eines anderen zu unterscheiden, kann für einige nahezu unmöglich sein, besonders bei nahe verwandten Grasmückenarten, Spatzen, Drosseln oder Vireos. Zu dieser Verwirrung kommen Variationen des Liedes eines Individuums hinzu, Unterschiede zwischen den Liedern zweier Vögel derselben Spezies und Lieder, die ähnlich klingen, obgleich sie von unverwandten Spezies stammen.

Diese Diskussion beabsichtigt nicht, den Wert der Kenntnis und des Verständnisses von Vogelgesang zu schmälern. Stattdessen eröffnet es einen anderen Zugang zur Welt der Vögel – einen, der uns direkt in ihren Verstand und ihre Herzen führt. Zusätzlich verschafft es uns einen Logenplatz für ihre intimsten Angelegenheiten. Lasse uns dabei im Kopf behalten, dass unser übergeordnetes Ziel für das Verständnis direkter Kommunikation darin liegt, dass es uns hilft, in Natursprache mitzureden.

Wie Vögel sprechen, ohne zu singen

Lasse uns nicht die Zeiten vergessen, wenn Vögel nicht rufen. Sie gebrauchen ihre hörbare Sprache weit weniger als ihre stille Sprache, die sie nahezu unentwegt sprechen. Der Wind und andere Geräusche können die Laute von Vögeln übertönen, und zu anderen Zeiten sind wir zu weit weg, um sie zu hören. Feldstecher können helfen, ihr Bild näher heranzuholen, aber nicht ihre Rufe.

Die seltenen Gelegenheiten, bei denen ich mit gehörlosen Menschen an Vogelgesang gearbeitet habe, habe ich sehr genossen. Sie haben bereits stille Kommunikationskompetenzen erlernt und verlassen sich nicht auf Geräusche, sodass sie die nonverbale Sprache eines Vogels gewöhnlich ziemlich rasch bemerken.

„Aber was ist, wenn die Vögel sich verstecken oder du sie einfach nicht sehen kannst?“, werde ich immer wieder gefragt. Dann macht es mir Freude, mit blinden Menschen zusammenzuarbeiten. Ihr hochsensibles Gehör verleiht ihnen ein Geschick, die nonverbalen Aspekte von Vogelgesang von dessen verbalen Nuancen abzuleiten.

Ob sich ein Vogel absichtlich bedeckt hält, ist wichtig zu wissen, da das genauso ausdrucksstark sein kann wie seine sichtbaren Handlungen. Die Antwort hängt zum großen Teil von der Vogelart ab, weil die Männchen einiger Arten bewusst auffallen, während die Männchen anderer sich bedeckt halten. Doch mit den Fertigkeiten, die du in Schritt 7 und 9 erwerben wirst, wirst du häufig die verborgenen Bewegungen eines Vogels erkennen können.

Behalte in Erinnerung, dass Vögel ihre stille Sprache im Einklang mit ihrer mündlichen Kommunikation sprechen. Wenn wir sowohl ihre stillen als auch ihre vokalen Kommunikationswege kennen, kann der eine zur Bestätigung des anderen herangezogen werden. Oder wenn einer undeutlich ist oder fehlt, können wir auf den anderen zurückgreifen. Ich schätze besonders das tief empfundene Wissen, das ich durch das Lesen beider Sprachen erlange.

Praktische Anwendungen für Vogelgesang

Neben der Erneuerung unserer Beziehung mit der Natur gibt es eine Vielzahl praktischer Anwendungen, für die das Verstehen der Tierkommunikation relevant ist, wie etwa das Warnen vor Gefahr, die Verbesserung der Fertigkeiten des Fährtenlesens und der Jagd und um Kenntnis über andere Tiere zu erlangen. Einsatzkräfte bei der Rettung von Vögeln, Mitarbeitende des Tierschutzbundes sowie Forschende können effektiver sein, wenn sie die Vögel verstehen, mit denen sie arbeiten. Ich habe meine Fähigkeit, mit Tieren zu kommunizieren, genutzt, um dabei zu helfen, hunderte von Vögeln und andere Tiere von Hand zu fangen, meist um sie zu beringen. In einer Überlebenssituation könnte uns diese Fertigkeit sogar vor dem Verhungern bewahren.

Das Geschenk des Raben

Wann immer ich an einen neuen Ort ziehe, ist eine der ersten Aktionen, die ich unternehme, zu überprüfen, in wessen Heim ich eingezogen bin. Einmal war es eine Familie von Raben, die durch ein ansteigendes, gurgelndes, musikalisches „Gaawaw" untereinander in Verbindung standen. Ich lernte den Ruf, doch wenn ich ihn bei ihnen anwendete, sagten sie mir geradeheraus, dass ich ihre Fähigkeit, untereinander in Kontakt zu bleiben, behinderte.

Ich stimmte dem zu und sah ein, dass meine Entscheidung, den Ruf bei ihnen zu verwenden, von meinem rationalen Verstand und nicht von meinem Tierverstand herrührte. Entweder tat ich es für meine eigene Bildung oder um anderen zu zeigen, was mit Tierkommunikation möglich war. Ich ging keineswegs von einem Ort der Empathie aus. Folglich hörte ich auf, nach ihnen zu rufen, außer ich wurde von meinem Tierverstand dazu angewiesen, es zu tun. Dennoch fuhr ich mit dem Lernen durch Zuhören fort, ging dabei allerdings von meinem Tierverstand aus. Ich fand heraus, dass das den Prozess sehr erleichterte.

Nachdem ich zehn Jahre mit dieser Rabenfamilie gelebt hatte, zog ich zu einer anderen Familie im Bundesforst, ungefähr 130 Kilometer westlich. Weder sie noch die benachbarten Familien benutzten „Gaawaw" als ihren Im-Kontakt-bleiben-Ruf. Stattdessen hatten sie ein hell und ernst klingendes „Waah".

Was ich von Raben lernte

- **Individuen entwickeln einzigartige Rufe, um sich von ihren Kameraden zu unterscheiden.** Mitglieder vieler anderer Spezies tun dasselbe. Diese Rufe werden manchmal von ihren Kameradinnen angenommen und an die folgenden Generationen weitergegeben.
- **Betrachte jeden Vogel als Individuum.** Das war mir eine große Lehre, da es ungemein bequem ist, zu generalisieren.
- **Verhalten, Speiseplan sowie Jagd und Sammelstil können von Individuum zu Individuum variieren,** ebenso wie Rufe.
- **Obwohl die Unterschiede bei Rufen manchmal extrem waren, war es im Endeffekt ohne Bedeutung.** Es verhält sich so wie der Unterschied hinsichtlich der Wärme, der zwischen einem blauen und einem grünen Mantel besteht.
- **Es gibt bedeutend weniger Unterschiede** bei stiller Sprache im Gegensatz zu verbaler Sprache.

Je mehr ich über die stille Sprache der Vögel erfuhr, desto mehr verleitete sie mich, ihr Aufmerksamkeit zu schenken. Ein unerwarteter Bonus war, dass mein Lerntempo in allen Aspekten der Vogelbiologie dramatisch anstieg.

Wie ihre stille Sprache erlernt werden kann

Obwohl unser Schwerpunkt auf stiller Sprache liegt, werden wir mit vokaler Sprache beginnen, da es besonders einfach ist, etwas Neues zu lernen, wenn es mit etwas bereits Vertrautem verbunden werden kann. Praktisch alle Menschen, sogar jene von uns, die in überfüllten Städten leben, kennen das Geträller von Rotkehlchen, das Gurren von Tauben und das Zwitschern von Spatzen. Wenn wir einmal die Lieder eines Vogels und ihre Bedeutungen kennen, können wir zu den korrelierenden Eigenheiten übergehen. Ab dem Zeitpunkt werden wir uns nicht länger auf diese Lieder alleine verlassen müssen, um zu verstehen, was der Vogel sagt. Dann werden wir bereit sein, das stille Sprachvokabular des Vogels zu lernen, das keinen Bezug zu den Liedern hat.

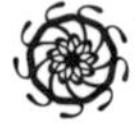

Fünf Schritte zum Lernen der stillen Sprache der Vögel

1. **Lerne das Liederbuch:** Merke dir das Liedrepertoire eines Vogels.
2. **Schalte die Musik aus:** Wenn du einmal fähig bist, die Rufe eines Vogels zu identifizieren, trage Ohrstöpsel, während der Vogel ruft, um sein begleitendes Verhalten zu lernen, ohne den Ruf zu hören.
3. **Übe:** Trainiere, bis du das Verhalten auf einen Blick benennen kannst.
4. **Baue es aus:** Erlerne das Verhalten, das keinen Bezug zu einem Lied hat. Notiere dir Sitzpositionen und verbrachte Zeit je Sitzplatz, zusätzlich zu Verhaltensveränderungen in Bezug auf Habitat und Jahreszeit.
5. **Mache Prognosen:** Übe dich im Vorhersagen von Rufen und nonverbalen Hinweisen des Vogels.

Dieser Zugang verläuft ähnlich dem Erlernen einer neuen menschlichen Sprache: Wir beginnen mit gängigen Phrasen, um ein Basisvokabular und Verständnis der Grammatik aufzubauen, dann werden wir Schritt für Schritt zu Gesprächen fähig. Unsere Lehrerinnen und Lehrer werden die Felsentaube (*Columba livia*), der Rotschulterstärling (*Agelaius phoeniceus*) und der Eistaucher (*Gavia immer*) sein. Ich habe mich für diese entschieden, da sie sichtbar und demonstrativ bei der Vokalisierung sind, leicht zugängliche Habitate haben und dort, wo sie vorkommen, häufig sind. Es folgen die Beschreibungen ihrer meistgebrauchten Vokalisationen, zusammen mit Anmerkungen, worauf es in Bezug auf ihre stille Sprache zu achten gilt.

Zögere nicht, mehr als eine Spezies zeitgleich zu studieren. Wenn du die Energie dazu hast, wird es deinen Lernprozess nur beschleunigen, da vieles von dem, was wir von einem Vogel lernen, auf andere anwendbar ist.

Wie steht es mit dem Lernen mithilfe von Audio-Aufnahmen?

Zum jetzigen Zeitpunkt könnte das Hören von Aufnahmen von Vogelgesang unseren Lernprozess kurzschließen, da es uns davon abhält, ein intuitives Gespür für die Verknüpfung eines Liedes mit seinen darauf bezogenen nonverbalen Hinweisen zu bekommen. Die untenstehenden Liedbeschreibungen werden genug Information liefern, sodass du für den übrigen Unterricht direkt zu den Vögeln gehen kannst. Nur sie können uns das notwendige ganzheitliche Erlebnis geben, ihre vollständige Sprache zu verstehen.

Sei dir bewusst, dass wir hier mit einer Einführung in die stille Vogelsprache beginnen – also die einfachsten nonverbalen Phrasen – da sie in Verbindung mit mündlichen Phrasen auftreten.

Das meiste der stillen Sprache eines Vogels ist in Wirklichkeit lautlos und wird gesprochen, während ein Vogel ruhig seinen Alltagsgeschäften nachgeht. Anstatt genau aufzuzählen, wie die Phrasen der stillen Sprache für jedes Lied aussehen, werde ich einige Haltungen unter *Nonverbale Hinweise* angeben, nach denen wir bei jeder Spezies Ausschau halten können. Das wird die Entwicklung der Beobachtungsfertigkeiten fördern, die für die Erweiterung unseres nonverbalen Vokabulars, jenseits seiner Beziehung zu Liedern, nötig sind.

Ziehe ein Vogelbestimmungsbuch oder online-Quellen hinzu, wenn du die folgenden Arten nicht kennst oder ausführlichere als die hier bereitgestellten Informationen möchtest (wie etwa körperliche Merkmale, Paarungsverhalten und Speiseplan).

Für meine europäischen Leserinnen und Leser nenne ich vergleichbare Spezies. Ihr solltet ecuh mit deren Vokalisationen vertraut machen, da sie sich von jenen ihrer amerikanischen Pendants unterscheiden werden. Das stille Vokabular wird allerdings sehr ähnlich sein.

Felsentaube

Habitat und Verbreitungsgebiet: Wildpopulationen der Felsentaube (*Columba livia*) sind in städtischen und landwirtschaftlichen Gebieten der gesamten zivilisierten Welt zu finden. Dort können sie Körner fressen und um ihre Nahrung vom Boden aufzupicken, besuchen sie Felder, Parks, Straßen und Gehsteige. Sie schlafen und bauen Nester auf Gebäuden und Felsvorsprüngen. Nahezu alle von uns leben, arbeiten oder spielen nahe genug an heimischen Felsentauben, um ohne Weiteres Zeit mit ihnen verbringen zu können.

Europäisches Pendant: Keines nötig. Die Felsentaube ist in ganz Europa häufig bis sehr zahlreich anzutreffen, mit Ausnahme der nördlichsten Bereiche Skandinaviens.

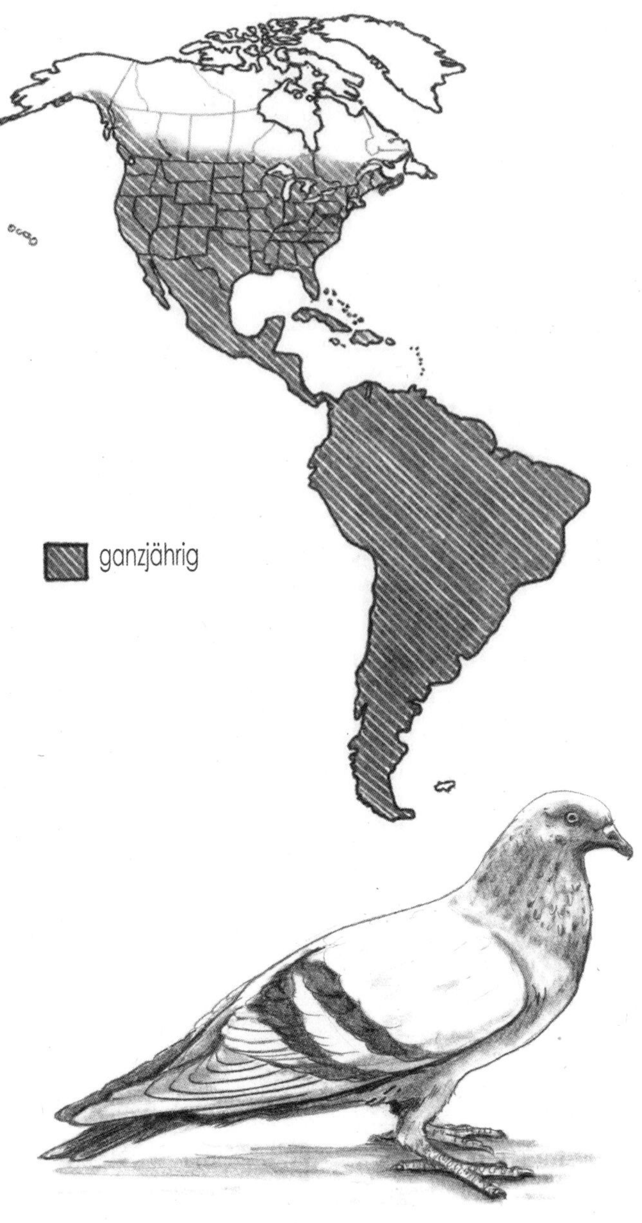

Verbreitungsgebiet der Felsentaube

Vokalisationen: Wer ist nicht vertraut mit dem Geturtel der Tauben? Wir hören es hauptsächlich von hofierenden oder kämpfenden Hähnen, aber Hennen gurren auch, jedoch seltener und leiser als Hähne. Horche auf regelmäßiges und nachdrückliches Geturtel während der Paarungszeit im Frühling und Sommer, wobei auch während des restlichen Jahres sporadisch geturtelt wird.

Die vier gebräuchlichsten Felsentauben-Vokalisationen

- **Ruf-Geturtel:** Ein regelmäßig wiederholtes, niedrig gestimmtes *aruuh*, das einmal pro Sekunde geäußert wird. Hähne setzen es manchmal klagend ein, um Hennen zum Nest zu locken.
- **Posierendes Geturtel:** Das allgemein hörbare *a-kuudl-uudl-uh*, mit einem erhöhten Ton auf *uudl*, wird von Hähnen in territorialer Schaustellung das ganze Jahr über verwendet. Es kann defensiv oder aggressiv eingesetzt werden.
- **Hofierendes Geturtel:** Ähnlich dem posierenden Geturtel, aber langsamer und nachklingender, mit langgezogenem *uuh*. Wird von Hähnen genutzt, um Hennen zu gewinnen und während diese zum Nest geführt werden.
- **Bedrängnis-Grunzen:** Ein tiefes, schnelles *ruh!*, das von beiden Geschlechtern in einem Zustand von Angst oder Aufregung geäußert wird.

Nonverbale Hinweise

Halte Ausschau nach Auf-und-ab-Bewegungen des Kopfes bei beiden Geschlechtern, dem Nachschleifen des ausgebreiteten Schwanzes und aufgeblasenen Hälsen bei Hähnen sowie dem Flügel-Klatschen oder -Schnippen in Verbindung mit bestimmten Vokalisationen. Jede Bewegung eines Hahnes beim kunstvollen Hofierungstanz und jede antwortende Geste der Henne erzählt einen Teil der Paarungsgeschichte. Beobachte, wie die Vokalisationen eines Individuums andere Mitglieder der Schar beeinflussen.

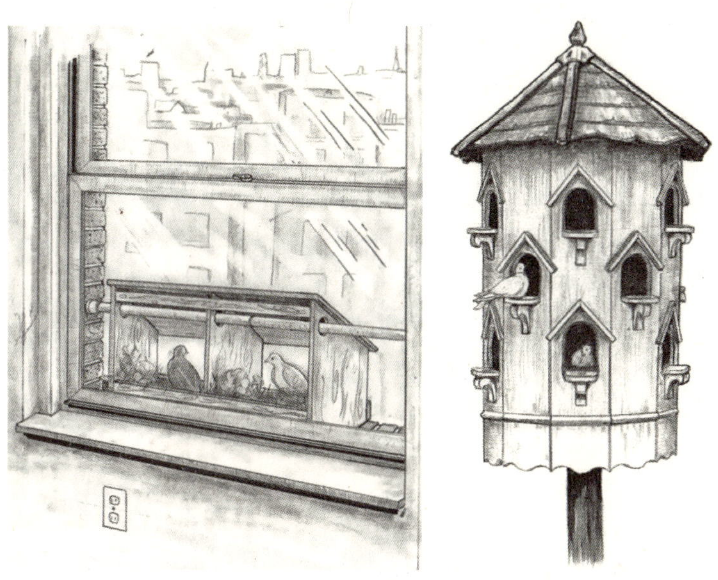

links: doppelter Nistkasten rechts: Taubenschlag

Lerne durch das Zusammenleben mit ihnen

Wäre es nicht nett, wenn das Wildleben seinen alltäglichen Angelegenheiten direkt vor unserem Fenster nachgehen würde? In vielen städtischen Gebieten ist alles, was wir brauchen, eine Nestschachtel auf einem Fensterbrett – und wir werden ein Tauben-Paar anziehen. Eine doppelte Nestschachtel sollte etwa 30,5 cm Tiefe x 71 cm Breite x 36 cm Höhe aufweisen und kann direkt in das Fenstersims verschraubt oder – ohne ein Loch zu hinterlassen – mit einer günstigen gefederten Spannungsstange angebracht werden. Ebenso kannst du in einem verfügbaren Hinterhof, einem Außengebäude oder auf dem Dachboden einen kleinen Taubenverschlag bauen und mit einigen gefangenen wilden Küken bestücken (siehe Abbildung auf Seite 69). Du kannst einen Taubenverschlag innerhalb eines Tages mit Holzresten oder Metallblech bauen oder stattdessen ein Kunstwerk schaffen oder kaufen, wie das auf Seite 69 gezeigte. Im Internet sind Pläne für eine große Bandbreite von Taubenschlägen zu finden. Wenn du Vögeln einen Nistplatz zur Verfügung stellst, hast du die Gelegenheit, Vogelsprache im Kontext eines Schwarms zu erlernen sowie eine im Leben vielleicht einmalige naturbasierte Lernerfahrung zu machen.

Rotschulterstärling

Habitat und Verbreitungsgebiet: Einer unserer häufigsten und am leichtesten zu identifizierenden Vögel – der Rotschulterstärling (*Agelaius phoeniceus*) – kann in Mooren, Sümpfen und feuchten Wiesen in ganz Nordamerika angetroffen werden, mit der einzigen Ausnahme des hohen Nordens. Da er sich in einer großen Bandbreite von Habitaten wohlfühlt, nistet er nahezu überall, wo Wasser und Vegetation zu finden sind – sogar ein Fleck Rohrkolben am Straßenrand reicht aus. Ich finde sie manchmal auch entfernt vom Wasser, in höher gelegenen Wiesen und Alfalfafeldern. Während der Brutsaison im Frühling bis zum frühen Sommer sind singende Männchen leicht zu entdecken, da sie auffällig auf Rohrkolben, Büschen, Zäunen und Stromleitungen sitzen.

Europäisches Pendant: Die Rohrammer (*Emberiza schoeniclus*) brütet in ganz Europa und im Großteil Asiens. Sie bevorzugt häufig Habitate mit feuchtem Boden und starkem Pflanzenbewuchs und ist ein angemessenes Gegenstück zum Rotschulterstärling. In Frankreich heißt dieser Vogel *Bruant* und in Spanien *Escribano Palustre.*

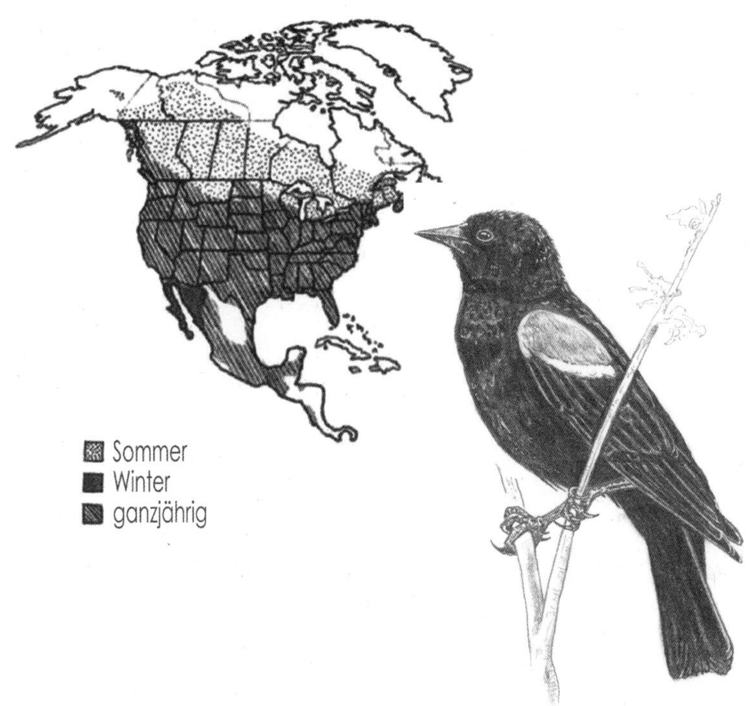

Verbreitungsgebiet des Rotschulterstärlings

Vokalisationen: Abhängig davon, wen du fragst, besteht das Repertoire des Rotschulterstärlings zwischen vier bis zehn Typen von Rufen. Ich sage Typen, da viele Vokalisationen Zwischenformen sind, die schwer zu kategorisieren sein können – diese Gesellen sind großartig darin, Neues zu erschaffen, das in der Situation am besten passt. Aber wir brauchen einen Ausgangspunkt, daher erwähne ich hier fünf Typen von Rufen, die ich am häufigsten regelmäßig höre, die leicht zu identifizieren und eindeutig mit einem spezifischen Verhalten in Zusammenhang zu bringen sind.

Die fünf Typen von Rufen des Rotschulterstärlings

- **„Hier bin ich“ (Männchen):** Das *konk-ga-riih*, das Markenzeichen der Spezies, ausgeführt von einem höchst sichtbaren Sitzplatz als territorialer Hinweis und um Beutegreifer vom Nest wegzulocken. In einer leiseren Form beim Hofieren am Boden verwendet.
- **„Hier bin ich“ (Weibchen):** Ein kurzes, knisterndes Plaudern, um ihren Gefährten über ihre Gegenwart zu informieren. Selten zu vernehmen, da es meist in Verbindung mit dem *konk-ga-riih* ihres Gefährten geäußert wird.
- **Check-In:** Ein nüchternes, derb-klingendes *tscheck*, das Männchen wie Weibchen ganzjährig äußern: Während des Fluges, des Essens, bei der Konfrontation mit einem Gegner und als Alarm für die Schar. Eine Variante davon ist ein schnelles, quietschendes *wht*.
- **Schimpfen:** Ein schnelles, sehr intensives *tschak tschak tschak*, das als klagender Alarmruf bei direkter Bedrohung verwendet wird.
- **Alarmpfeifen:** Männchen antworten auf Beutegreifer, die in ihr Territorium eindringen, mit einem scharfen *tiew*, in der Frequenz von einem Ruf pro Sekunde. Kann deutlich in einer von zwei Oktaven gepfiffen oder geträllert werden.

Nonverbale Hinweise

Mit ihrem tintenschwarzen Gefieder und den scharf kontrastierenden gelb eingefassten roten Schulterflecken, die entweder gezeigt oder verborgen werden können, können Männchen eine ganze Bandbreite von Emotionen und Motivationen deutlich darstellen. Stelle auch die Platzwahl des Vogels nebst Gestik, Gefühlen und Intensitätsniveau fest. Achte darauf, wie die Tageszeit den Schwerpunkt und die Ausdruckskraft beeinflusst.

Eistaucher

Habitat und Verbreitungsgebiet: Der Eistaucher (*Gavia immer*, in Nordamerika als Great Northern Loon, ansonsten als Common Loon bekannt) brütet in mittelgroßen bis großen Seen in ganz Kanada, Alaska und der nördlichen Seenregion der USA. Auch wenn diese Taucher nicht in deiner Gegend nisten, macht es die Mühelosigkeit der Beobachtung - nebst dem hohen Unterhaltungswert der Sperenzchen - wohl wert sie aufzusuchen, sobald du dich in den Norden vorwagst.

Europäisches Pendant: Der Sterntaucher (*Gavia stellata*, in Nordamerika als Red-throated Loon, ansonsten als Red-throated Diver bekannt) brütet auf kleinen Seen und Teichen in ganz Nordeurasien, einschließlich Skandinavien und dem nördlichen Schottland und Irland. Der Prachttaucher (*Gavia arctica*, in Nordamerika als *Arctic Loon*, ansonsten als *Black-throated Diver* bekannt) brütet auf großen Seen in Skandinavien und Russland.

Vokalisationen: Wie bei allen Tauchern, ausgenommen dem Sterntaucher, ist vorrangig das Männchen lautgebend. Jedes Männchen hat seinen eigenen Jodler, und die Jodler von geschlechtsreifen Männchen können von jenen der jugendlichen unterschieden werden. Obwohl die Rufe eines Tauchers bekannt und scheinbar stereotyp sind, sagen ihre vielfältige Intensität, Höhe und Dauer so viel mehr aus, als der erste Eindruck vermuten ließe.

Die vier häufigsten Rufe des Tauchers

- **Tuten:** Kann wie ein heiseres Japsen klingen, obwohl es beträchtlich variiert. Es wird als freundliches Grüßen verwendet, sowohl in unmittelbarer Nähe zu anderen als auch um andere Taucher zu rufen, egal ob es Küken, Partner oder Nicht-Verwandte sind. Dieser Ruf wird von Menschen selten vernommen.
- **Klagen:** Erinnert an ein Wolfsheulen und kann denselben haarsträubenden Effekt auf Menschen haben. Dieser Ruf wird verwendet, um andere Taucher zu finden, und er kann an einem ruhigen Abend über einen See hallen und über einen Kilometer hinaus zu hören sein.
- **Tremolo:** Klingt wie ein nervöses, bebendes Lachen, das bei Unruhe und Aufregung gebraucht wird. Männchen verwenden es auch, wenn sie Seen auf der Suche nach anderen Tauchern überfliegen. Das Unterscheidungsmerkmal zwischen Stress- und Ortungsruf liegt darin, dass letzterer ausgeführt wird, wenn die Vögel im Flug sind und der Klang sich verbreitet. Manchmal trägt ein Paar ein Tremolo-Duett vor.
- **Jodler:** Beginnt mit drei langsamen, ansteigenden Noten, mit Stimmumbrüchen jeweils dazwischen (wie beim menschlichen Jodeln), gefolgt von einem mehrfach wiederholten *u-uh waa*. Es ist der „Hier bin ich"-Ruf, der von Männchen während der Brutzeit gebraucht wird, um das Territorium zu markieren und andere Taucher abzuschrecken.

Nonverbale Hinweise

Posieren ist die Spezialität eines Tauchers. Jodelnde Männchen machen den Hals lang und halten den Schnabel knapp über Wasser. Tremolos, begleitet von einem Aufrichten oder Übers-Wasser-Laufen, können von einer dramatischen Flucht oder einem

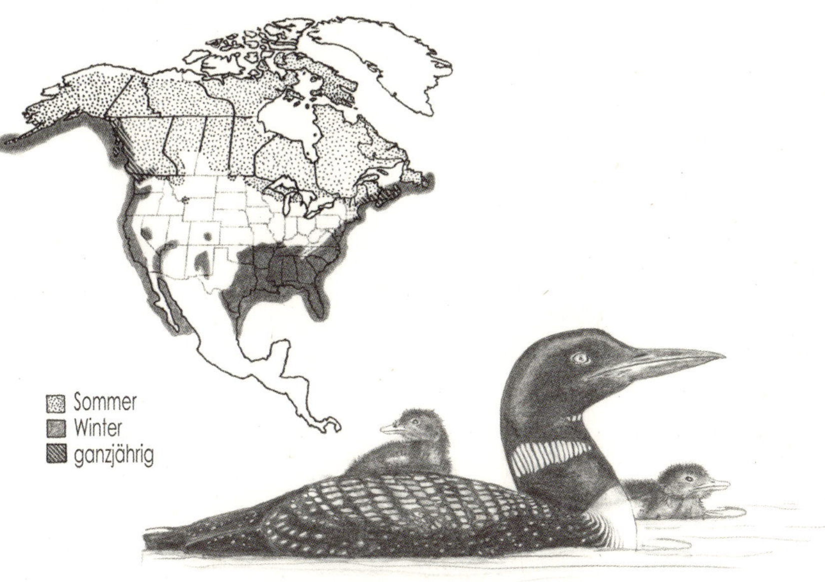

Verbreitungsgebiet des Eistauchers

Abflug gefolgt sein. Und dann gibt es noch die Sperenzchen, die den englischen Ausspruch „*crazy as a Loon*"* erklären: Sie spielen scheinbar verrückt, wippen, spritzen, schlagen auf das Wasser, machen verrückte Sprünge … und dabei baden sie nur. Obwohl es einfach sein kann, Taucher zu beobachten, so kann es auch sehr verwirrend sein, ihre Sperenzchen zu lesen.

Allerdings nur zu Beginn, da die Botschaft der Taucher für Scharfsinnige laut und deutlich ist, egal ob Vokalisationen zu vernehmen sind oder nicht.

* auf Deutsch bedeutet dies *verrückt wie ein Taucher.* (Anm. d. Übers.)

Erinnere dich daran, die Musik auszuschalten

Da wir so auf das Mündliche hin orientiert sind, werden viele von uns sich schwer tun, Ohrstöpsel zu tragen, die uns helfen, die stille Sprache von Vögeln zu erlernen (siehe Punkt 2 auf S. 32). Besonders nachdem du gerade gelernt hast, was diese schönen Lieder bedeuten. Dennoch ist es ein essenziell wichtiger Schritt, weswegen ich dir einen Beweggrund liefere, es doch zu tun: Wenn du einmal die stille Sprache eines Vogels erlernt hast, wird sein Lied umso anmutiger für dich klingen.

Die Anatomie eines Vogelgesangs

Nun, da wir ein Gespür für den Gesang der Vögel entwickelt haben und auf dem richtigen Weg sind, unsere Fähigkeit zur Naturkommunikation wiederzubeleben, möchte ich dich auf eine Reise tief in den Gesang eines Männchens während der Brutzeit mitnehmen. Die Nuancen seines Liedes sind nur einigen wenigen Menschen bekannt, dennoch sie sind für jeden hörbar. Der Hauptgrund, warum uns so viel entgeht, ist, dass wir mit *unseren* Ohren zuhören, anstatt mit *seinen.*

Für uns klingen die Lieder vieler Vögel melodisch und freudvoll. Sie erheben unsere Herzen – wir schreiben Poesie über die eindringlichen Rufe des Tauchers und den flötengleichen Triller der Drossel. Aber was bedeutet Vogelgesang für die Vögel? Sehen sie sich als Schöpfer wunderschöner Melodien oder – wie viele Ornithologinnen und Vogelkenner meinen werden – führen sie bloß die ehrenhafte Aufgabe des Warnens anderer Männchen ihrer Spezies durch, dass jegliche Art territorialer Übertretung als Aufforderung zum Kampf gesehen wird?

Diese Optionen wirken auf mich großteils wie Vermenschlichungen: Projektionen auf Vögel, die uns verständlich machen wollen, was unsere Beweggründe unter ähnlichen Umständen wären. Wenn ich mich auf die Wirklichkeit der Vögel einstimme, merke ich, dass unsere Logik ihre Wirklichkeit zwar im Ansatz berührt, doch unsere Rationalisierungen machen uns großteils blind dafür, was die Vögel tatsächlich erleben.

Das Wertvollste, was ich von Vögeln gelernt habe, ist, dass es nur einen Weg gibt zu verstehen, warum sie etwas tun, und das ist, *zu ihnen zu werden* (im Schritt 11 erklärt). Forschung und Studien können hilfreich sein, aber um hinter unsere Projektionen oder romantischen Auffassungen zu gelangen, ist zu Vogelhirnen zu werden unschlagbar. Sobald wir das unternehmen, werden wir anfangen zu verstehen, warum Vögel in Gelächter ausbrechen würden, wenn sie hören würden, dass wir ihre Vokalisationen *Lieder* nennen.

Was ich durch das „zu Vögeln werden" lernte

- **Ein Respekt, der an Ehrfurcht grenzte,** war das erste und meistgeschätzte Geschenk.
- **Es verschaffte mir einen Zugang, um in Vogel-Wahrnehmung einzutreten** und dann wieder zurück zur menschlichen Sichtweise zu gehen und darüber zu reflektieren, was ich gelernt hatte.
- **Ich konnte bis zum Baumwipfel mit einem – oder besser *als* ein – Vogel hinauffliegen** und den Wind fühlen, der den Zweig unter mir bewegte, anstatt bloß zu beobachten.
- **Ich war imstande zu sehen, was sie sahen** und wie sie es sahen, und ich konnte essen, was sie aßen.
- **Dadurch fühlte ich, was sie fühlten:** Ihre Beweggründe und Reaktionen wurden meine.
- **Ich lernte, was die Vokalisationen männlicher Vögel in Wirklichkeit waren:** Eine Kombination von Personal-

ausweis, Ampel, Werbung, Trost, Kuppler, Gutachter und Hormonregler.
- **Ich gewann tiefe Einsichten in ihr jeweils komplexes Gebärdenspiel,** das mit den Sitzplätzen, den Flugmustern, der Körpersprache und sogar bestimmten Tageszeiten einherging.

Alles das kann durch ein einziges Lied abgedeckt werden, was vielleicht aus einigen wenigen Noten besteht. Wie könnte ich – oder irgendjemand – da nicht durch ein scheinbar so einfaches Füllhorn in Ehrfurcht versetzt werden.

Die Funktionen eines Liedes

Werfen wir einen Blick auf die drei Hauptfunktionen eines typischen Singvogelrufes, den ein Männchen während der Brutzeit verwendet.

Was ein Lied vollbringt

1. **Es vereinfacht Kooperation innerhalb der Spezies.** Ein männlicher Vogel ruft, um andere Männchen zu benachrichtigen; weniger um sie zu warnen, als um dem Rufenden zu helfen, ein funktionierendes Organ im größeren Organismus zu sein, der alle Mitglieder seiner Spezies in der Umgebung umfasst. Sie brauchen einander, sind stark aufgrund ihrer Anzahl und indem sie in symbiotischer Beziehung funktionieren. Von unserer Warte aus mag es scheinen, dass sie ihre Territorien abstecken und verteidigen, aber aus ihrer Sicht helfen sie einander, auf ihre jeweiligen Nester konzentriert zu bleiben. Anstatt miteinander im Wettstreit zu sein, arbeiten sie zusammen, um ein gegenseitiges Unterstützungsnetzwerk bereitzustellen.

2. **Es verschafft Schutz vor Beutegreifern.** Ein Grund, warum sie alle zur gleichen Zeit rufen, ist folgender: Je mehr Stimmen es gibt, desto weniger ist ein Beutegreifer dazu in der Lage, sich nur auf eine zu konzentrieren. Es ist dieselbe Technik, die von Tieren genutzt wird, die sich zu Herden, Scharen oder Schulen zusammenschließen. Beutegreifer tun sich viel schwerer damit, ein Individuum aus einer Gruppe zu isolieren und zu erbeuten, als ein einzeln ziehendes Tier zu fangen.
3. **Es hilft, die Populationsdichte zu überwachen.** Einige Spezies benötigen eine minimale Populationsdichte, um erfolgreich zu nisten. Wenn eine Population in einem bestimmten Gebiet unter diese kritische Marke sinkt, verlassen sie entweder die Gegend oder sterben aus. Das war etwa das Schicksal der Wandertaube. Bei anderen Arten können isolierte Paare allerdings erfolgreich nisten. Wenn du jemals ein Single-Männchen während der Nistzeit rufen gehört hast und keine anderen Männchen in Sicht- oder Hörweite waren, war er wahrscheinlich eine jener Spezies, die einsam nisten können.

Das bringt die Frage auf: Wenn er das einzige Männchen in der Gegend ist, warum singt er überhaupt? Widerspricht es nicht dem, was ich weiter oben über symbiotische Beziehung als Ursache für männliche Vokalisation festgestellt habe?

Das Zusammenspiel der Geschlechter

Gelegentlich höre ich jemanden über die Last des armen Weibchens klagen, das die meiste Elternarbeit tut, während das majestätische Männchen sich brüstet und singt. Wann immer es mir möglich ist, ergreife ich die Gelegenheit, dieser Person zu helfen, die essenzielle Rolle zu erkennen, die das hübsche kleine Lied spielt.

Obwohl Beziehung mit anderen seiner Art ein starker Beweggrund für männliches Singen ist, ist es mitnichten der einzige Grund. Die Männchen einer Art vokalisieren, ob sie nun in der Nähe anderer Männchen sind oder nicht. Hier sind die Hauptgründe, die mir die Vögel für ihr Tun lieferten.

Die fünf lebenswichtigen Funktionen, die Singen für die nistende Vogeldame erfüllt

Erstens: Es gibt ihr Trost und Versicherung. Sie muss wissen, dass er sich um die Dinge da draußen kümmert, und das verschafft ihr sein Lied. Es erlaubt ihr, sich in die Aufgabe des Ausbrütens der Eier und der Nachwuchsfütterung hinein zu entspannen.

Zweitens: Es trägt zu ihrer psycho-emotionalen Gesundheit bei. Ein selten erkannter Nutzen von männlichem Singen ist der Beitrag zu Selbstermächtigung und Stressreduktion bei ihm wie auch seiner Gefährtin.

Drittens: Es gibt ihr Augen für die Welt. Wenn sie nicht nisten oder Unterschlupf brauchen, entscheiden sich die meisten Vögel untertags für Sitzplätze, die ihnen die Sicht auf sich nähernde Beutegreifer und somit Zeit für die Flucht geben. Wenn sie allerdings brüten, entschließen sich die meisten Spezies für ihre Nistnischen aufgrund des Schutzes, den sie bieten, was zum Nisterfolg beiträgt. Der Nachteil ist ein eingeschränkter Sichtbereich, sodass die anhaltende Einstimmung auf das Lied ihres Gefährten ihr hilft, zu sehen, wohin sie nicht schauen kann.

Viertens: Es schützt sie. Indem er sich mit übermütigen Farben schmückt und im Freien sitzt, um zu singen und sich zu präsentieren, stellt sich das Männchen als Blitzableiter auf. Um sich ein umfassendes Bild zu machen, was es bedeutet, ein aufgeputztes Männchen zu sein, müssen wir zu ihm werden und die nötige Präzision und Wachsamkeit erleben, die es für das Überleben benötigt und um einen weiteren Tag zu singen.

Fünftens: Es spart ihre Energien. Nisten ist eine ungeheuer kräftezehrende Aufgabe für das Weibchen – und das in solchem Ausmaß, dass wenn ihrem Gefährten etwas zustößt, sie womöglich nicht imstande ist, alleine weiterzumachen. Die meisten Weibchen haben keine Wahl, als ihre Nester zu verlassen. Ich habe beobachtet, dass die Wahrscheinlichkeit, dass das Weibchen als Alleinerzieherin agiert, steigt, je älter der Nachwuchs ist oder je näher der Zeitpunkt des Schlüpfens rückt.

Hormone regen einen Vogel zum Singen an, was zugleich die Hormonproduktion ankurbelt. Aber es ist vielleicht nicht so sehr das Lied an sich, sondern die Handlung des Singens, das zu diesem Hormonanstieg führt. Ich habe stumme Vögel dabei beobachtet, wie sie durch die Singbewegungen gehen, und *obwohl sie kein hörbares Lied hervorbrachten, schnitten sie doch bei Paarung und Nachwuchsaufzucht gut ab.*

Das Lied als Heiratsvermittler

Es gibt eine altruistische Seite am männlichen Drang zu zwitschern: Es hilft unverpaarten Männchen, nicht beanspruchte Territorien zu finden. Wenn alle verpaarten Männchen zugleich singen, können Single-Männchen auf die klangleeren Räume lauschen, die auf unbesetzte Gebiete hinweisen und zum Nisten passend sein könnten. Damit geht einher, dass der Chor der Rufe alleinstehende Weibchen von gegründeten Paaren weg und hin zu Gebieten lenkt, wo sie eher geeignete Männchen finden.

Techtelmechtel

Was ich bisher mitgeteilt habe, ist nicht dafür bestimmt, den Eindruck zu vermitteln, dass alles gutnachbarschaftliches Verhalten und eheliche Glückseligkeit in den Vogel-Vorstädten ist. Wenn wir der stillen Sprache von Vögeln lauschen, beginnen wir, pikante Geheimnisse zu entdecken. *Paarbeziehungen und Territorien können stabil begründet sein, aber eine aufmerksame Person wird trotzdem raufende Männchen und einen erheblichen Anteil von Techtelmechtel vorfinden.* Genetische Tests haben gezeigt, dass bei einigen Arten bis zu 60% des Nachwuchses von anderen Männchen als dem Gefährten des Weibchens gezeugt worden sein können.[6] Obwohl der Eistaucher (eine unserer Studienspezies) keiner von ihnen ist, zeigten in einer Studie 75 der 100 beobachteten Arten Außer-Paar-Befruchtungen (APB, im englischen Kontext EPF – Extra Pair Fertilization).[7] Eine andere Studie zeigte, dass männliche Rotschulterstärlinge (eine andere unserer Studienspezies) in 20% ihrer APBs erfolgreich sind.[8] Die Rohrammer (eine unserer europäischen Studienspezies) hat eine 50%ige APB-Rate.[9] Über die Jahre habe ich hunderte von sowohl männlichen als auch weiblichen Felsentauben, die sich fürs Leben paaren und offensichtlich monogam sind, aktiv bei Außer-Paar-Kopulationen beobachtet. Das Lied eines Vogels mag unserem nicht gleich sein, doch was das Paarverhalten betrifft, passen Vögel ziemlich genau zu unserem Verhaltensmodell.

Jetzt, wo wir ein Grundverständnis von Natursprache haben, können wir uns in unseren Tierverstand voranwagen. Es gibt keinen Zugang ohne Natursprache, da sie die einzige Sprache ist, die unser Tierverstand kennt. Indem wir in unseren Tierverstand eintreten, werden wir lernen, wie wir in den Verstand aller Tiere eintreten. Von dort aus ist es nur eine Frage der Präsenz, um zu einem Tier zu werden.

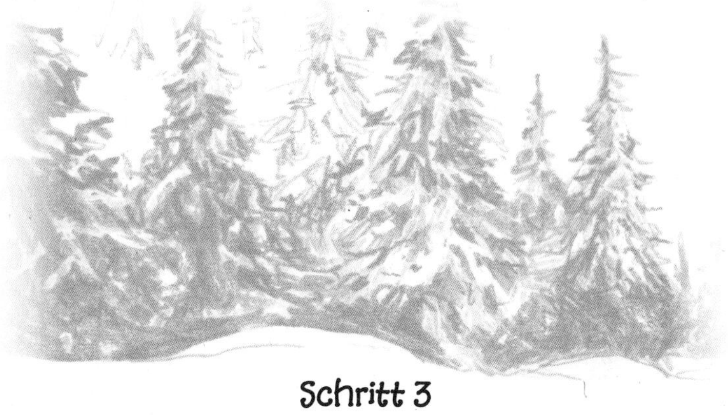

Schritt 3

Den Tierverstand erwecken

Wir sperren Tiere ein und nehmen sie an die Leine, wir entfernen ihre Krallen und Fortpflanzungsorgane, wir lassen sie für lange Zeit alleine, wir isolieren sie von anderen ihrer Art und verwandeln sie in Milch-, Eier- und Fleischfabriken. Wir haben unsere Gründe, so zu verfahren, aber sind wir uns sicher, dass diese nicht bloß Rechtfertigungen für unser Handeln sind? Was, wenn wir hören könnten, wie sich die Tiere fühlen?

Manchmal, wenn gefangene Tiere mit mir in Natursprache über ihr Leben sprechen, ist das Einzige, was mich davon abhält, in Rage zu verfallen, meine Erkenntnis, dass niemandem geholfen wäre – weder Tier noch Mensch – wenn ich am Ende tot oder eingesperrt wäre.

Mein Coming-out

Susie lebt weiter, um unsere Natur wiederzubeleben

Einige meiner eindringlichsten Kindheitserinnerungen stammen aus der Zeit, in denen ich gezwungen war, mich mit dem Konflikt zwischen der rationalen und der tierischen

Welt auseinanderzusetzen. Ein Erlebnis mit Susie, der wilden Felsentaube, die du im vorigen Schritt kennengelernt hast, sticht dabei heraus. Sie war ein Teil meiner Familie – diejenige, mit der ich Natursprache sprach – und mit der ich nahezu jeden Augenblick teilte, wenn ich der rationalen Welt entkommen konnte. Susie und ich kannten unsere jeweiligen Gedanken und Gefühle, Bedürfnisse und Wünsche wirklich. Wir waren voller Respekt füreinander und blieben völlig gegenwärtig und eingebunden, wenn wir zusammen waren. Jeden Augenblick ihres Lebens war sie frei, zu kommen, zu gehen und zu tun, was immer ihr gefiel. Jeden Nachmittag, wenn ich von der Schule nach Hause kam, ging ich direkt hinaus, um Zeit mit Susie und den anderen Mitgliedern unserer Naturfamilie zu verbringen.

Eines Tages kam mein Vater von der Arbeit zurück und sagte, dass ich Susie und die anderen Tauben loswerden müsse, da wir keinen Platz zum Überwintern für sie hätten. Ich wünschte, ich hätte daran gedacht, ihn zu fragen, ob er meine kleinen Brüder weggeben würde, da wir kein extra Schlafzimmer für sie hätten. Ich wünschte, wir hätten in Natursprache kommunizieren können.

Stattdessen diskutierte ich mit ihm, so gut es ein Neunjähriger eben konnte. Für meinen Vater war Logik sehr wichtig, und er sagte mir oft, dass ich sie mehr schätzen sollte. Aber es war nicht die Logik, die mir sagte, dass wilde Tauben keine spezielle Unterkunft für die Winterzeit benötigten. Mein Vater und ich lebten weitgehend in verschiedenen Welten und sprachen verschiedene Sprachen.

Mein Vater ließ sich selten umstimmen, und ich begriff bald, dass dies keine dieser seltenen Ausnahmen sein würde. Ich rannte zur Tür hinaus, sank daraufhin hinter der Garage zu einem Häufchen Elend zusammen und hoffte, dass mein tiefes, heftiges Schluchzen irgendwie ein Wunder bewirken würde.

Ein Nachbarjunge nahm die Tauben, und ich ging immer wieder zu ihm hinüber, um sie zu sehen. Als sie mich das erste Mal wiedersahen, waren sie unglücklich, da sie sich an unsere Beziehung erinnerten. Doch wenn ich nicht da war, ging es ihnen gut: Sie bildeten neue Familienbande und passten sich an die neuen Routinen an.

An einem Samstagmorgen, als ich zu einem Besuch hinüberging, waren keine Tauben da. Der Junge bemühte sich sehr, meine Gefühle zu schützen und vielleicht auch seine eigenen, indem er wenig darüber preisgab, was mit ihnen geschehen war.

Einige Tage später spielte ich an dem Zaun, der unsere beiden Häuser von dem angrenzenden Feld trennte. Dabei fiel mir im Schnee etwas Ungewöhnliches auf. Ich grub herum und förderte die kopflosen Körper mehrerer Tauben zutage. Insbesondere eine zog meine Aufmerksamkeit auf sich.

„Das kann nicht sein", sagte ich mir. Dieser eingefallene Kadaver mit den fahlen, derangierten Federn konnte einfach nicht mein Susie sein. Er ist größer, seine Federn glitzern im Sonnenlicht und...

Als ich ihn wieder im Schnee begrub, zeigte ich keine Reaktion. Ich unterdrückte die Bitterkeit und das erste Aufflammen von Wut, an das ich mich in meinem Leben erinnern kann, und entschloss von nun an, meine naturweltlichen Beziehungen zu verstecken – ich würde nie wieder jemanden so nahe an mich herankommen lassen, damit er oder sie so etwas einer oder einem meiner Verwandten antun konnte.

Es ist Zeit wieder aufzutauchen. Susies Geschichte ist meine Motivation, allen, die ich erreichen kann, zu helfen, zu ihrem Tierverstand zu erwachen. Es gibt sehr viele Susies in dieser Welt, und jede einzelne von ihnen verdient es, so zu leben, wie es ihr bestimmt ist. Das gilt auch für jeden Einzelnen von uns.

Ich, das Tier

Wenn wir selbst in die Natur eintauchen und ohne Erwartungen gegenwärtig bleiben, verbinden wir uns mit der natürlichen Welt und stimmen uns in die Natursprache ein. Wir werden auf einer tieferen als der verbalen Ebene verstehen, was es bedeutet, Teil des Ganzen zu sein, das uns umgibt.

Wenn ich in meinen Tierverstand eintrete:

- **Gibt es dort nur eine Realität für alle.** In der rationalen Welt gibt es so viele Realitäten wie Menschen.
- **Verhalten sich Tiere in meiner Anwesenheit anders als zuvor.** Es war lediglich notwendig, sich dem Kreis des Lebens als ein weiteres Tier anzuschließen.
- **Werde ich völlig gegenwärtig und empfänglich für die Energien, die im Spiel sind,** wohingegen ich vorher ein Beobachter mit meiner eigenen Agenda war. Wie ein Hase, der sich entspannt, wenn die Füchsin ihm sagt, dass sie nicht hungrig ist, tauche ich in das Netz der Beziehungen ein.
- **Sehe und höre ich, was einst ungehört und ungesehen war.** Tiere und Pflanzen sprechen unentwegt zu mir, sowohl hörbar als auch durch die Stille der Natursprache.
- **Erzählen mir Tiere ihre Absichten, bevor sie handeln.** Anstatt ihr Handeln lesen zu müssen, sehe ich sie als Spiegelung einer tieferen Absicht.
- **Erkenne ich, dass es keine Gleichstellung gibt.** Viele denken, dass wir Pflanzen und Tiere als unseresgleichen behandeln müssen, um mit ihnen zu kommunizieren. Aber ein Baum ist größer als der andere und verlangt mehr Sonnenlicht und Nährstoffe, und eine Ameisenart versklavt die andere.

Wenn ich in meinen Tierverstand eintrete, gehe ich tiefer hinein als in mein zivilisiertes, gewohntes Selbst. Dort kann ich sehen, dass die Natur in einem komplett anderen und äußerst komplexen System funktioniert. Zugleich finde ich es unglaublich einfach, in diesem System zu leben, da ich nicht darüber nachdenken muss. Ich muss nur zuhören.

Es braucht das Lauschen

Wenn wir mit Natur zu ihren Bedingungen in Beziehung treten, gehen wir eine echte Ursache-Wirkung-Beziehung ein, genau wie mit unseren menschlichen Beziehungen. Das bringt einige Verantwortung mit sich, wie in der Geschichte über die Wolf-Kojoten-Mischlingswelpen, die ich in Schritt 1 erzählte. Obwohl ich ihre körperlichen Bedürfnisse erfüllte, konnte sie mein Vorurteil gegenüber Mischlingen spüren. Sie war an menschliche Interaktion gewöhnt, wollte aber mit mir nichts zu tun haben, und flüchtete bei der ersten Gelegenheit.

Wie wir denken und fühlen, beeinflusst die Tiere, mit denen wir in stiller Kommunikation sind, und wir spüren das mit unserem Tierverstand. 1855 weigerte sich *Junger-Häuptling*, der Anführer des Cayuse Stammes in Oregon, den Vertrag von Walla Walla zur Überlassung von Stammesgebieten an die Regierung der Vereinigten Staaten zu unterzeichnen. *Junger-Häuptling* sagte, dass er nicht das Recht habe, für den Kreis des Lebens zu sprechen. Er war in seinem Tierverstand und ehrte seine Beziehung mit seiner Pflanzen- und Tier-Verwandtschaft.[10]

Wir zivilisierten Menschen haben alles durcheinander gebracht. Wir plündern unseren Planeten Erde schneller, als sie wieder heilen kann, und währenddessen bringen wir systematisch nahezu alles um, was uns nicht direkt dienlich ist – oder uns schlicht und einfach im Weg steht. Es gibt viel zu heilen und auszugleichen für uns. Womöglich ist der tiefgreifendste Schritt, den wir tun können, die Kinder der Natur als unsere Familie anzunehmen. Wenn genügend von uns es wieder für Wert befinden, ihnen zu lauschen und ihnen unser Herz zu öffnen, wird das Gleichgewicht wiederhergestellt sein.

Ein Spruch kommt mir in den Sinn: *Dich zu kennen, bedeutet, dich zu lieben.* Wenn wir uns die Zeit nehmen, der Geschichte einer Person zu lauschen, um zu verstehen, wie ihr Leben ist, gelangen wir zu der Einsicht, dass ihre Bedürfnisse und Wünsche den unseren sehr ähnlich sind. Wir entwickeln eine Zuneigung für die Person, eine liebevolle Beziehung, und behandeln sie mit Respekt und Rücksichtnahme.

Dasselbe gilt für die Geschöpfe des Reiches der Natur. Dadurch, dass ich mir Gesprächszeit mit Monarchschmetterlingsraupen nahm, wurde ich sehr fürsorglich gegenüber den Prärie-Seidenpflanzen (*Asclepias sullivantii*), die ihre einzige Nahrungsquelle ausmachen. Einen Sommer lang verbrachte ich damit, den Geschichten von Mücken zu lauschen, und sie erzählten mir, wie ich in Harmonie mit ihnen leben konnte. Ich erfuhr, dass das Letzte, was sie mir wünschten, war, ein passives Opfer zu sein, verrückt geworden aufgrund ihres Bedürfnisses nach Nahrung. Sie verhalfen mir zur Einsicht, dass ich sie genauso brauchte wie sie mich, und wenn sie mich aus dem Wald vertreiben würden, wir beide verloren hätten. Da ich auf die Anweisungen von Berglöwin hörte, erfuhr ich, wie ich ihre Spur verfolgen kann. Das zeigte sie mir nur, weil ich mit ihr gesprochen hatte und sie wusste, dass ich nicht kam, um ihr weh zu tun.

Nach Leben lauschen

Warum sollten Raubtiere Beutetieren sagen, dass sie nicht hungrig sind, und warum würde die Beute ihnen zuhören und vertrauen? Wenn Beutetiere in einem Dauerstresszustand leben würden, könnten sie weder in Höchstform bleiben noch wären sie fähig, sich erfolgreich fortzupflanzen. Sowohl Beute wie Jagende würden am Ende leiden. Indem sie einander zuhören und Respekt für die unmittelbaren Bedürfnisse der anderen haben, gedeihen sowohl Beutetiere als auch Jagende.

Unser zweispuriges Gehirn

Unser Gehirn besteht aus zwei Teilen: dem limbischen System und dem Neokortex.

Das limbische System

Unser limbisches System, das auch als *altes Gehirn* oder *Tierverstand* (mein bevorzugter Begriff) bekannt ist, ist der Sitz des Bewusstseins. Es steuert soziale Prozesse, Verhalten, Langzeitgedächtnis, Schmerz, Vergnügen und Motivation, einschließlich unserer Kampf-oder-Flucht-Reaktion. Es ist die Quelle unserer Bauchgefühle, unserer Zu- und Abneigungen, und all jener Antriebe, die schwer zu erklären sind oder denen schwer zu widerstehen ist. Als mein junger Sohn sagte: „Wenn es gut für meinen Mund ist, ist es gut für meinen Magen", war das sein sprechender Tierverstand. Im Wesentlichen haben wir denselben Tierverstand wie Amphibien, Reptilien, Vögel und Säugetiere.

Der Neokortex

Gemeinhin als *neues Gehirn* oder *rationaler Verstand* bezeichnet (der Begriff, den wir verwenden werden), ist der Neokortex der Sitz des bewussten Denkens. Er steuert Sprache und unser räumliches Verständnis (was eine grobe Vereinfachung ist, doch für unsere Zwecke ausreicht). Der Neokortex, der nur in Säugetieren zu finden ist, entwickelte sich als Zusatz zum Tierverstand, um ihm mehr Reichweite und Spielraum für die Komplexitäten des Überlebens und der Jagd zu geben. Hier liegt die Quelle unseres Sollens und Nicht-Sollens, unseres Planens und Projizierens und unseres durchdachten Zuganges zum Leben.

Wenn eine Information unser Gehirn erreicht, wird sie entweder zum Tierverstand oder zum rationalen Verstand dirigiert. Auf Worten basierende Informationen gehen zum rationalen Verstand, was für uns Natursuchende unglücklicherweise weder unser Sitz des Bewusstseins noch der Ort unserer Hauptgehirnfunktion ist. Somit ist unsere Fähigkeit, in tiefem Austausch mit der Natur zu sein, begrenzt, wenn wir uns ihr vermittels Büchern und anderen wortbezogenen Medien zuwenden.

Trotzdem sehen wir uns als rationale, verbal orientierte Wesen, und erachten den rationalen Verstand als überlegen.

Die Kehrseite der Dominanz des rationalen Verstandes

- **Der rationale Verstand kann kaum ein Zwanzigstel der Informationsmenge bewältigen,** die von unserem Tierverstand verarbeitet wird.
- **Nur 1% bis 5% unserer Entscheidungen und Handlungen werden bewusst vorgenommen** und kontrolliert.[11]
- **Der rationale Verstand entwickelte sich, um dem Tierverstand zu dienen,** nicht umgekehrt.

Wir, die hin- und hergerissene Spezies

Ist dir schon einmal aufgefallen, dass, wenn wir uns in Gefühlen verlieren und tief in Gedanken versunken sind, es schwierig sein kann, darüber zu sprechen? Dasselbe gilt in der Natur, wenn etwas Tiefgreifendes geschieht und wir daran teilnehmen. Unser mentales Schaltbrett leitet die Information zu unserem Tierverstand, wo wir nachvollziehen können, was vor sich geht, und zwar wesentlich tiefgehender, als wir das mit unserem rationalen, wortbezogenen Verstand könnten.

Es ist hier, im Tierverstand, dass wir die nonverbale Sprache von Tieren verstehen können, und von hier aus können wir mit ihnen sprechen. Hier erfahren wir, was Tiere tun und warum. Wir treten in ihre Welt ein, nicht als seltsam gesinnte Außenseiter, die in einer unverständlichen Sprache sprechen, sondern als Mitgeschöpfe, die verstehen können und verständlich sind. Tiere entspannen sich dann in unserer Gegenwart und wissen, dass wir dazugehören. Wortbezogenes Verständnis kann uns einen flüchtigen Blick und kurzzeitige Befriedigung verschaffen, doch tiefe und dauerhafte Beziehung muss nonverbal im Tierverstand gepflegt werden, dem Sitz unseres Ahnengedächtnisses und unserer innersten Beweggründe.

Wir funktionieren am besten, wenn rationaler und Tierverstand in Einklang arbeiten, wie es die Norm für Jägerinnen und Sammler ist. In diesem Zustand sind wir klar in unseren Entscheidungen und motiviert in unseren Handlungen.

Viel von dem Stress und Durcheinander in unserem Leben resultiert aus diesem Konflikt zwischen rationalem und Tierverstand. Wir erhalten oftmals verschiedene Botschaften von dem einzelnen Verstand, wie: „Ich möchte dieses Stück Kuchen gern essen, aber ich weiß, es ist mit Zucker und gehärtetem Fett hergestellt“ oder „Ich fühle mich zu dieser Person hingezogen, aber ich weiß, dass es falsch ist“.

Legenden vom ursprünglichen Paradies (Shangri-la, Garten Eden, Arkadien, Atlantis, Himmel) sind Metaphern für den niemals endenden Kampf zwischen rationalem und Tierverstand. Das Paradies symbolisiert unseren natürlichen Seinszustand, wo rationaler und Tierverstand in Einklang miteinander arbeiten. Die Schlange/die schöne Frau/der Topf mit Gold steht für die Stimme unseres Tierverstandes, die uns darin anleitet, weiterhin gemäß unserer Natur zu leben. Der Konflikt entsteht, wenn die Stimme des rationalen Verstandes uns sagt, dass das Leben im Paradies nicht erreichbar/sündhaft/tiergleich ist.

Wie wir den Konflikt in unserem alltäglichen Leben ausleben

Wenn der Tierverstand dominiert, sind wir leidenschaftlich bei dem, was wir tun, und wir werden intuitiv geführt. Gleichzeitig können wir aber auch etwas aufschieben, wenn kein unverzüglicher Handlungsbedarf besteht, da es keinen emotionalen Beweggrund und keine Belohnung gibt.

Wenn der rationale Verstand dominiert, können wir konzentriert, gefühllos, hocheffizient und produktiv sein. Wir neigen dazu, selbstbezogen und antisozial zu sein.

Wenn rationaler und Tierverstand miteinander harmonieren – was bedeutet, dass der rationale Verstand als Zusatz des Tierverstandes funktioniert – können wir gleichzeitig fühlen, uns einlassen und produktiv sein.

Mit der Zeit hat unser rationaler Verstand unser Leben übernommen. Das wurde durch den Umstand möglich, dass wir Menschen unter allen Säugetieren den höchsten Anteil an rationalem Verstand gegenüber dem Tierverstand zu haben scheinen. *Die Dominanz des rationalen Verstandes bereitete die Bühne für unsere Isolation sowohl von einem Teil von uns als auch von der Natur und unseren Tier-Verwandten. Deswegen fühlen wir uns wie Fremde in einem fremden Land, wenn wir draußen in der Natur sind, und finden es schwierig, mit Tieren zu sprechen und mit ihnen herumzutollen.*

Denken ohne Gedanken

In der rational-linearen Welt haben wir Gedanken, die auf Worten basieren. In diesem Schritt erforschen wir ein tieferes Selbst, das funktioniert, indem es wortlos denkt, oder das *ohne Gedanken denkt*, wie ich es nenne. Die heutige Kultur hat uns dazu trainiert, zielorientiert zu sein und zu erwarten, dass wir Nutzen aus unseren Gedanken ziehen. Im Bewusstsein des Tierverstandes denken wir, um uns auf Beziehungen einzulassen. Ob in der Kommunikation, bei der Nahrungssuche, dem Fährtenlesen oder dem Kundschaften, es geht immer um Beziehung. Bewusstsein im Tierverstand bringt beständiges Sicheinlassen und andauerndes nicht-rationales Denken mit sich, da Beziehung kein Produkt, sondern ein Prozess ist.

Diesen Punkt werde ich mit einer überlieferten Zen-Geschichte veranschaulichen.

Das Ende des Verstandes

„Manche sagen, dass Gewahrsein außerhalb von uns liegt", stellt ein Suchender fest. „Aber in unserer Kultur glauben wir, dass Gewahrsein in jedem von uns liegt. Ist es demnach nicht wahr, dass Gewahrsein und ich eins sind?"

„Wo ist innen?", fragt der Meister. „Und wo ist außen?"

Der Suchende weist auf sich selbst und sagt: „Innen ist in mir." Mit einer ausladenden Handbewegung fügt er hinzu: „Außen wäre alles um mich herum."

„Wie trennst du die beiden voneinander?", fragt der Meister. „Wo ziehst du die Grenze?"

„Es ist meine Haut", antwortet der Suchende. „Innerhalb meiner Haut ist ich und außerhalb meiner Haut ist alles andere."

„Und wo ist die Haut deines Verstandes?"

„Er hat keine Haut", kommt die Antwort. „Er ist in meinem Kopf – mein Kopf ist die Grenze."

„Ich verstehe", antwortet der Meister. „Dann muss dein Verstand sehr klein sein."

Wie die Geschichte aufzeigt, hat der Verstand seine Grenzen. Sich bei unserer Verbindung zur Natur auf ihn zu verlassen, schränkt uns auf seine kleine Welt und das dürftige Wissen ein, das er bereithält. Warum von unserem eigenen Verstand abhängig sein, wenn wir zum Wissen aller Tiere, der Bäume, der Hügel und des Windes Zugang haben können? Füge dem die Weisheit zahlloser Generationen unserer Ahnen hinzu, und es ist verwunderlich, warum wir uns lediglich auf *unseren* Verstand beschränken wollen.

Was uns zu Fall bringt

„Viele Menschen haben Angst, ihren eigenen Verstand zu leeren, um nicht in die Leere zu stürzen", meinte Huang-Po, Zen-Meister des 9. Jahrhunderts.[12] „Ha! Was sie nicht erkennen, ist, dass ihr eigener Verstand die Leere *ist*." Woran wir uns so beharrlich klammern und was wir als Wissen bezeichnen, beweist in Wirklichkeit unser Nichtwissen. Was wir als Intelligenz hinstellen, bringt nur unsere Arroganz und Bezugslosigkeit zum Ausdruck.

Wie ein Gedanke das Denken stört

- **Ein mit Wort-Gedanken überladener Verstand erstickt intuitive Stimmen,** wohingegen ein befreiter Verstand sie leicht empfängt.
- **Rationale Gedanken teilen den Verstand auf und lenken ihn ab.** Sie machen ihn für intuitive Weisheit unerreichbar.
- **Rationale Gedanken behindern die Fähigkeit des Verstandes, sich völlig der Gegenwart zu widmen,** die das Portal ist, durch die die Intuition in unser Bewusstsein tritt.

Einige Menschen interpretieren die *No-Mind*[*] Unterweisung des Zen-Meisters als „um den Verstand zu befreien, denke nicht". Was sie tatsächlich sagen, wird in dieser Strophe des klassischen Zen-Gedichtes *Song of Trusting the Heart*[**] deutlich gemacht: „Wenn wir an einem Gedanken festhalten, verbirgt sich die Wahrheit."[13]

Gedanken hinter sich zu lassen, wie es das chinesische Zen-Konzept von *wu-nien* verlangt, meint nicht notwendigerweise, das Denken loszulassen. Es ist möglich, ohne Gedanken zu denken, was unser unverfälschter Normalzustand ist. Der chinesische Zen-Begriff für diese Praxis lautet *ta yung*.

Die Beschränkungen des auf Gedanken basierenden Denkens

- Es ist auf das Wissen beschränkt, das der Verstand bereits besitzt.
- Das Wissen trägt ein Datum – es ist Geschichte.
- Auf Wissen basierendes Handeln scheitert oft an unkonventionellen Umständen.
- Ein Handeln basierend auf Grundlage von Wissen neigt dazu, mechanisch zu sein, voreilige Schlüsse zu fördern und in Sackgassen zu führen.

Gedankenfreies Denken ist im Jetzt. Es ist *ta yung*: Pures, funktionales, auf Tierverstand basierendes Gewahrsein. Dieser Zustand schafft das unbändige Gefühl von Gegenwärtigkeit, das die intuitive Stimme einlädt. Ohne die Ansammlung alter Informationen und die ausgetretene Spur vorhersagbarer Ableitungen wimmelt es von Fragen, und neue Informationen fließen herein.

---

* Was auf Deutsch mit Kein-Verstand übersetzt werden kann. (Anm. d. Übers.)

** Erscheint in Kürze auf Deutsch unter dem Titel *Lied vom Vertrauen in das Herz*. (Anm. d. Übers.)

Intuition, in Kombination mit frischem und gespeichertem Wissen, schafft eine Dynamik, die eine Erfahrung in der Natur in einen fließenden Tanz mit unserer Umgebung verwandelt.

Schalten wir den Drang unseres Verstandes zu wissen aus,
gibt es nichts, was wir nicht wissen können.[14]
Alles ist dynamisch, klar und spontan,
ohne mentale Anstrengung.
Nachdenken wäre ohnehin nutzlos
für das, was Nachdenken nicht ergründen kann.[15]

Vorsicht vor der Falle des rationalen Verstandes

Wenn wir in unserem Denken-ohne-Gedanken-Verstand und eingestimmt in Natursprache sind, ist alles bedeutsam, was wir vernehmen. Wenn wir allerdings nonverbale Informationen durch unseren rationalen Verstand laufen lassen, hört es sich wie Kauderwelsch an. Es ist wie der Versuch, einen Kanal auf einem alten Drehknopf-Radio einzustellen und nur ein Rauschen zu bekommen.

Wenn wir zu einem Tier werden, ist es ausgesprochen wichtig, nicht darüber nachzudenken, was wir sehen, hören oder intuitiv erkennen, da wir es sonst wieder verzerren oder entwerten. Die Aufgabe des rationalen Verstandes ist es, die Dinge zu interpretieren und zu dem, was wir bereits wissen, in Bezug zu setzen. Genau das möchten wir vermeiden – wir wollen die Dinge für bare Münze nehmen, so wie sie gegeben sind. Wir stimmen uns in die Wirklichkeit eines anderen Tieres ein, die sich von der unseren stark unterscheidet. Unsere Versuche, seine Erfahrungen zu unseren eigenen in Beziehung zu setzen, haben Ungenauigkeiten und Verzerrungen zur Folge.

Da wir so auf eine rational-lineare Realität konditioniert sind, greifen wir automatisch auf sie als Prüfstein für unsere Erfahrungen zurück, wenn wir erstmals beginnen, uns wahrhaftig in die Natur zu vertiefen. Dieser Rückschlag ist nicht unser Fehler. Es ist nur eine Reflexreaktion, da wir Geschöpfe der Gewohnheiten und Muster sind. Alte Gewohnheiten sind schwer abzulegen, aber wenn wir uns selbst die Zeit und Unterstützung zur Veränderung schenken, wird Natursprache unser Standardprogramm werden.

Das Umschalten kann anfangs frustrierend sein, da es oftmals ewig zu dauern scheint. Wir werden jedoch herausfinden, dass es zunehmend leichter wird, da wir genetisch für Natursprache programmiert sind. Es ist wie sich schlapp zu fühlen, wenn wir am Morgen aufstehen: Wir müssen uns zuerst einen Schubser geben; es schmerzt, die Augen zu öffnen, unsere Muskeln sind steif und wir fühlen uns reizbar. Wenn wir jedoch beginnen, uns zu bewegen und den Geschmack von Sonnenschein und frischer Luft fühlen, schwemmt uns die Dynamik des Tages mit sich, und wir vergessen ganz, wie es war, als wir zu Beginn unsere Augen öffneten.

Während dieser Umstellung von unserer analytischen zu unserer empirischen Denkweise lassen wir bei der Beurteilung des Prozesses Vorsicht walten. Wenn wir etwas ohne Voreingenommenheit akzeptieren können, ist es nur ein kleiner Schritt dazu, es auch wertzuschätzen. Es folgt eine einfache und effektive Übung in drei Stufen, um den Tierverstand zu beleben. Praktiziere sie regelmäßig, nutze jegliche Erfahrung, zu der du dich hingezogen fühlst, und der analytische Vorhang wird sich vor dir öffnen.

Den Tierverstand wiederbeleben

1. **Begib dich** auf eine Reise ohne Ziel im Kopf.
2. **Akzeptiere** alle Kurven auf der Strecke.
3. **Schätze,** was auch immer diese Erfahrung bringt.

Die empirische Denkweise verstehen

Unsere Augen sehen nicht wirklich. Sie leiten bloß elektronische Impulse von reflektiertem Licht an das Gehirn weiter. Es ist das Gehirn, das sieht. Es funktioniert wie eine Verarbeitungssoftware, die Muster in Impulsen findet und sie mit Symbolen vergleicht, die wir dann durch unser Gedächtnis laufen lassen, um zu sehen, ob sie mit etwas verbunden werden können.

Mit der Anwendung unseres erfahrungsbezogenen Verstandes kommt mehr und mehr von dem ans Licht, was im Moment noch in der Dunkelheit liegt. Der aufregende Teil davon, in unserer empirischen Denkweise zu sein, ist, dass wir einen Tribünenplatz für das haben, was laufend aus der Dunkelheit hereinfließt. Der Tribünenplatz wird „im Jetzt sein und in Natursprache eingestimmt sein" genannt.

Wie wir bestimmen können, wann wir in unserer empirischen Denkweise sind:

- **Wir werden nichts Bekanntes finden, um uns festzuklammern,** da dieser Zustand geräumig und undifferenziert ist. Für praktisch alle von uns ist es ein beängstigender Platz – es ist Zen-Meister Huang-Pos *Leere*. So sollte es auch sein, und es wird für die meisten von uns eine Weile dauern, sich daran zu gewöhnen.
- **Es füllt sich unentwegt.** Alle Systeme arbeiten zu einem Ausgleich hin, indem sie jedes Vakuum füllen. Der Krater eines Feuchtgebietes füllt sich mit Wasser, und Luft strömt in unsere Lungen ein, wenn wir unseren Brustraum weiten. Der Tierverstand ähnelt einem solchen System, das nach Ausgleich strebt.
- **Es ist ein dynamischer Seinsort.** Der Tierverstand ist das absolute Gegenteil der reglosen Leere, als die wir uns normalerweise ein Vakuum vorstellen. Es ist nicht die

Leerheit des Vakuums, die wir erleben, sondern eher das Sich-Füllen des Vakuums. Wir stellen uns ein Vakuum nur als Leere vor, wenn der rationale Verstand es mit seiner stabilen Umgebung vergleicht.

- **Wir bringen uns in unser Umfeld interaktiv als reflektierend ein.** Sich einer Sache reflektiert zu widmen, gleicht dem Philosophen oder der Mathematikerin, die in einem abgeschlossenen Raum sitzen, losgelöst vom unmittelbaren Zweck ihrer Existenz, und mit einer geistigen Schaufel nach tieferer Bedeutung graben. Interaktives Sich-Einbringen wird von Teamsportlern demonstriert, die im Moment eingetaucht und auf ihre Teamkollegen eingestimmt sein müssen, um sekundenschnelle Entscheidungen zu treffen und als ein Organismus zu agieren. Es ist keine Zeit, um über ein vergangenes Spiel nachzudenken oder sich im Ruhm einer besonders geschickten Ausführung zu sonnen. Der Verstand ist völlig im Jetzt und vom dem eingenommen, was das Leben ausmacht.

Der Teamplayer ist das Bewusstsein der Natursprache: Denken ohne irgendeinen Gedanken. Mein Kumpel im Zen-Fährtenlesen, Paul Rezendes, nennt es „Denken ohne einen Denker“. Mit dem Denken des Tierverstandes öffnen wir unsere mentalen Prozesse für jegliche Gedanken, Gefühle und Impulse, die im Äther um und in uns herumschwirren. Das ist Leben im Hier und Jetzt, und deswegen wird es unmöglich, irgendeine Anhaftung an das Ergebnis zu haben (siehe „Unsichtbare Mahlzeit“ auf S. 201)

Zielorientierung loslassen

Wenn wir schweigsam und still sind, verschwinden die uns von der Natur trennenden Mauern, sagt J. Allen Boone.[16] Um in die

Stille der Natur einzutreten (mehr darüber in Schritt 6), müssen wir Ziele und Erwartungen loslassen. Wenn wir das nicht tun, können wir zwar möglicherweise noch hören, was ein Tier sagt, aber wir werden es nicht vollkommen verstehen. Wenn sich Tiere bewegen, konzentrieren sie sich selten darauf, von Punkt A nach Punkt B zu gelangen. Ein Fluss entspringt nicht mit der Absicht, ins Meer zu fließen, doch gehen wir in die Natur und denken, das sei so.

Unsere rational-lineare Denkweise scheint nur zu arbeiten, nachdem wir uns selbst von der Natur isoliert haben. Sich auf ein Ziel zu konzentrieren, projiziert uns in die Zukunft und nimmt uns aus dem Augenblick heraus. Um in unserem Tierverstand zu sein, müssen wir im selben Moment wie das Tier sein, und das ist der gegenwärtige Augenblick. Wenn wir irgendwo anders sind, werden wir verpassen, was sie sagen.

Sagen wir, ich gehe hinaus in den Wald mit dem Ziel, mit einem Kojoten zu sprechen. Ich warte, ich beobachte und ich lausche. Meine Augen sind auf den Weg fokussiert, von dem ich denke, dass ein Kojote ihn benutzen wird. Meine Ohren sind auf jedes Geräusch, das von einem Kojoten stammen könnte, eingestimmt. Der Tag vergeht, kein Kojote erscheint, und ich gehe enttäuscht nach Hause.

Ich hatte keine Ahnung, dass, wenn ich den Überblick behalten hätte und in den Moment eingetaucht geblieben wäre, ich ein Paar Habichte lautlos durch die Bäume über mir hätte fliegen sehen können, auf ihren Streifzügen nach Nahrung für ihren Nachwuchs. Ich hätte die Hirschkuh und das Kitz bemerken können, die ruhig durch das Himbeerfeld genau hinter mir zogen, nebst einer Rotfüchsin, die am späten Nachmittag einen eben erbeuteten Hasen davontrug.

In die Tier-Denkweise gelangen

Hier ist ein schneller Weg, um unseren Tierverstand zu aktivieren: Anstatt „links abbiegen" oder „zu meiner Rechten" zu sagen, gib die Richtungen unter Verwendung von Norden, Süden, Osten und Westen an. Das lässt automatisch beide Mitglieder des Gesprächs von ego-zentrierter analytischer Denkweise zu natur-zentrierter empirischer Denkweise wechseln.

Wie wir im Jetzt Leben können

Während wir die verborgene Sprache von Tieren verstehen lernen, gehen wir durch einen zweistufigen Prozess: Lernen, wie Tiere denken, und dann selbst wieder auf diese Weise denken zu lernen. Was diesen Prozess für uns verlangsamt, ist, dass wir, als unsere Art zu sesshaften Stadtbewohnern wurde, auch zu reflektierenden Denkenden wurden. Wir erforschen jetzt gern das *Wie* und *Warum* der Dinge sowie ihre Beziehung zu anderen Dingen. Dadurch verweilen wir schließlich bei ebendiesen. Das ist ein zukunfts- und vergangenheitsorientiertes Denken, das uns vom Jetzt trennt.

Wie Tiere im Jetzt bleiben

- **Sie akzeptieren die Dinge, wie sie sind.**
- **Erfahrungen kommen und gehen in ihrem Leben,** und sobald diese gehen, sind sie vergangen.
- **Ereignisse geschehen um ihrer selbst willen.** Sie müssen nicht analysiert oder kategorisiert werden.
- **Tiere müssen nichts beweisen oder widerlegen,** noch müssen sie Recht oder Unrecht haben. Sie sind einfach.

Der Verstand unserer Jäger-Sammler-Vorfahren funktionierte auf ungefähr gleiche Weise. Sie waren spontane Geschöpfe, wie die Tiere, mit denen sie lebten und die sie Schwester und Bruder nannten. Sicher, es war eine Frage des Überlebens, da es galt, in einer Welt des beständigen Wandels, in der sowohl Geschenke als auch Bedrohungen oftmals unerwartet kamen, völlig gegenwärtig zu sein.

Unser Verstand, wie der Verstand aller Tiere, funktioniert blitzschnell, um sich um genau das, was sich vor uns befindet, zu kümmern und sich auf die unmittelbare Zukunft vorzubereiten. Unsere Vorfahren hatten keinen Bedarf und keinen Wunsch nach intellektueller Nachforschung, und es bestand kaum ein Ruf nach langzeitiger Planung. Sie lebten im Gleichgewicht mit der zyklischen Weise der Dinge: Fische sprangen jeden Frühling flussaufwärts, um zu laichen. Herdentiere und Vögel migrierten jeden Frühling und Herbst, Früchte reiften jeden Sommer und so weiter.

Kurzfristige Anpassungen waren vonnöten, um mit einer mageren Beerensaison oder einem kalten Frühling, der die Fische vom Laichen abhielt, umzugehen. Aber im Großen und Ganzen erhielt der Rhythmus der Natur alles Leben in Verbindung und in das Hier und Jetzt vertieft.

Obwohl die heutige Kultur uns vom Jetzt weglockt und uns in unseren Intellekt zieht, können wir üben, dem entgegenzuwirken, indem wir uns Aktivitäten widmen, die eine schnelle Auffassungsfähigkeit, Spontaneität und ein koordiniertes Zusammenwirken erfordern. Solche Aktivitäten helfen uns dabei, leichter zum Gefühl der Präsenz unserer tierischen Verwandten zu wechseln, wenn wir uns ihnen anschließen.

Übungen für die Entwicklung des Jetzt-Denkens

- **Spiele eine Teamsportart** oder ein Spiel, das koordinierten Einsatz, schnelles Denken und das Treffen von Entscheidungen erfordert. Damit die Aktivität wirkungsvoll ist, sollte sie konsequent durchgeführt werden – mindestens einmal pro Woche. Im Lauf der Wochen solltest du bemerken, wie du immer leichter in das Jetzt-Bewusstsein gleitest, wenn du hinaus auf das Feld gehst. Je länger du spielst, desto leichter wird es sein, zwischen reflektierendem Denken und spontanem, interaktivem Denken hin und her zu wechseln.
- **Spiele Brettspiele,** die denselben vereinten Einsatz wie eine Teamsportart erfordern. Vermeide Spiele wie Schach, die eine gute Portion Reflexion benötigen. Sie sind nicht intuitiv und erschaffen neurale Leitungsbahnen, die mit der natürlichen Neigung des Gehirns zur spontanen Verarbeitung konkurrieren.
- **Schaffe sofortige Konsequenzen.** Je schneller wir die Wirkung unserer Handlungen spüren, desto mehr bleiben wir im Jetzt. Wenn wir ohne Schutz in den Regen hinaustreten, sind wir unverzüglich nass.
- **Begrenze die Wahlmöglichkeiten.** Im Reich der Natur sind Wahlmöglichkeiten begrenzt oder nicht vorhanden: Wenn Himbeeren reif sind, werden Himbeeren gegessen, und wenn Blaubeeren reif sind, werden Blaubeeren gegessen. Je mehr Wahlmöglichkeiten wir uns selbst geben, desto mehr verweilen wir in unserem rationalen Verstand und desto weniger verbunden sind wir mit dem Jetzt.

Wie es sich anfühlt, im Tierverstand zu sein

Bei verdeckten Trainings-Missionen für Wächterinnen, die ich leite, haben wir ein Sprichwort: „Allein Taten zählen." Das lässt sich ebenso gut hier anwenden. Wir haben die Unterschiede zwischen Tierverstand und rationalem Verstand besprochen. Jetzt ist es Zeit, einen Blick zu wagen, wie sie sich im realen Leben zeigen.

Wie festgestellt werden kann, dass wir im Bewusstseinszustand des Tierverstandes sind:

- **Wir werden uns albern fühlen,** besonders anfangs. Die angeblich niederen Tiere mit kleinerem Gehirn werden als zutiefst weise und gut in ihrem Tun auf uns wirken. Wenn wir über unsere Erfahrung nachdenken (ein rationaler Verstandesprozess), müssen wir einiges davon als trivial betrachten, ja sogar töricht.
- **Wir werden auf inneren Widerstand treffen,** wieder hauptsächlich zu Beginn. Unsere Erziehung und unsere kulturelle Erfahrung haben uns generell darauf trainiert, unverzüglichen Aktionen zu widerstreben und stattdessen nachzudenken, um zu Schlüssen zu gelangen und unsere Gewinnchance zu erhöhen.
- **Wir werden amoralisch.** Im Reich von Impuls, Intuition und Visualisierung ergeben richtig und falsch keinen Sinn. Eine Rotluchs-Mutter auf der Jagd nach etwas, das sie ihren Kätzchen zu essen geben könnte, hat keine moralischen Bedenken bezüglich dessen, was sie tut oder wie es in den größeren Zusammenhang der Dinge passt. Sie jagt, um ihre Familie zu ernähren. Punkt.
- **Alles ist einfach.** Was wir hören, nehmen wir für bare Münze, und wir interagieren ohne ein Gefühl von Überlegenheit oder Beurteilung. Es gibt kein passend oder unpassend, schlau oder dumm.
- **Wir sind spontan.** Hier ist der verlässlichste Hinweis, dass wir in unserem Tierverstand sind. Wenn wir eine Geschichte, eine Berechnung oder eine Idee erschaffen,

> führen wir einen mentalen Prozess durch, der Zeit beansprucht. Das tiefe Denken des Tierverstandes ist augenblicklich. Wir kennen es als erste Eindrücke, als Bauchgefühl, als Inspiration oder Vorahnung. Es ist kein Grübeln erforderlich. Es ist einfach da, und wir sind einfach da – in unserem Tierverstand und im Jetzt.

Wenn wir aus unserem Tierverstand-Bewusstsein herausfallen, fallen wir aus dem Gleichklang mit Tieren heraus und stechen heraus wie ein Fuchs im Hühnerstall (und ungefähr mit dem gleichen Ergebnis). Wir verhalten uns wie ein Fußballspieler, der ziellos herumrennt, während sich seine Mitspieler in einem koordinierten Zusammenspiel bewegen.

Wir können unseren Bewusstseinszustand durch Beobachten der Tiere in unserer Umgebung feinabstimmen. Sie werden uns sofort durch ihr Handeln sagen, ob wir mit ihnen mitschwingen, und wir können dann sofort Anpassungen vornehmen.

Zusammen mit dem Loslassen von Zielen und dem auf Gedanken basierenden Denken können wir uns selbst helfen, zentriert in unserem Tierverstand zu bleiben, indem wir die Medien-Süßigkeiten reduzieren, mit denen wir unseren rationalen Verstand füttern. Sogar etwas scheinbar Harmloses, wie die Zeit im Auge zu behalten, ist ein rationaler Prozess, der uns hindert, dort zu sein, wo sich der Zauber vollzieht. Wir werden dies gleich betrachten, nachdem wir im nächsten Schritt lernen, wie wir eine ausgeglichene Beziehung zu Uhrzeit, Videos und Musik haben können.

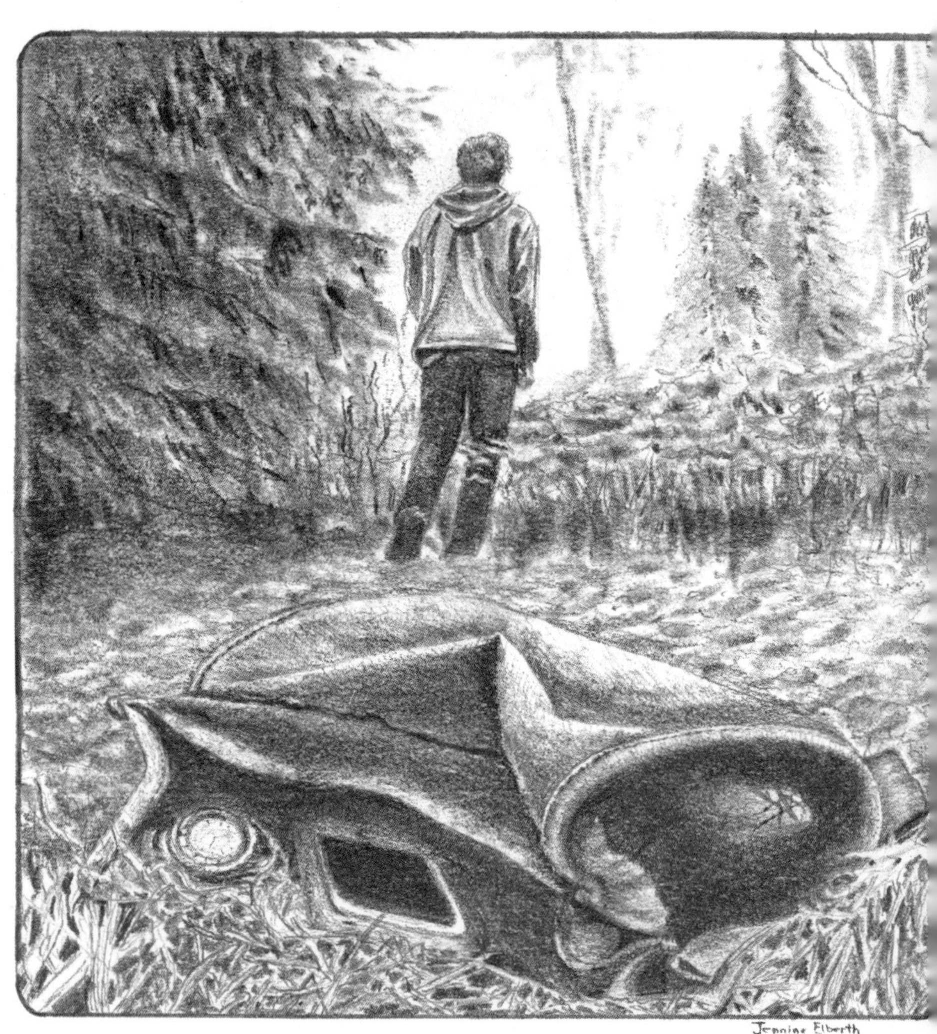
Jennine Elberth

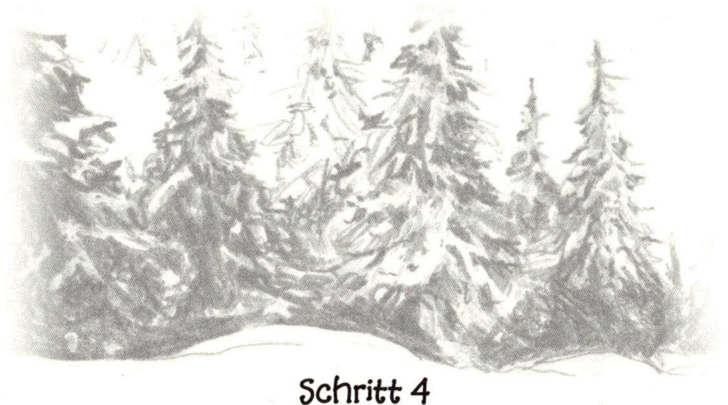

Schritt 4

Die Zeit-Medien Falle

Stelle dir vor, du triffst eine Person, bei der du sofort eine Resonanz spürst. Unverzüglich sagst du: „Ich möchte Sie kennenlernen, also entschuldigen Sie mich kurz, während ich Nachforschungen anstelle, um zu sehen, was ich über Sie herausfinden kann."

Um den Namen dieser Person herauszufinden, rufst du einen Freund an, von dem du annimmst, dass er sie kennt. Dann gehst du an deinen Laptop, um zu sehen, ob du sie auf Facebook, LinkedIn oder Xing finden kannst. Sie taucht in einigen YouTube-Videos auf, die dich umso mehr faszinieren. Wenn du ihren Namen über Google suchst, findest du ihren Blog und einen von ihr geschriebenen Artikel über eines deiner Lieblingsthemen.

Stelle dir nun stattdessen vor, dass du diese Person bittest, den Tag mit dir zu verbringen. Nun wirst du sehen, wie sie sich bewegt, den Klang ihrer Stimme hören und wahrnehmen, wie sie riecht. Du wirst erfahren, was sie gern mag und wovor sie sich ängstigt. Während du in ihre Augen schaust und ihren Geschichten lauschst, wirst du ein Gefühl für ihr emotionales Gemüt und ihre intellektuelle Veranlagung bekommen. Während du mehr Zeit mit ihr verbringst, erfährst du etwas über ihre Lebensreise und darüber, wie sie damit zurechtkommt.

Zugleich lernt sie dich kennen, und wer weiß, vielleicht könnt ihr beide eine Synergie fühlen und erkennen, dass ihr am Anfang einer Beziehung steht.

Das zweite Szenario ist der Ansatz dieses Buches, nämlich eine Beziehung zur Natur zu entwickeln. In diesem Schritt werden wir einige Sichtweisen und lebensstil-verändernde Vorschläge erforschen, die uns helfen, diese Verwandtschaft zu entwickeln.

Die Absicht dieses Schrittes ist nicht, den Wert eines durchdachten Zugangs zur Natur zu negieren, da vieles aus der Distanz mittels Büchern und Videos gelernt werden kann. Wenn wir allerdings eine innige Beziehung mit Bäumen, Blumen, Vögeln und Säugetieren entwickeln möchten, müssen wir zur Natur *werden*. Das erfordert jedoch, dass wir aufhören, die Natur zu studieren – zumindest für eine Weile.

Die meisten von uns haben nicht gelernt, dass es möglich ist, eine Beziehung mit der Natur zu entwickeln, auf dieselbe Weise, wie wir es mit unseren Mitmenschen tun. Das liegt zum Teil daran, dass *Technologie und unsere Leidenschaft für Produktivität unser Gehirn neu verdrahtet haben, um unseren Tierverstand außer Kraft zu setzen und uns aus Natursprache auszuklinken.*

Aber es gibt gute Neuigkeiten: Neurowissenschaftliche Forschungen bestätigen, dass wir die Fähigkeit besitzen, unsere neuralen Verbindungen neu zu belegen (siehe Schritt 3). Außerdem können wir unsere verkümmerten sensorischen und intuitiven Fähigkeiten (siehe Schritt 6 und 7) erneuern, die so wichtig für das Füttern unseres Tierverstandes und das Kommunizieren in Natursprache sind.

Allerdings erfordert die Neubelegung der neuralen Verbindungen, dass wir unsere Sinneseindrücke neu bewerten, zusammen mit unserer Beziehung zu Technologie und Medien. Die Ideen und Übungen in diesem Schritt sind speziell dafür entworfen, uns bei der Entwicklung unserer sensorischen Fähigkeiten zu helfen, damit wir endlich die Natur kennenlernen können, anstatt nur etwas *über* sie zu lernen.

Werkzeuge weglassen, in Beziehung eintreten

Damit das Geheimnis und der Zauber der tierischen Welt für uns lebendig wird, ist es wichtig zu verstehen, warum wir uns mit der Zeit damit zufrieden gaben, über ein Tier Bescheid zu wissen, anstatt es wirklich *kennenzulernen*.

Die zwei Gründe, warum wir uns mit dem Wissen über Dinge zufriedengeben

- **Es ist unsere Lebensweise geworden.** Wir sammeln keine Pflanzen mehr und kommen auch nicht mehr mit den Tieren in direkten Kontakt, also sind wir nicht geneigt dazu, empfindende, fühlende Beziehungen mit ihnen zu entwickeln. Es ist wahrscheinlicher für uns, sie auf einem Bildschirm zu sehen oder über sie zu lesen, als tatsächlich Zeit mit ihnen zu verbringen. Also macht es wohl Sinn, mehr zu tun bei unserem Versuch, sie besser kennen zu lernen.
- **Wir kommen aus einer Werkzeugkultur.** Daher neigen wir dazu, Werkzeuge mitzunehmen, um uns beim Austausch zu unterstützen. Neben spezieller Kleidung und Schuhwerk könnten wir uns einen Feldstecher, einen Fotoapparat, ein Navigationsgerät und ein Smartphone oder Tablet schnappen.

Es versetzt dich in Erstaunen, wie indigene Menschen nur unter Zuhilfenahme ihrer angeborenen Fähigkeiten diese sagenhaften Fertigkeiten haben, Tiere zu finden und sich an sie heranzupirschen? Die Wahrheit ist, dass wir alle dieselben innewohnenden Fähigkeiten haben, nur hat unsere Abhängigkeit von Werkzeugen sie abstumpfen lassen. Nun fühlen wir uns unsicher in den Wäldern und können uns nicht auf uns selbst verlassen – wir wurden von Werkzeugen abhängig.

Doch einige Veränderungen in unserer täglichen Routine bringen uns schnell wieder auf den Weg, von Werkzeugen unabhängig zu werden. Wir werden wieder Dinge sehen und fühlen, die keine Feldstecher oder Datenprozessoren uns jemals vermitteln könnten. Wenn irgendjemand zufrieden ist, sich ein Adler-Weibchen mit der Linse näher heranzuholen, ist das gut so. Aber für jene von uns, die lieber das *Wuusch* von ihren Flügeln fühlen, wenn sie direkt über unseren Kopf hinwegfliegt, gilt es, unsere Feldstecher zu Hause zu lassen und weiterzulesen. Wir, die Tiere lieber beobachten, wie sie ihre Fährten machen, als Bilder von ihnen zu betrachten, und sich lieber Tieren bei der Mahlzeit anschließen, anstatt über ihre Speisepläne zu lesen, lassen unsere technischen Spielereien für ein Weilchen im Regal und schreiten umso schneller auf unserem Weg zu einer Beziehung voran.

Eine frische Betrachtungsweise auf das Kultivieren von Beziehungen

Jedes Bild erzählt eine Geschichte, doch hängt seine Interpretation davon ab, wie eine Person die Welt betrachtet. Als schriftkundige Menschen haben wir gelernt, Bilder ähnlich wie Worte zu lesen. Kürzlich zeigte eine Hilfsorganisation einer Gruppe schriftunkundiger afrikanischer Dorfbewohner einen Film, um ihnen zu vermitteln, wie ein stehendes Gewässer zur Reduktion von Krankheitserregern drainiert wird. Als sie gefragt wurden, was sie durch das Video gelernt hatten, antworteten die Leute des Dorfes, dass sie ein Huhn über eine Lichtung laufen und

Menschen durchgehen sahen. Niemand aus der Bevölkerung erwähnte mit einem Wort das Trockenlegen von Gewässern.

Sie verpassten komplett die Kernaussage des Filmes. Oder nicht? Sie waren der Meinung, sie verstünden den Film sehr wohl und betrachteten ihn, wie sie ihr Leben lebten: im Augenblick. Als sie ein Tier (das Huhn) sahen, bedeutete es ihre nächste Mahlzeit, und als sie Menschen sahen, beobachteten sie genau, was sie taten. Die Dorfbewohner betrachteten jede Figur mit ihrer eigenen Geschichte, wie im echten Leben, anstatt als Film mit einem Handlungsverlauf.

Wie wir uns unterscheiden

- **Wir haben gelernt, an ein Bild, ein Buch oder einen Film durch Zukunftsprojektion heranzugehen.**
- **Wir wissen, dass einzelne Worte oder Handlungen für sich genommen wenig bedeuten** und wir das gesamte Buch oder den gesamten Film benötigen, um die Geschichte zu verstehen. Eine einzelne Figur ist nur ein Stück des Geschichtenpuzzles, das komplett zusammengesetzt werden muss.

Wie diese Art zu denken uns beeinflusst

- **Je mehr wir uns auf Druckwerke und Filmmaterial verlassen, um über Natur zu lernen, desto mehr distanzieren wir uns selbst von der Natur.**
- **Wir verpassen, was jedes Tier und jede Pflanze gerade tut.** Es sind diese Geschichten – die Ereignisse des Jetzt – die die Natur, so wie sie existiert, gestalten.
- **Alles andere, als im Moment mit der Natur zu sein, kann nur ein Konstrukt dessen sein,** was sie ist.
- **Studien und losgelöste Beobachtung können uns intellektuelles Wissen und Beobachtungsfertigkeiten ge-**

ben, aber ohne die Natur im Moment und auf ihre Weise zu umfassen, werden wir Außenseiter bleiben.

- **Wenn wir auch mehr wissen mögen, fühlen wir weniger.** Mit den Tieren tatsächliche Beziehungen zu haben, wird ein unerfüllter und ferner Traum bleiben.

Doch wenn wir ernst nehmen, was dieser Schritt uns bietet, könnte es sein, dass wir nicht einfach nur einer komplett neuen Welt vorgestellt, sondern von ihr willkommen geheißen werden. Einer Welt, von der wir nie ahnten, dass sie existiert.

Unser Gehirn und die Medien

Es ist wichtig, daran zu denken, dass die Absicht dieses Schrittes nicht ist, ein negatives Bild von Populärkultur, Medien oder Technologie zu zeichnen. In Maßen können sie Werkzeuge des Lernens und Wachsens sein – wenn wir sie als gelegentliche Hilfsmittel zur Naturerfahrung aus erster Hand nutzen, und nicht als Ersatz.

Gleichzeitig wäre es nachlässig, wenn ich nicht den umfangreichen Korpus an Forschung, der auf die negativen Effekte von zu hohem Gebrauch des Fernsehens, aufgenommener Musik, des Computers und des Smartphones auf die Gehirnfunktion hinweisen würde. Hier, in Schritt 4, werden wir die Wirkungen von Medien auf unser Tier-Gehirn erforschen, welches, wie wir im vorigen Schritt erfuhren, der Sitz von Natursprache ist.

Möglicherweise ist die kraftvollste Sache, die wir tun können, um unsere Verbindung mit der Natur zu bestärken, unsere Beziehung zu den Medien zu verändern.

Wie die kabellose Technologie die Gehirn-Natur-Verbindung kurzschließt

- **Wir haben sofortigen Zugang zu jeder Art von Information** durch Antippen eines Tablets oder Smartphones.
- **Wir haben unbegrenzte Auswahl an Fernsehprogrammen, Filmen und Musik.**
- **Um mehr über einen Baum oder ein Tier zu erfahren, müssen wir nicht länger hinausgehen** und den Baum oder das Tier fragen – wir können es googeln.
- **Unsere Instrumente sagen uns das Wetter vorher,** liefern uns eine Karte und sagen uns, in welche Richtung wir gehen sollen.

Wir haben gelernt, uns mit dem Leben auf eine Weise zu verbinden, die uns abgetrennt zurücklässt. Die Trennung besteht nicht nur zu unserer Welt, sondern auch zu uns selbst und zueinander.

Die Verwendung des Smartphones hat unsere Kultur zu einem solchen Grad durchdrungen, dass es nun die Regel ist, Menschen beim Essen in Restaurants anzutreffen, die sich mit ihren Telefonen beschäftigen statt miteinander. Mehr und mehr Arbeitgeber setzen Verträge auf, um den Mobiltelefongebrauch zu begrenzen, und Staaten verabschieden Gesetze, um seine Verwendung während der Autofahrt zu verbieten. Die Verbreitung von Smartphones und die Art und Weise, wie wir sie nutzen, hat ein Phänomen erschaffen, das als „Die Angst, etwas zu verpassen" (oder FOMO – Fear of Missing Out) benannt wird: Das wiederholte Überprüfen von Online- und Social-Media-Inhalten.[17] Im wahrsten Sinne haben wir die Technologie verinnerlicht. Dadurch haben wir unsere multisensorischen und intuitiven Fähigkeiten reduziert, um in eine Kultur zu passen, die visuellen Input und visuelles Feedback betont.[18]

Medien erzeugen Realität

Unsere Beziehung mit den Medien ist bloß eine Ausdehnung unserer zivilisierten Welt, wo mechanisierte Mega-Bauernhöfe unsere Nahrung anbauen, multinationale Konzerne sie aufbereiten, riesige Einrichtungen unser Wasser und unsere Energie bereithalten und gesichtslose Menschen in entfernten Ländern unsere Kleidung bereitstellen. Diese Systeme geben uns billige Güter des täglichen Bedarfs und Leben in Bequemlichkeit – zusammen mit einem Leben in Abhängigkeit. Damit geht einher, dass wir abhängig von den Medien geworden sind, die unsere Gedanken formen und unsere Welt darstellen.

Wie die Medien unsere persönliche Wirklichkeit formen

Erstens: Die sich ständig ändernde öffentliche Meinung und kulturelle Launen erschaffen eine Medienrealität, die unsere Naturverbindung ersetzt.

Zweitens: Wir übernehmen die Version der Welt, die uns die Medien präsentieren und leben in einem fortwährenden Kreislauf der Konformität mit diesen Medien. Dabei büßen wir einen Gutteil unserer eigenen Authentizität ein.

Drittens: Wir verwenden Medien als einen Bewältigungsmechanismus, um uns selbst zu betäuben, damit wir den Tag durchstehen – und uns von ihm erholen.

Viertens: Wir haben uns darauf trainiert, passive Empfänger zu werden – mehr Beobachter als Beteiligte.

Statt sich aktiv in Beziehung einzubringen, sitzen wir abseits und erfüllen unseren Bedarf an Beziehung durch das Anschauen von Sitcoms, Reality Shows, romantischen Komödien, Dokumentar- und Abenteuerfilmen, während unser eigenes Leben – sprich unser potenzielles Leben – an uns vorbeigeht.

Wir haben die Tendenz, mit der Natur ebenso zu verfahren: Wir finden einen guten Aussichtspunkt, um uns hinzusetzen und zu beobachten. Das ist die Art und Weise, wie wir trainiert wurden, uns auf das Leben zu beziehen: In der Schule oder bei der Arbeit an einem Tisch sitzen, vor dem Fernseher sitzen, bei einem Spiel oder Konzert sitzen und beobachten. Egal, wo, was oder warum, es läuft nahezu immer darauf hinaus, andere beim Leben ihres Lebens zu beobachten.

Aber ab sofort nicht mehr. Der erste Teil des Buches hat unser Potenzial erweckt, aktive Teilnehmende zu werden, und ab jetzt werden wir im Detail erfahren, wie wir das machen. *Die Natur erfordert, dass wir uns zeigen, wie wir sind: Bereit, uns auf andere Wesen einzulassen, die sind, wie sie sind.* Wir werden zunehmend Freude daran finden, zur Natur zu werden, und zeitgleich lernen wir, mehr in unser authentisches Selbst hineinzuwachsen, abseits dessen, was die Medien uns sagen, wer wir zu sein hätten.

Echtzeit-Raub der Medien

Werfen wir einen genaueren Blick auf eine Medienform, um ihren Effekt auf uns zu verstehen. Welche Form wir wählen, ist genauso egal, wie welchen Fastfood-Burger wir essen, da sie uns alle auf ähnliche Art und Weise beeinflussen. Nehmen wir das Fernsehen, da es unsere verbreitetste und zugänglichste Medienform ist.

Eine jüngste Studie mit nahezu 30.000 Erwachsenen zeigt, dass während uns das Fernsehen kurzzeitiges Vergnügen bereiten, es auch langzeitiges Unwohlsein verursachen kann. Unabhängig von Alter, Einkommensschere, Bildungsniveau oder Personenstand sehen jene, die glücklicher sind, weniger fern als jene, die unglücklich sind.[19]

Weitere Forschung hat enthüllt, dass wir für jede Stunde vor dem Fernsehen pro Tag um 5% weniger zufrieden sind als jene von uns, die nicht fernsehen. Jene, die generell viel fernsehen, haben ein bis zu dreifach höheres Verlangen nach materiellen

Gütern als Nichtfernsehende.[20] Eine dritte Studie bekräftigt die zuvor genannten beiden, indem sie nachweist, dass das Fernsehen unsere Lebenszufriedenheit um bis zu 50% herabsetzt, da es uns unrealistische Ansichten über das Leben bilden lässt. Wir ziehen dann Schlüsse und Vergleiche, die für andere und uns selbst verletzend sein können.[21]

Damit hört es nicht auf. Fernsehen trennt uns von unserer Wirklichkeit und schafft stattdessen ein künstliches Leben. Um ein Teil davon zu sein, fühlen wir uns genötigt, den Fernseher immer wieder einzuschalten. Wie die Studien andeuten, verfangen wir uns dann unbewusst in einer endlosen Abwärtsspirale.

Was das Fernsehen uns raubt

- **Authentische Persönlichkeit:** Aufgrund der Sehnsucht nach der Fernseh-Realität führen wir von Fernsehfiguren beeinflusste Leben.
- **Zeit:** Jede Stunde, die wir an die virtuelle Realität angeschlossen sind, ist eine weitere Stunde des Getrenntseins von der natürlichen Wirklichkeit.
- **Beobachtungsfertigkeiten:** Je mehr wir passiv beobachten und hören, desto schwächer werden unsere sensorischen Fertigkeiten.
- **Kommunikationsfertigkeiten:** Je weniger wir kommunizieren, desto weniger werden wir imstande sein, effektiv zu kommunizieren.
- **Beziehung:** Unsere natürliche Welt wird uns immer fremder, je vertrauter wir mit der Welt des Fernsehens werden. Schließlich wandern wir in der Natur wie Fremde in einem fremden Land umher.
- **Geld:** Wir können nicht gänzlich in der Fernseh-Realität leben, deswegen versuchen wir, sie nochmals zu erschaffen, indem wir uns selbst mit Konsumgütern umgeben, die wir im Fernsehen sehen.

Wie das Fernsehen die athabaskische Kultur raubte

1980 wurden die Gwich'in, ein athabaskisches Volk, das im nördlichen Alaska, dem Yukon-Gebiet und den nordwestlichen Territorien Kanadas lebt, mit etwas bekannt gemacht, von dem sie nun als einer Sucht sprechen. Es war das Fernsehen. Traditionen wurden beiseitegeschoben, um mehr und mehr Raum für das Fernsehen zu schaffen. Es wurde zu ihrer kulturellen Erfahrung, und um an ihrer neuen Kultur teilzuhaben, mussten sie weiter fernsehen. Ein Stammesmitglied sagte: „Das Fernsehen veranlasste uns, uns zu wünschen, etwas anderes zu sein. Es lehrte uns Gier und Verschwendung, und nun ist alles, was wir waren, verschwunden."[22]

Was kann unternommen werden? Wir müssen das Leben, wie es im Fernsehen dargestellt wird, nicht passiv hinnehmen. Wie viele Gwich'in heutzutage, können wir unsere natürliche Kultur zurückfordern, die im Kreis des Lebens verwurzelt ist.

Unsere auf Natur basierende Kultur zurückfordern

- **Verteufele das Fernsehen nicht.** Nicht das Werkzeug ist das Problem, sondern wie es genutzt wird.
- **Sei wählerisch bei dem, was du anschaust,** und schalte den Fernseher nur für Sendungen ein, die dein Leben und die Natur ergänzen, statt davon abzulenken.
- **Nutze deine neugewonnene Zeit, um dich jenen Aktivitäten in der Natur zu widmen**, von denen du so lange geträumt hast, für die du aber nie die Zeit finden konntest.

Mithilfe dieser Punkte können wir unser bisher gekanntes Leben transformieren. Statt uns mit einem Leben in Ablenkung und Passivität abzugeben, wie es uns das Fernsehen nahelegt, können wir uns wieder aktiv in *unser* Leben einbringen. Anstatt unterhalten zu werden, werden wir Spaß haben – und dazwischen liegt ein himmelweiter Unterschied.

Unsere Ohren wieder auf Natursprache einstimmen

Um wieder in die Stille unseres Tierverstandes einzutreten, müssen wir zuerst den Lärm eliminieren, den unser Leben im rationalen Verstand geschaffen hat. Eine ununterbrochene Geräuschkulisse, ob sie von Musik oder Hintergrundlärm herrührt, zehrt dermaßen an uns, dass es schwierig ist, in unserem Tierverstand zu bleiben.

Was uns eine anhaltende Geräuschkulisse kostet

- **Sie reduziert unsere Sensibilität für einzigartige Geräusche.**
- **Sie stört unser kognitives Tätigsein.**
- **Sie beeinflusst unsere mentale Gesundheit,** indem das Stressniveau erhöht wird und die Symptome von Depression und Angst sich verschlechtern.[23]
- **Sie verstopft das Gehirn** mit größtenteils unnützer Information.

Entgegen dem Glauben vieler führt es nicht zur Anpassung, wenn wir ständig Hintergrundgeräuschen ausgesetzt sind. Mehrere Studien zeigen, dass der mit solchem Lärm einhergehende Stress die Ausschüttung von Cortisol zur Folge haben kann, was emotionales Lernen, Planen und Überlegen sowie die Impulskontrolle im Übermaß beeinträchtigt.[24]

Wenn es unser Ziel ist, unseren Verstand in Natursprache einzustimmen, müssen wir unsere Beziehung mit aufgenommener

Musik wie auch mit *Hintergrundgeräuschen überdenken.* Wenn wir unsere Lieblingslieder wieder und wieder abspielen, speisen wir Vorhersagbarkeit in eine Form der Kommunikation ein, die in vordokumentarischen Zeiten oftmals spontan und immer verschiedenartig war, auch wenn dasselbe Lied wiederholt gespielt wurde. Nun ist unser Verstand an einem Ort der Selbstgefälligkeit eingelullt, wo wir uns mitten in ein bekanntes Lied zuschalten können und genau wissen, was als Nächstes kommt.

Geräusche sind im Reich der Natur kaum vorhersagbar, und es benötigt ein wachsames und geübtes Ohr, um die Veränderungen zu bemerken und sie zu interpretieren. Natürlichen Geräuschen live zuzuhören – nicht den vorab aufgenommenen und wiederholten – trainiert unseren Verstand automatisch dazu, sie zu lesen. Wir haben die angeborene Fähigkeit dafür. Wir müssen sie lediglich abstauben und anwenden. Je weniger aufgenommenen Geräuschen und je mehr natürlichen Geräuschen wir zuhören, desto schneller werden wir uns wieder an Natursprache anpassen (was, wie wir in Schritt 1 und 2 erfuhren, mehr mit Lauschen als Sprechen zu tun hat).

Natürliche Geräusche können dazu beitragen, sowohl unsere Beziehung mit der Natur wiederherzustellen als auch von unserem Tierverstand aus zu funktionieren. Natursprache und das Gefühl von Verwandtschaft mit allem Leben werden für uns wieder natürlich werden. Das zu Beginn dieses Schrittes erwähnte afrikanische Volk, ebenso wie andere nicht-technologische, in der Natur verwurzelte Völker, lebt in einer Welt von Geräuschen, die von persönlicher Bedeutung sind.

Eine grundlegende Ursache, warum diese Menschen vollkommen lebendig sind und ein dynamisches Leben führen, ist, dass ihre Handlungen auf Kräften beruhen, die direkt mit ihrem Lebenserhalt und ihrer Sicherheit in Bezug stehen.[25] Wir können einen großen Schritt in diese Richtung tun, indem wir unser Radio ausschalten, ebenso unser Musikprogramm und unseren CD-Player. Dieser Vorschlag ist nicht dazu gedacht, die lebenswichtige, heilsame Rolle, die aufgenommene Musik im Leben mancher Menschen spielt, zu übergehen, sondern eine Alternative zu der Geräuschwolke zu bieten, die unsere Tage oftmals einhüllt.

Alles Kopfsache

Im Gegensatz zu dem, was viele von uns glauben, werden wir mit einem Gehirn geboren, das weitgehend unprogrammiert[26] ist (beachte, dass ich nicht „leer“ sagte). *Unser Gehirn wird programmiert, indem es Stimuli ausgesetzt wird.* Das ist der Grund, warum es wichtig ist, Kleinkinder und junge Kinder so vielfältigen Erfahrungen wie möglich auszusetzen. Unsere Fähigkeit, uns an sich verändernde Umstände anzupassen, ist durch unsere frühen Erfahrungen vorbestimmt.

Wenn unsere Bezugspersonen alles, dem wir ausgesetzt werden, auf der Basis ihrer Überzeugungen und Prioritäten auswählen, werden wir auf eben diese Dinge geprägt. Die Prägung geschieht automatisch, da unser Gehirn unfähig ist, zwischen langfristig positivem und negativem Input zu unterscheiden. Egal, was wir über etwas denken oder wie wir dazu stehen, mit der Zeit wird eine assoziative mentale Prägung oder *neurale Verbindung* ausgebildet.

Was neurale Verbindungen sind und wie sie arbeiten

- **Neuronen, die gleichzeitig Signale weitergeben, verknüpfen sich miteinander.** Neuronen sind spezialisierte Zellen, die Nervenimpulse übermitteln. Wenn uns ein Satz Neuronen das Bild eines Vogels beschert und ein anderer das Lied desselben Vogels, werden sich diese beiden Neuronensätze miteinander verbinden.[27]

- **Die Wiederholung sorgt für die Verknüpfung.** Wenn die Verbindung einmal gebildet ist, müssen wir das Lied nur hören, um es mit dem Bild zu assoziieren und umgekehrt.[28]
- **Neuronen, die nicht gleichzeitig Signale weiterleiten, verknüpfen sich nicht miteinander.** Das verhindert, dass wir in einem Augenblick einen Vogel sehen, im nächsten Augenblick das Lied eines anderen Vogels hören und beide miteinander verknüpfen. Dieses Phänomen erlaubt uns auch, unser Gehirn neu zu programmieren.[29]
- **Neue Erfahrungen fügen neue neurale Verbindungen hinzu,** wobei deren Potenzial nahezu unbegrenzt ist. Wiederholung und Ähnlichkeit verstärken auf neuraler Ebene Routinen, was uns berechenbar und nicht anpassungsfähig macht. Wir müssen neue Lerngelegenheiten kultivieren und uns aus unserer Komfortzone herausstrecken, oder wir werden einen faulen, trägen Verstand entwickeln.[30]
- **Verlernen geschieht zeitgleich mit Erlernen.** Das Gehirn ist für Neuheiten geschaffen, es hat also die Fähigkeit, rasch auf neue Stimuli zu reagieren. Alte Nervenverbindungen, die unsere Fähigkeiten begrenzen, werden automatisch während der Bildung neuer, unser Potenzial erweiternder Verbindungen aufgehoben. Um den Verstand anpassungsfähig zu erhalten, ist es wichtig, ständig zu lernen und neue Dinge zu erfahren.[31]
- **Nicht synchron arbeitende Neuronen verbinden sich nicht.** In einem Buch können wir über einen bestimmten Vogel, der ein bestimmtes Lied singt, lesen, doch handelt es sich nur um ein intellektuelles Verständnis. Wenn wir den Gesang vernehmen, müssen wir durch unsere Gedächtnisdateien blättern – ein intellektueller Prozess – um ihn mit dem Bild des Vogels, das wir aus dem Buch haben, zu verbinden.[32]

Andererseits, wenn wir die Vogeldame und ihr Lied gemeinsam kennenlernen – nämlich durch die direkte Erfahrung – dann werden das Lied und der Vogel in unserem Geist eins – die auditiven und visuellen Neuronen verknüpfen sich. Das Lied *ist* der Vogel, und der Vogel *ist* das Lied. Während künstliche Reize, etwa durch ein Buch oder ein Video, wiederholten Kontakt erfordern, um eine neuronale Verbindung herzustellen, schafft die direkte Begegnung mit dem neuen Reiz eine Verbindung, die sowohl intuitiv als auch augenblicklich ist.

Sehen bedeutet nicht immer glauben

Unser Tierverstand versteht, dass wir dem, was wir sehen, nicht vertrauen können. Visuelle Information geht zuerst zum rationalen Verstand, wo sie zur Verarbeitung in unserem Kurzzeitgedächtnis gespeichert wird. Wenn sich der Impuls als wertvoll erweist, wird er zu unserem Tierverstand transferiert, dem Sitz unseres Langzeitgedächtnisses.

Der Grund, warum unser Verstand nicht automatisch erfassen kann, was er sieht, liegt darin, dass sich visuelle Information der taktilen Erkennung entzieht.[33] Platon ging so weit, moralisch Partei gegen die visuellen Künste zu ergreifen und zu sagen, sie seien Falschheit.[34] Auf der anderen Seite ist das, was wir riechen und wozu wir eine emotionale Bindung haben, grundlegend relevant und gelangt direkt zu unserem Tierverstand.

Um zu zeigen, wie unzuverlässig ein visueller Impuls sein kann, starre auf etwas, das leuchtend rot ist, und schaue anschließend auf ein Stück weißes Papier. Das Bild, auf das du gestarrt hast, wird auf dem Papier erscheinen, bloß in Grün.

Die besten Wege, unser Gehirn neu zu verknüpfen

1. **Eintauchen in die Natur** ist die ultimative Umprogrammierungserfahrung, da sie alle Sinne gleichzeitig involviert (Sehen, Hören, Schmecken, Tasten und Riechen). Es erhöht rasch unsere gebrauchsfähige Intelligenz, indem es abgelaufene und nutzlose Daten mit relevanten Informationen ersetzt.
2. **Neurale Information, die so viele Sinne wie möglich involviert.** Bilder und Lesematerial sind nur visuell, und Videos und Fernsehen sind nur audiovisuell.

Es ist nicht so schwer, Intelligenz zu steigern, da, wie bereits erwähnt, Verlernen gleichzeitig mit Erlernen vor sich geht. Zugleich erhöhen wir unsere Fähigkeit, spontan und anpassungsfähig zu sein.

Audiovisuelles Material trifft auf den Tierverstand

Etwas Visuelles zu begreifen und darüber zu kommunizieren, verlangt die Entwicklung wechselseitig lesbarer Symbole. Sowohl visuelles Verständnis als auch verbale Kommunikation sind intellektuelle Prozesse, die im rationalen Verstand ablaufen, der auf Symbolen basiert. Deswegen neigen wir dazu, uns stark auf visuelles, geschriebenes und gesprochenes Material zu verlassen, wenn wir in unserem rationalen Verstand verankert sind.[35] Darin liegt auch die Ursache, warum die Verwendung solcher Materialien zur Verbindung mit der Natur uns in unserer rationalen Denkweise gefangen hält.

Das Pro und Kontra vielfältiger audiovisueller Hilfsmittel

- **Kontrollierte visuelle Information, wie Bilder und das gedruckte Wort, haben eine stärkere Wirkung auf uns als kontrollierte auditive Information.** Wo wir einen Blick zurück auf die Seite oder zum Bild machen können, um unsere Aufmerksamkeit zu erneuern, verschwindet Audio-Input, sobald er unterbrochen oder abgeschaltet wird.[36]
- **Geschriebenes und Bilder sind Abstraktionen, die uns aus dem Reich der Beziehung herausführen.** Die hergestellte Beziehung besteht mit dem Material, das außerhalb des Verstandes existiert, also müssen wir dem Material verhaftet bleiben.[37]
- **Die Beziehung wird weiter abstrahiert durch die Tatsache, dass Wort-Symbole selbst Abstraktionen sind.** Wenn wir das Wort *Vogel* lesen, denken wir eher an das Konzept eines Vogels als an einen tatsächlichen Vogel.[38] Stelle dir vor, jemandem mit Worten einen Vogel zu beschreiben, der niemals etwas Derartiges gesehen hat; und dann stelle dir dann vor, ins Freie zu gehen und einfach auf einen Vogel zu deuten.[39]
- **Geschichtenerzählen gemäß der mündlichen Überlieferung regt uns an, von unserem Tierverstand aus zu agieren.** Neben der Stimme verwendet eine Geschichtenerzählerin visuelle und nonverbale Hinweise wie die Kulisse, das Sichhineinversetzen und die Interaktion mit dem Publikum, um das gesamte Sein des Zuhörenden zu beschäftigen. Die Erfahrung stützt sich auf das Langzeitgedächtnis und die Konditionierung, die beide im Tierverstand verwurzelt sind. Jedes Mal, wenn eine Geschichte erzählt wird, ist sie ein wenig anders, was die Dehnbarkeit des Verstandes sowohl des Geschichtenerzählers als auch der Zuhörerin fördert.[40]

Die Quintessenz besteht darin, dass das Schreiben und Sprechen das menschliche Bewusstsein transformiert haben. Ohne das geschriebene Wort oder die Rede würden die Abstraktionen, die uns in unserem rationalen Verstand eingesperrt halten – und uns weiterhin von der Natur trennen – aufhören zu existieren.[41] Es liegt eine Kraft darin, ein Buch zu schließen, die Aus-Taste zu drücken und ins Freie zu gehen. Sogar die Lieder, Sendungen und Bücher – dieses hier mit eingeschlossen – die uns dazu inspirieren, mit der Natur in Austausch zu gehen, können uns im Weg stehen, wenn wir sie nicht beiseitelegen, sobald sie ihren Zweck erfüllt haben.

Übungen, um unser mentales Funktionieren in der Natur zu verbessern

Entkategorisieren

Erinnerst du dich an das afrikanische Stammesvolk, über das wir sprachen, das die Geschichten individueller Figuren aufgriff, anstatt dem Handlungsverlauf des Videos zu folgen? Genau das sollten wir tun, um die Tiere aus dem Hintergrund der Natur hervorzuholen. Das können wir schaffen, indem wir unsere Umgebung betrachten, ohne zu kategorisieren. Eine Gruppe Menschen wird dann zu einer Versammlung von Individuen und ein Hain von Bäumen verwandelt sich zu drei Birken, einer Zitterpappel und zwei Ahornbäumen. Der Schlüssel liegt in der konsequenten Entkategorisierung – und unser Verstand wird den Rest erledigen.

Weniger schauen, mehr riechen und fühlen

Es gibt zwei Arten neuraler Impulse: warm und kalt. Visueller Input ist kalt – er wird zum rationalen Verstand gesendet, wo er abstraktes Denken füttert. Was wir riechen und worauf wir emotional reagieren, ist warm – und wird zu unserem Tierverstand geleitet. Das Entwickeln von Beziehung erfordert den warmen

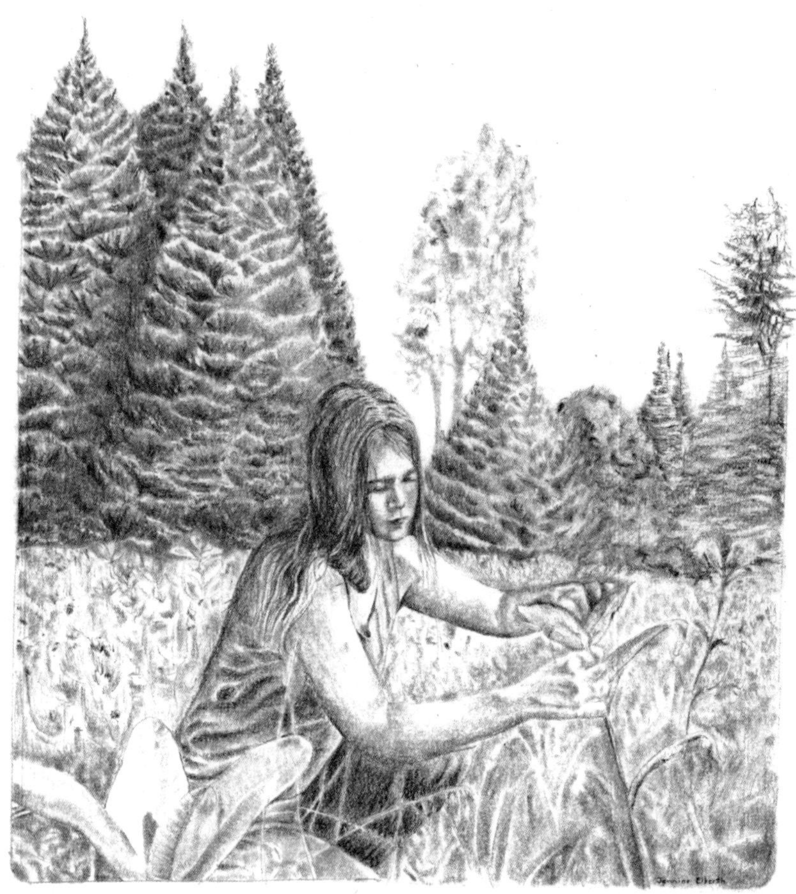

Weniger schauen, mehr riechen und fühlen.

Input von Gefühl und olfaktorischen Hinweisen, und beim Werden zu Natur dreht sich alles um Beziehung. Bilder von Pflanzen und Videos von Tieren sind kalte Information, die zu unserem rationalen Verstand weitergeleitet wird. Wie wir jetzt wissen, wird uns das nur ein Stück weit führen. Wenn wir andererseits Zedernnadeln zerreiben und den Duft inhalieren oder unser Gesicht in einem warmen Fell vergraben, schwelgen wir in den

Gefühlen und treten in Beziehung mit der Natur. Der Verstand weiß, was zu tun ist, wenn wir ihm geben, was er benötigt.

Um es leichter zu machen

Wenn wir mit der Natur in Austausch gehen möchten, hilft es, Koffein, Nikotin, Zucker, Tetrahydrocannabinol und andere Stimulanzien wegzulassen. In der Mitte unseres Tierverstandes zu sein, braucht Ruhe und Gleichgewicht, und Stimulanzien lassen uns weiter in unserem rationalen Verstand Runden drehen, wie ein Hamster auf einem Übungsrad.

Diktat der Zeit

Wir sind nicht mehr synchron mit dem Zeitplan der Natur, weil wir kontrollieren wollen, was wir hören und sehen. Es begann, als wir uns den Ackerbau als Mittel zum Überleben aneigneten. Als wir Jägerinnen und Sammler waren, folgten wir den Wanderungen der Tiere und dem Wandel der Jahreszeiten. Das änderte sich, als wir begannen, fruchtbare Flussauwälder für Ackerbau zu nutzen. Die Launen von Überflutungen und Dürre zu umgehen, erforderte Disziplin und koordinierten Einsatz. Anstatt unsere Intelligenz zu nutzen, um in Gleichklang mit der Natur zu fließen, wie wir es jahrtausendelang getan hatten, mussten wir nun arbeiten, um Kontrolle über die Natur zu behalten, wodurch unsere Beziehung mit ihr gekappt wurde.[42]

Die Natur für ackerbauliche Zwecke zu kontrollieren, schloss die Kontrolle von Zeit mit ein, was nötig war, um die Arbeitskräfte, das Anpflanzen und die Ernte effizient zu steuern. Wir mussten uns ständig auf die gerade anstehende Arbeit konzentrieren, sodass wir nicht länger spontan auf das, was wir in der Natur sahen oder hörten, antworten konnten. Nicht länger konnte alles im Jetzt sein, stattdessen musste alles seine eigene Zeit haben.

Dieses Erbe tragen wir mit uns, wenn wir eine Uhr oder ein Handy verwenden.

Die blinden Passagiere einer Uhr

- **Wir nehmen die Zivilisation mit uns.** Wenn wir etwas anderes anschauen als die Sonne, Pflanzen oder Tiere, die uns vorschlagen, was zu tun ist und wann, hören wir der Natursprache und unserer eigenen Intuition nicht mehr zu. Auch wenn wir unsere Uhr oder unser Telefon in einem Rucksack verwahren und nicht darauf schauen, sind wir uns doch unterbewusst im Klaren, sie oder es doch jederzeit überprüfen zu können (erinnern Sie sich daran, dass 95% bis 99% unserer mentalen Prozesse unterbewusst ablaufen). Dieses Gewahrsein kann uns dabei stören, völlig gegenwärtig zu sein. Außerdem stumpft es unsere Sinne ab und verzerrt unsere Wahrnehmung.
- **Es wirft uns aus dem Jetzt.** Ein flüchtiger Blick auf eine Uhr ist alles, was es braucht, um uns ins Bewusstsein des rationalen Verstandes wechseln zu lassen, bedingt durch das Feststellen der Zeit und die Beurteilung ihrer Bedeutung. Es vergeht dann wieder eine Weile, um wieder zurück ins Bewusstsein des Tierverstandes zu wechseln. Jene von uns, die sich in einer frühen Phase der Erneuerung unserer Beziehung mit der Natur befinden, werden das Zurückwechseln wahrscheinlich schwierig finden, wenn nicht gar unmöglich.
- **Es trennt uns von uns selbst.** Anstatt unseren Hunger zu fühlen, lassen wir uns von unserer Armbanduhr sagen, wann Essenszeit ist. Wir fragen sie ab, um zu sehen, wie lange es dauerte, um einen bestimmten Abschnitt des Weges zurückzulegen, wie lange wir draußen waren

und wie viel Zeit wir noch haben. Auch wenn wir keinen Grund haben, die Uhrzeit zu wissen, neigen wir aus Gewohnheit dazu, auf unsere Uhr zu schauen.

Um eins mit dem Rhythmus der Natur zu werden, würde es uns weitaus mehr dienen, zur Sonne zu schauen. Wenn wir das tun, bemerken wir Wechsel in der Bewölkung und Windrichtung. Wir fragen uns vielleicht, warum die Vögel nicht mehr singen, oder wir könnten die Bewegung eines Tieres bemerken. Es wurde eine Öffnung geschaffen, anstatt der Bezugslosigkeit und Distanzierung, die auftreten, wenn wir uns auf unseren Zeitmesser konzentrieren.

Wenn ein Tier auf ein elektronisches Ding blicken würde, um seinen Tag zu organisieren und seine Gedanken und Gefühle zu verfolgen, hätten wir ein gutes Argument, eine Uhr mit in die Wildnis zu nehmen, da es uns helfen würde, das Tier kennen zu lernen. Die Stimmungen und Motivationen eines Tieres kennen zu lernen, ist jedoch eine Angelegenheit von Gefühl und Gespür. Die Beobachtung, dass *um 14:45 Uhr der Habicht das Nest verließ und um 15:17 Uhr mit einem Streifenhörnchen wiederkehrte, um damit seine Küken zu füttern*, hilft, das Tierverhalten zu kennen, doch nicht das Tier selbst. Wenn wir Daten zusammenfügen, projizieren wir einfach unseren analytischen Zugang zum Leben auf die Natur.

Es ist nicht so schwer, ohne Uhr zu leben, nicht nur abseits der Zivilisation, sondern auch im alltäglichen Leben. Weil nahezu jeder andere entweder eine Uhr oder ein Handy bei sich trägt, wenn nicht beides, müssen wir lediglich sagen: „He! Wie spät ist es?“, wenn es wirklich notwendig ist. Beim Autofahren haben wir stets die Autouhr, wann immer wir sie brauchen.

Seit dem College trage ich keinen Zeitmesser mehr, und in den über fünfundvierzig Jahren seither hatte ich keine Schwierigkeiten, mehrere Unternehmen zu führen, Kinder zu erziehen und ein geschäftiges Programm von Terminen zu pflegen. Das Beste daran ist, dass meine ungeplanten Augenblicke, ob zu Hause oder im Wald, automatisch den Rhythmus des Jetzt reflektieren. Aber es muss nicht alles oder nichts sein. Einige von uns werden nicht imstande sein, sofort uhrfrei weiterzugehen, und manche von uns werden Phasen haben, in denen sie es tun können. Wichtig ist zu erkennen, dass jeder Schritt, den wir ohne Uhr tun, ein Schritt näher hin zum Naturwerden ist.

Es kann auch ein bedeutender Schritt hin zu einem Leben sein, „in dem die Tage nicht mit dem Wecker beginnen und mit dem Fernseher enden".[43]

Ein Zeit-Test

Um zu kontrollieren, wie oft du tatsächlich die Uhrzeit abfragst, verfolge einen Tag lang, wie oft du auf eine Uhr oder das Telefon schaust. An einem anderen Tag gehe ohne Zeitgeräte und verfolge, wie oft du jemanden nach der Zeit fragen musst. Du wärst die Ausnahme, wenn sich diese beiden Zählungen auch nur entfernt nahekämen.

In diesen vier ersten Schritten haben wir alle Grundlagen mentaler Einstimmung abgedeckt, einschließlich dem, was uns oft in die Quere kommt. Von nun an wird das Tempo gesteigert, bis wir nahe genug herankommen, um in die Augen eines Tieres zu blicken oder sogar in seinen Körper oder Verstand einzutreten. Es gibt keine Mensch-Natur-Barriere mehr – wir können uns nun wieder daran erinnern, wie wir sehen, hören und uns bewegen. Die Tiere werden uns dann als ihresgleichen akzeptieren.

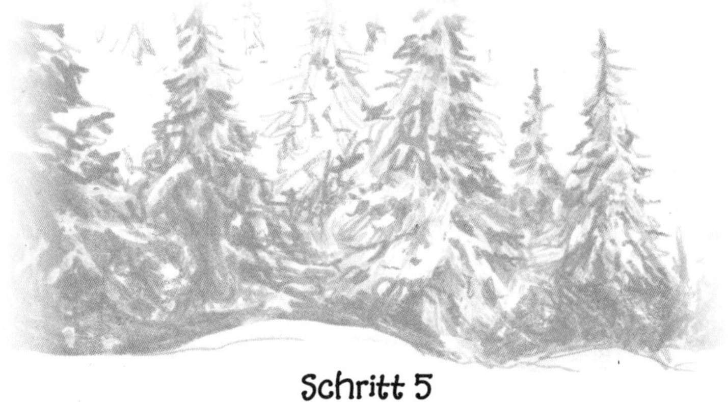

Schritt 5

Sei, wo der Zauber geschieht

Morgendämmerungsensemble

Ein für mich unvergessliches Erlebnis ereignete sich am frühen Morgen, als ich in einem Hinterhof saß, um auf die Morgendämmerung zu warten. Bevor ich noch irgendein Licht ausmachen konnte, durchbrach eine einzelne Weißkehlammer die Stille. Sie sang in einem Espenhain, der an den Hinterhof angrenzte, den klassischen Ruf dieser Spezies: „pure-sweet-Canada-Canada-Canada" (letztes Jahr hörte ich eine Weißkehlammer das „Canada" siebenundzwanzig Mal in Folge wiederholen – zweifellos ein Guinness-Rekord). Etwa fünfzehn Minuten später wärmte sich nicht weit davon entfernt ein amerikanisches Rotkehlchen mit seinem bekannten „cheerio, cheery-up, cheery-up"** auf, dann gesellte sich ein weiteres hinzu. Eine Gruppe heiser klingen-*

* lautmalerisch entspricht dies im Deutschen *piur-swiit-känada-känada-känada*, und es bedeutet übersetzt *reines-süßes-Kanada-Kanada-Kanada*. (Anm. d. Übers.)

** lautmalerisch entspricht dies im Deutschen *tschirio, tschiri-ap, tschiri-ap*, und es bedeutet übersetzt in etwa *Tschüs, sei fröhlich, Kopf hoch!*. (Anm. d. Übers.)

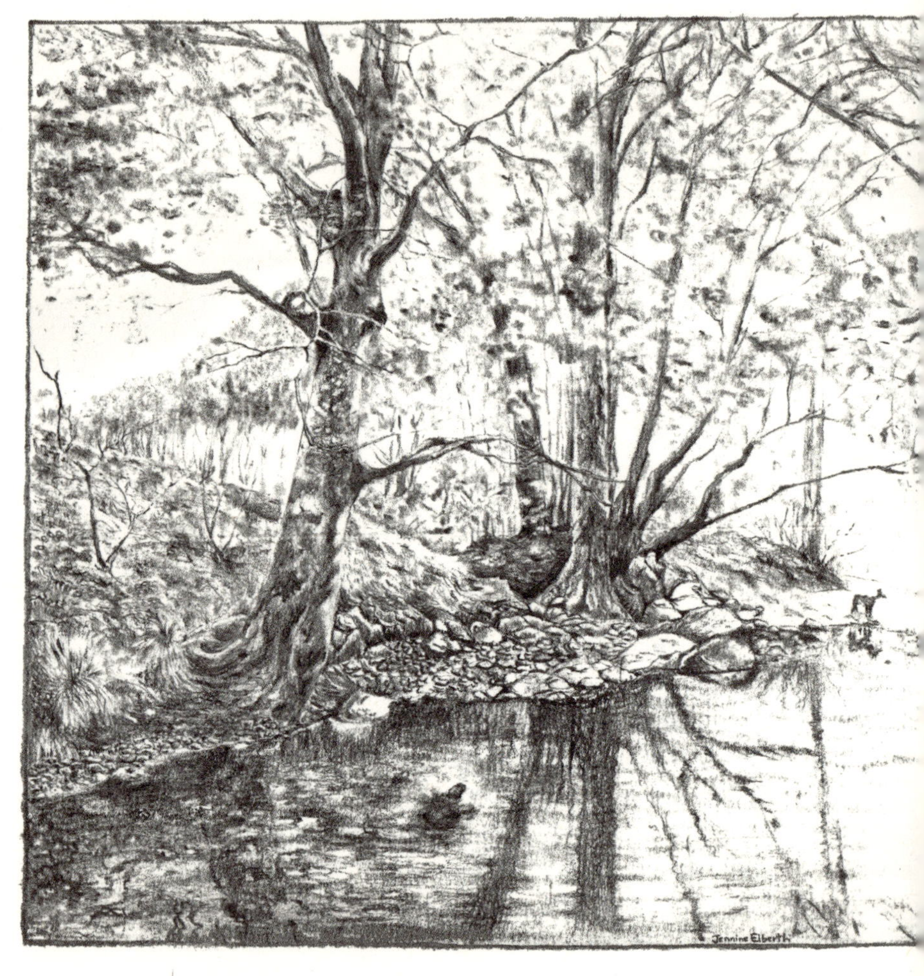
Jennine Elberth

der Krähen in den hohen Kiefern neben den Zitterpappeln schien den Hinweis des Rotkehlchens aufzugreifen, obwohl mein Eindruck war, dass sie untereinander etwas zu besprechen hatten und keine Hinweise durch andere Vögel annahmen.

Die Krähen flogen davon, und es wurde schnell heller, wobei in rascher Folge ein Lied nach dem anderen ausbrach. Sie verbanden sich zu einem derart erhebenden Chor, dass ich jegliches Interesse daran verlor, mitzuverfolgen, wer wann sang und von wo aus. Das *konk-ga-riih* des Rotschulterstärling harmonierte mit dem heiser gestimmten Phoebe*, der seinen englischen Namen ruft**. Im Hintergrund hallte das eindrucksvolle *oh, holy, holy****der Einsiedlerdrossel durch den Wald, gemeinsam mit dem kaskadenartigen feinstofflichen Triller der Wilson-Drossel. Das regelmäßige Crescendo des flötengleichen *fri-to-lay***** der Walddrossel durchdrang jedoch alles.

Als die Morgendämmerung in den Tag überging, packten die Spielenden eine nach dem anderen ihre Instrumente zusammen, was den Chor zu einem losen Ensemble zusammenschrumpfen ließ. Ich ging ebenfalls weg und schloss mich meiner Familie und dem Rest unseres Teams zum Frühstück an. Wir aßen draußen und erfreuten uns des gelegentlichen Trillers oder Trällerns der Hinterhof-Vögel. Während wir lauschten, fragte ich mich, wie viele von uns sich im Klaren darüber waren, dass unsere Serenade zur Mahlzeit nur der Ausklang einer großartigen Orchester-Darbietung anlässlich der Begrüßung der Morgendämmerung war.

---

* englische Bezeichnung der Vogelgattung der Phoebetyrannen. (Anm. d. Übers.)

** was sich anhört wie *fii-bii*. (Anm. d. Übers.)

*** lautmalerisch entspricht dies im Deutschen *oh, holi, holi*, und es bedeutet übersetzt in etwa *oh, heilig, heilig*. (Anm. d. Übers.)

**** lautmalerisch entspricht dies im Deutschen *fri-to-läi*, zugleich der Name einer bekannten US-Firma, die Snacks herstellt. (Anm. d. Übers.)

Wenn ich an jenen Morgen zurückdenke, fällt mir ein, dass viele dieses Buch nutzen, um Dinge zu lernen, die inspirierend und fast magisch wirken – wie unsichtbar zu werden, mit Tieren zu kommunizieren oder ihnen so nah zu kommen, dass man sie berühren kann. Um dies zu tun, müssen wir sein, wo die Tiere leben, und wir müssen da sein, wenn sie da sind. Ich hatte den Morgenchor gehört, da ich mit den Vögeln aufgestanden war. Meine Frühstücksbegleitung bekam nur die letzten Noten mit.

Für die Zeit und Energie, die wir aufwenden, um Tiere zu sehen, sind die Belohnungen ungleich größer, wenn die Tiere draußen sind und sich zeigen. Hier findest du einen Leitfaden, um dort zu sein, wo sich der Zauber vollzieht.

Wo Tiere zu finden sind

- **Sie sind am leichtesten zu finden, wenn sie sich bewegen,** und im Allgemeinen bewegen sie sich am häufigsten gleich nach dem Aufstehen. Sie wechseln von Schlaf- zu Jagd-Sammel-Gebieten und gehen etwas trinken.
- **Morgen- und Abenddämmerung sind die angeregtesten Zeiten.** Tiere sind entweder hungrig und suchen nach Nahrung, oder sie sind müde und bestrebt heimzukehren, um zu ruhen. Tagaktive Tiere stehen im Morgengrauen auf, wenn nachtaktive Tiere schlafen gehen. In der Abenddämmerung können wir das Gegenteil beobachten, wobei tagaktive Tiere den Tag beenden und die nachtaktive Schar erwacht, um ihren „Tag“ zu beginnen.
- **Mittags legen sich viele Tiere für ein Schläfchen hin.** Das ist bei Vögeln ziemlich offensichtlich, da sie bei Morgengrauen am lautesten sind, oftmals mit einer kleineren Reprise in der Abenddämmerung. Zu Mittag sind sie relativ ruhig. Es ist bei Weitem leichter, Tiere zu sehen, wenn sie unterwegs sind, als wenn sie ruhen und schlafen, da sie dann entweder gut verborgen oder gut getarnt sind.

- **Sie sind am leichtesten zu sehen, wenn sie am interaktivsten und am wenigsten vorsichtig sind.** Brutzeit und Vogelzug sind ideale Zeiten, da Tiere zu jeder Tageszeit aktiv sein können.

Wie wir leben, kann uns helfen, Tiere zu finden

Der Großteil unserer Aktivitäten und unseres Mitwirkens erfolgt gewohnheitsmäßig – sogar unsere Reaktionen auf neue Situationen sind durch vorherige Erfahrungen geprägt. Diese Gewohnheiten werden zu unserem Modus Operandi, und wir werden aufgrund der Behaglichkeit und der Vertrautheit, die sie bieten, nach einigen von ihnen süchtig.

Mit der Zeit beginnen wir uns selbst durch unsere Gewohnheiten zu definieren. Wir werden sie sogar verteidigen, da wir gelernt haben, sie als das zu sehen, wer wir sind. Gewohnheiten stellen eine Störung auf unserer Rückkehr zum Weg der Natur dar – welcher darin besteht, stets offen und anpassungsfähig zu sein – da Gewohnheiten das Gegenteil von Anpassungsfähigkeit sind.

Der Weg der Natur ist eine Lebensweise, und das Leben auf Basis von Gewohnheiten ist eine Lebensweise. Wir können nicht einfach unsere Gewohnheiten beiseitelegen, wenn wir hinaus in die Wälder gehen, da wir sie mit uns nehmen, wo auch immer wir hingehen, und sie alles, was wir tun, beeinträchtigen. Zum Natur-Bewusstsein zurückzukehren, benötigt Beständigkeit, was einige unserer Gewohnheiten vielleicht nicht zulassen.

Um weiterzukommen, ist es entscheidend, bevor wir in der Anleitung weitergehen, Muster für einen Lebensstil aufzubauen, die uns von drei Schlüsselgewohnheiten befreien. Andernfalls werden die nächsten Schritte keine anhaltende Wirkung haben. Wenn wir uns selbst aus dem Griff bestimmter Gewohnheiten befreien, erlauben wir uns selbst, zur Natur zurückzukehren. Dadurch kehren wir zu unserer eigenen Natur zurück.

Während unseres Lebens wurden wir dazu angespornt, uns der modernen Lebensweise anzugleichen, oftmals auf Kosten unserer wahren Natur. Zur Natur zurückzukehren, öffnet uns einen Zugang, der uns an das erinnert, was wir waren, bevor wir gelehrt wurden, wie wir zu sein haben. Es verschafft uns die Chance, unser authentisches Selbst zu sein.

Gewohnheiten, die uns davon abhalten, mitten im Tun zu sein

- **Stillsitzen:** Kinder lernen am besten, wenn sie sich frei in ihrer Umgebung bewegen und Dinge anfassen dürfen. Trotzdem bestehen wir darauf, dass sie täglich stundenlang an Tischen sitzen. Da wir die Angewohnheit in unser Erwachsenenleben mitnehmen, haben wir die Freude an – und die Notwendigkeit von – spontaner Bewegung und Spiel vergessen.
- **Lange schlafen:** Auch wenn wir vielleicht zufrieden mit unserem Schlaf-Wach-Rhythmus sind, haben wir oftmals keine objektive Sichtweise darauf, ob er eine erlernte Angewohnheit oder ein uns innewohnender Teil ist.
- **Unsere Körper-Rhythmen ignorieren:** Wir haben einen normalen täglichen Zyklus von Aktivität und Entspannung, den wir tendenziell außer Kraft setzen, da er nicht in unsere Routinen passt. Die negative Konsequenz ist, dass wir unsere Sinnesschärfe einbüßen und handeln, als wären wir nur zum Teil gegenwärtig.

Die erste Angewohnheit, *still sitzen* (und alle ihre mentalen, emotionalen und physischen Aspekte), besprechen wir im Verlauf des Buches. Die beiden anderen Gewohnheiten, morgens *lange schlafen* und *unsere Körper-Rhythmen ignorieren*, werden sorgfältig in diesem Schritt behandelt. Hilfreich dabei ist, diesen

Prozess so ernst zu nehmen wie unsere Beziehung mit der Natur, denn sie sind ein und dasselbe.

Ich habe meine Gewohnheiten verändert: Ich bin gewöhnlich noch vor dem ersten Licht auf, ich höre keine aufgenommene Musik mehr (siehe Schritt 4), ich nehme Abstand von koffeinhaltigen Getränken und mache Pausen und Schläfchen im Lauf des Tages. Einige meiner Freunde denken, ich würde ein spartanisches Leben führen. „Warum gönnst du dir nicht mehr Komfort?", fragen sie. Sie erzählen mir, wie gern sie lange schlafen, Kaffee trinken und bei der Autofahrt oder während der Arbeit Melodien hören.

„Klingt qualvoll", gebe ich mit vorgetäuschtem Ernst zurück. „Wenn ich so leben würde, würde ich mich miserabel fühlen." Ich erkläre ihnen, wie das Aufstehen mit der Dämmerung mir ein gutes Gefühl für den Tag gibt, da ich die Verwandtschaft mit den sich regenden und singenden Vögeln fühle. Ihre Energie kräftigt und beseelt mich. Wenn ich mich abends niederlege, bin ich wirklich müde von einem erfüllten Tag und fühle mich gesegnet, dass der Schlaf leicht kommt.

Aber jene Freundinnen und Freunde, die das nicht erleben, haben Schwierigkeiten, sich in meine Geschichte hineinzuversetzen. Ich erzähle ihnen, dass ich meinen Lebensstil überhaupt nicht als spartanisch erachte, sondern eher als befreiend. Es ist der Grund, weswegen ich schlank und fit bin, füge ich hinzu, und warum ich wenig gesundheitliche Probleme habe und Kraft für extreme physische Tätigkeiten. Aus diesem Grund kann ich in der Winterzeit leicht bekleidet herumlaufen, während andere müde sind und bibbern.

Ich finde, dass es für viele Menschen schwierig ist einzusehen, dass ein Gutteil ihrer Einschränkungen ein direktes Ergebnis ihrer Gewohnheiten und ihres Lebensstils ist. Andere, die übergewichtig sind, Gesundheitsprobleme haben oder Stimulanzien benötigen, damit sie weitermachen können, betrachten das als einen angemessenen Preis, den sie zahlen, um ihren Lebensstil aufrechtzuerhalten. Ich zeige ihnen Forschungen, die auf die hohe Zahl von Depressionen, kardiovaskulären Erkrankungen und frühzeitigem Tod von Menschen verweist, die so leben wie sie, doch führt das selten zu einer Veränderung. Dasselbe gilt für Studien, die nachweisen, dass sie intelligenter, kreativer und produktiver sein könnten, wenn sie gemäß ihren natürlichen Rhythmen lebten.

Zugleich kenne ich Menschen, die zu unserem ursprünglichen Entwurf zurückkehrten und unendlich dankbar sind, das getan zu haben. Einige wechselten aufgrund einer Gesundheitskrise, während andere sich veränderten, weil sie von etwas begeistert waren. Warum auch immer, es ermutigt mich, wie sie ihrem Leben eine Wende gaben und anderen ein Vorbild sind.

Morgendämmerung: wo wir loslegen müssen

Morgendämmerung – von drei Fischottern und einem Dampfwalzen-Hirsch

Bei Tagesanbruch paddelte ich flussaufwärts in die offene Weite des „Scattering Rice"-Sees. Der Nebel teilte sich vor mir, und knapp zwei Kanulängen vor mir wechselten sich drei verspielte Fischotter dabei ab, von einem treibenden Ast aus abzutauchen, um wieder hinaufzuklettern und das Gleiche noch einmal zu tun. Ich war nahe genug, um ihr sanftes Piepsen zu vernehmen, aber es war dunkel genug, dass ich in den Nebelschwaden unentdeckt blieb.

An einem anderen Morgen erwachte ich noch vor Sonnenaufgang und ging beim ersten Licht lautlos einen Pfad entlang, der auf einer Seite an einen Teich und auf der anderen an eine verbuschte Wiese grenzte. Auf halber Höhe des Teichufers vernahm ich, was wie das Tschugg-tschugg-tschugg-tschugg-tschugg einer Dampflokomotive klang, so nah, als würde sie mich gleich überrollen.

Sofort weiteten sich meine Augen so sehr sie konnten, um etwas im gedämpften Licht auszumachen. Ein heißer Adrenalinstoß drängte mich dazu, augenblicklich das Weite zu suchen. Doch ich war wie erstarrt – ich hatte keine Ahnung, in welche Richtung ich abdampfen sollte oder in was ich hineinrannte, falls ich es tat.

Ich hatte gut daran getan zu bleiben, wo ich war, da genau neben mir das Bild eines Hirsches Gestalt annahm, der offensichtlich ebenso verwirrt und in Panik war wie ich selbst. Zuerst stob er in ein Haselnussdickicht in entgegengesetzter Richtung von mir, dann machte er kehrt und kam direkt auf mich zu. Ich tat einen Satz und konnte gerade noch rechtzeitig ausweichen, bevor er an mir vorbeidonnerte.

Das war einer der furchterregendsten Augenblicke meines Lebens, aber ich zweifle nicht daran, dass ich es wieder täte, wenn ich die Gelegenheit dazu bekäme. Indigene Älteste sagen mir, dass es gut ist, mit der Sonne auf zu sein, und wenn ich es nicht gewesen wäre, hätte ich so viele tiefgründige Erlebnisse mit der Natur verpasst. Die Sonne ist unser Vater, sagen die Ältesten, und er bringt die Gaben der Wärme und des Lichtes für uns, damit wir aufstehen und sie in Empfang nehmen. „Für mich findet sich eine Lektion in der Tatsache, dass [Präriehühner] früh am Morgen aufstehen und mit der aufgehenden Sonne tanzen", sagt Oglala Lakota Standing Bear. „Das ist die folgerichtige Zeit für Geschöpfe des Tages, um mit ihren Tätigkeiten zu beginnen..."[44]

Warum in der Morgendämmerung aufstehen?

- **Wir sind genetisch darauf programmiert.** Würden wir so leben, dass wir ganz in die Natur eingetaucht sind, würden wir uns naturgemäß beim ersten Licht erheben.
- **Es hilft uns, Natur zu werden.** Um Beziehungen mit Tieren und Pflanzen zu entwickeln, hilft es uns, den natür-

lichen Tag so zu erleben, wie sie ihn erleben. Tagaktive Tiere (zu denen auch wir zählen) beginnen ihren Tag ausgelassen mit der Morgendämmerung. Wir können sie in all ihrer Pracht erleben, wenn wir gleichzeitig mit ihnen auf den Beinen sind.

- **Wir fühlen uns besonders ausgeruht, wenn wir nachts schlafen,** und am energiegeladensten, wenn wir in der Morgendämmerung aufwachen.
- **Die aufgehende Sonne und all die erwachende Energie verleihen uns Energie** – wir werden mit der Lust auf den Tag durchtränkt. Wir können nicht anders, als uns von dem uns umgebenden Strudel des Lebens beeinflussen zu lassen.

Die Morgendämmerung ist eine besondere Zeit für mich, da ich dann in meiner Spitzenform bin. Der Tag ist am gelassensten, lebendigsten und pulsierendsten, alles gleichzeitig. Was für ein Erlebnis in der überschwänglichen Energie der singenden Vögel und der den Horizont überschreitenden Sonne zu schwelgen, die danach lechzt, die Welt mit Licht und Wärme zu überfluten! Ich fühle mich beflügelt und energiegeladen, und meine kreativen Säfte fließen besser als zu jeder anderen Tageszeit. Wenn ich nicht draußen bin, ist die Morgendämmerung meine spezielle Schreibzeit, da das Haus ruhig ist und es keine Ablenkungen gibt. Ich bevorzuge das natürliche Licht der Morgendämmerung gegenüber den harten Glühbirnen meines vergangenen spätnächtlichen Lebens. Ich fühle mich gut, so viel vollbracht zu haben, noch bevor der Arbeitstag der meisten anderen begonnen hat. Was mich jedoch am meisten freut, ist, dass mein Tagewerk früh erledigt ist, sodass ich meine Nachmittage und Abende frei für andere Dinge habe.

Was es braucht, um mit der Sonne aufzustehen

Für die meisten Naturwesen, einschließlich indigener Völker, ist es eine Angelegenheit des Überlebens, mit dem Morgengrauen aufzustehen. Das Sprichwort „Der frühe Vogel fängt den Wurm“ impliziert deutlich, was für den späten Vogel übrig bleibt. Diese Redewendung ist eine Metapher für das, was uns sowohl emotional als auch intellektuell nährt.

Wenn eine tiefe Beziehung mit der Natur, derer sich indigene Menschen erfreuen, so einfach wäre wie einen geruhsamen Streifzug über Wiesen und Felder zu unternehmen, gäbe es keinen Bedarf an diesem Buch. Mit der Morgendämmerung aufzustehen, was vielleicht die fruchtbarste aller Veränderungen ist, die wir unternehmen können, stellt eine besondere Herausforderung für nahezu jeden dar, der sich das Langschlafen zur Angewohnheit gemacht hat. Ich werde einige Ideen nennen, die bei anderen gewirkt haben. Dann werde ich jenen spezielle Aufmerksamkeit widmen, die nähere Angaben benötigen.

Tipps, um bei der Morgendämmerung aufzustehen

- **Stehe kontinuierlich in der Dämmerung auf,** ob du noch müde bist oder nicht.
- **Gehe früh zu Bett.** Nach ein paar Tagen des Aufstehens in der Dämmerung wirst du bald müde genug sein, um einzuschlafen, sobald du zu Bett gehst.
- **Reduziere die Abendaktivitäten eine ganze Weile, bevor du ins Bett gehst.**
- **Schaffe eine ruhige Schlafumgebung.**
- **Unterlasse es, kurz vor dem Schlafengehen zu lesen, Videos anzuschauen oder Musik anzuhören.**
- **Iss früh genug zu Abend,** sodass alles verdaut ist, bevor du schlafen gehst.
- **Dimme** nach dem Abendessen die Lichter im Haus.
- **Glaube daran.**

Breche mit deiner Angewohnheit, morgens lange zu schlafen

„Wir müssen lernen, uns wieder zu erwecken und wach zu halten“, sagte Henry David Thoreau, „durch […] eine unendliche Erwartung der Morgendämmerung…“[45] und „Gewöhne dir das frühe Aufstehen an. Es ist unklug, den Kopf lange auf derselben Höhe wie die Füße zu lassen.“[46] Rumi reizt uns weiter mit den Worten: „Die Brise in der Morgendämmerung hat dir Geheimnisse zu erzählen. Geh nicht wieder schlafen.“[47]

Die Morgenenergie ist so stark, dass sie sogar jene von uns berührt, die morgens länger schlafen, da wir uns nicht so gut ausruhen können wie in der Nacht. Wenn wir erwachen, nachdem die Vögel aufgehört haben zu singen, werden wir von der Flaute des Tages begrüßt, die den Takt für unseren Tag vorgibt. Das Gegenteil ist ebenso wahr: Wir, die wir regelmäßig mit der Morgendämmerung aufstehen, beginnen unseren Tag durchdrungen von einer Energie, die uns eine emotionale Höchstform verleiht und uns weniger anfällig für Depression macht.

Techniken, um mit der Gewohnheit des langen Schlafens am Morgen zu brechen

- **Eintauchen in das, was wir werden möchten:** Die Erfolgsquote beim Verändern von Gewohnheiten ist niedrig, wenn unser Versuch ganz auf Willensanstrengung aufbaut. Veränderung geht schrittweise vor sich, und wir benötigen andauernde Unterstützung im Laufe des Prozesses. Ein Charakteristikum unserer Psyche ist, dass wir schrittweise zu dem werden, womit wir uns umgeben, und wir können aus dem Zusammenschluss mit Menschen, die die Morgendämmerung ebenfalls würdigen, Vorteile ziehen. Das ist einer der leichteren Wege, um eine neue Angewohnheit zu bilden und die alte hinter sich zu lassen.

- **Die Angewohnheit ersetzen:** Wie wir bereits besprochen haben, ist den Morgen zu verschlafen nichts weiter als eine Gewohnheit, und der beste Weg mit einer Gewohnheit zu brechen, ist nicht der Versuch, sie zu bekämpfen, sondern zuzulassen, dass eine neue Praxis auf natürliche Art an ihre Stelle tritt. Anstatt früher zu Bett zu gehen, in der Hoffnung, früher aufzuwachen, gehen wir zu unserer normalen Zeit ins Bett und stellen sicher, bei Morgengrauen aufzustehen. Wir werden dann in der kommenden Nacht müde sein und naturgemäß früher als normal zu Bett gehen wollen.
- **Sich vorstellen, wer wir sein wollen**: Obwohl wir uns vollkommen im Klaren über den Nutzen des Frühaufstehens sind, werden einige von uns doch Schwierigkeiten haben, die Motivation dafür aufzubringen. Was für mich in solchen Situationen funktioniert, ist die Erkenntnis, dass ich meine eigene Wirklichkeit erschaffe. Wenn ich anfange, mich selbst als einen Tagmenschen zu betrachten, der mit der Morgendämmerung erwacht, werde ich einer werden. Wenn ich einmal dieses neue Bild von mir etabliert habe, werde ich mich dabei ertappen, kleine Veränderungen in meinem Leben zu unternehmen, um diesem Bild zu entsprechen.

Für die meisten von uns wird es nur einige Tage des Frühaufstehens brauchen, bevor wir auch früh zu Bett gehen wollen. Für einige von uns jedoch wird es zwischen einer Woche und einem Monat dauern. Wir müssen den Glauben an die Tatsache bewahren, dass unsere alte Schlafgewohnheit schließlich welken wird und wir uns dann nicht länger selbst zwingen müssen, bei der Morgendämmerung aufzuwachen. Viele von uns werden von einer Lebenslust durchdrungen sein, die wir lange Zeit nicht mehr gefühlt haben.

Den Nachteulen-Mythos sprengen

Ich bin ein Morgenmensch und du auch. Ich sehe ein, dass ich gerade einen potenziellen Streit mit jedem Dritten von uns ausgelöst habe, da Umfragen zeigen, dass dies die Anzahl jener ist, die glauben Nachtmenschen zu sein.[48] Wir sind uns ziemlich sicher, dass wir Geschöpfe der Nacht sind, da wir dann lebendig werden und am kreativsten und produktivsten sind. Deswegen werden wir nicht leicht zu überzeugen sein, dass wir genetisch dazu veranlagt sind, mit den Lerchen aufzustehen.

Erlauben wir uns jedoch – nur für einen Augenblick – eine weitere Möglichkeit in Betracht zu ziehen, eine, die einen beträchtlichen Nutzen in unserer Beziehung mit der Natur eröffnen und einen positiven Einfluss sowohl auf unsere körperliche als auch auf unsere emotionale Gesundheit haben könnte. Wenn das Nachtmensch-Konzept eine Illusion wäre, was würde das bedeuten?

Warum wir keine Nachteulen sind

- **Unsere mentale Funktionstüchtigkeit ist herabgesetzt, da unser Verstand versucht, in den Schlafmodus zu wechseln.** Trotz des populären Glaubens, dass Abendmenschen später am Tag wacher sind, zeigt die jüngste Forschung, dass jene, die glauben, nächtens in Bestform zu sein, tatsächlich am kreativsten und effizientesten am Morgen sind, genau wie Tagmenschen.
- **Nachtmenschen kämpfen insgesamt mehr mit dem Leben als Menschen, die früh aufstehen.** Eine 732 Menschen umfassende Studie aus dem Jahre 2012 zeigt, dass sich Morgenmenschen tagsüber glücklicher fühlen und eine positivere Einstellung als Nachteulen haben. Frühaufsteher neigen dazu, motivierter, aufmerksamer und sozial erfüllter zu sein als Nachtmenschen, die üblicherweise, aufgrund ihres Spätaufstehens und ihrer Angewohnheit, nachts lange aufzubleiben, an sozialem Jetlag leiden.[49]

- **Unsere körperliche Gesundheit ist gefährdet.** Die Forschung beweist, dass Morgenmenschen ein stärkeres Immunsystem haben und generell gesünder sind als Nachtmenschen, die für Diabetes, Krebs, Adipositas und eine Anzahl anderer Krankheiten anfälliger sind als Frühaufsteher.[50]

Fazit ist: Wenn wir weiterhin versuchen, nachts Gas zu geben, wenn alles andere zur Ruhe kommt, widersetzen wir uns nicht nur dem Rhythmus der Natur, sondern auch unserem eigenen Rhythmus.

Nährender Schlaf ist Nachtschlaf

„Wir wurden gelehrt, zu Bett zu gehen, wenn sich der Rest der Welt zur Ruhe begab", sagt Oglala Lakota Standing Bear. „Als die Dunkelheit kam und alle Vögel und Tiere schlafen gingen, schliefen auch wir. Das half uns, stark und gesund zu bleiben, sodass wir zu starken, beherzten Menschen heranwuchsen."[51]

Warum nächtlicher Schlaf am besten ist

- **Schlaf ist untertags weniger erholsam und regenerativ als tiefer Schlaf während der Nacht,** in der unsere Körper wachsen und heilen. Während der als „Tiefschlaf" bekannten Phase setzt die Hirnanhangsdrüse (oder Hypophyse) Hormone frei, die Gewebewachstum und die Reparatur von Muskeln anregen. Zugleich wird unser Immunsystem aktiviert, um dem Körper zu helfen, sich selbst gegen Infektionen zu verteidigen.[52]
- **Die Angewohnheit, noch spät auf zu sein, ist besonders für Kinder schädlich,** da sowohl ihr körperliches als auch ihr mentales Wachstum während der normalen nächtlichen Schlafenszeit vor sich geht.
- **Nachts zu schlafen, ist die beste Zeit für Träume,** was essenziell für unsere emotionale Reinigung und Einstim-

mung auf unsere innere Weisheit ist. Träumen ist so lebenswichtig für unsere psychische und emotionale Gesundheit, dass, wenn wir ständig bei unserer Traumzeit zu kurz kommen würden, wir wahrscheinlich beginnen würden, an innerer Unruhe, Reizbarkeit und Konzentrationsschwierigkeiten bis hin zu Gedächtnis-, Koordinations- und Zeitgefühlstörungen zu leiden.[53]

- **Menschen, die untertags schlafen, haben ein hohes Risiko in Hinsicht auf schwerwiegende Überernährung und psychisch-emotionale Unausgeglichenheit,** inklusive aggressivem, masochistischem und paranoidem Verhalten.[54]

Schalte die hellen Lichter aus

Unsere Evolution hat sich nicht in einer hell erleuchteten Umgebung nach Sonnenuntergang abgespielt. Wir nutzten das gedämpfte Licht von Öllampen, Kerzen oder Feuer, um zu kochen, zu handarbeiten und hier und da den Weg zu finden. Meist schliefen wir in der Nacht, weswegen wir kein starkes Bedürfnis nach Beleuchtung hatten. Ein kleines Licht in einem Mantel von Dunkelheit gestattete der Nacht, unserem Körper und Geist selbst in der Nacht zu signalisieren, zur Ruhe zu kommen und sich auf den Schlaf vorzubereiten.

Die nachts künstlich erhellte Umgebung von heute regt unsere Nebennieren an, weiterzuarbeiten, um uns Energie wie zur Tageszeit zu liefern. Wir fühlen uns dann nicht müde, was uns zu dem Schluss führen könnte, dass wir Nachtmenschen sind oder nicht so viel Schlaf wie eine durchschnittliche Person benötigen.

Ergänzend zu dem, was bereits über den Wert des Herunterschaltens für die Nacht besprochen wurde, ist der frühe Abend die Zeit, sich auf einen erholsamen Schlaf vorzubereiten, indem der Tag reflektiert und der Geist beruhigt wird. Die Menschen entwickelten sich in Umgebungen, die diese Übergangszeit bereitstellten. Wie aktive Sporttreibende, die sich Zeit nehmen, um sich nach einer physischen Aktivität zu entspannen, müssen wir dasselbe tun, um optimale Gesundheit zu erhalten und unser volles Potenzial zu erreichen.

Wenn wir unsere Umgebung nach Einbruch der Dunkelheit hell erleuchten, berauben wir uns selbst dieser Umstellungszeit. Das ist vielleicht der Grund dafür, warum einige von uns immer noch müde und gestresst und ohne Begeisterung für den neuen Tag aufwachen.

Primitive Nachtbeleuchtung simulieren

- **Verwende gedämpfte oder niedrige Wattleistung für Lichter an der Decke.** Ich habe die Deckenbeleuchtung in meinem Haus in allen Räumen mit Ausnahme von einem eliminiert.
- **Nutze punktuelle Beleuchtung,** die sich lediglich auf den Tätigkeitsbereich konzentriert.
- **Nutze Blenden oder Halterungen für Lampenschirme,** um das Licht davon abzuhalten, den gesamten Raum zu erhellen.
- **Verwende Nachtlichter** für Stufen, Eingänge und Badezimmer, insbesondere für Gäste.
- **Verwende nur dimmbare Lampen, insbesondere in Schlafzimmern.**

Ist es wahr, dass gedämpftes Licht schlecht für unsere Augen ist?

Entgegen der populären Meinung schadet das Lesen oder die Ausübung einer anderen Tätigkeit bei schwachem Licht nicht unseren Augen. Ich stelle immer wieder fest, dass sich meine Augen bei gedämpftem Licht weniger angestrengt und entspannter anfühlen als bei hellem. Sie brennen weniger und fühlen sich am Morgen ausgeruhter an.

Als Nächstes: Stimme dich in deinen Körperrhythmus ein

Als ich in meinen späten Zwanzigern war, arbeitete ich nahezu alle meine wachen Stunden hindurch. Ich war getrieben von der Überzeugung, dass ich mir meinen Weg zurück zur Natur durch den Kauf von Land und das Beiseitelegen von Erspartem verdienen müsse. Nach wenigen Jahren war ich so erschöpft, dass ich zu Mittag kaum imstande war, aufrecht zu stehen. Unfähig zu verstehen, was mit mir geschah, brach ich manchmal einfach mitten in einer Tätigkeit in Tränen aus.

Ein Freund sah, dass ich Hilfe benötigte, und brachte mich zu einem ganzheitlich behandelnden Heilpraktiker. Es dauerte nicht lange, bis er die Symptome ausgebrannter Nebennieren erkannte. Er sagte mir geradeheraus, dass ich entweder beginnen musste, meinem Körper zuzuhören und meinem Herz zu folgen, oder jung sterben würde.

Ich wusste, das bedeutete, dass ich meinen Lebensstil radikal verändern musste – und ich musste es sofort tun. Ich sorgte dafür, dass andere mein Geschäft übernahmen, und zog in eine abgeschiedene Hütte im Wald. Dort vollzog ich unter der Leitung des Heilpraktikers einen Regenerationsprozess, der die Beseitigung von Stress, das Aufstehen im Morgengrauen, Schläfchen halten und eine aufbauende Kost miteinschloss.

Sechs Monate später fühlte ich eine gewisse Ähnlichkeit mit meinem alten Selbst. Ein Jahr später fühlte ich mich besser als je zuvor, und ich schaute nie wieder zurück. Noch immer begrüße ich jeden Morgen die Dämmerung. Ich ruhe mich aus und mache ein Schläfchen, wenn mein Körper mir sagt, dass es Zeit dafür ist, und ich bin jetzt in der besten Verfassung meines Lebens.

Ein Argument für Schläfchen

- **Erhöhte Schläfrigkeit am Nachmittag ist verbreitet** und in seit Langem bestehenden, traditionellen Kulturen sind Ruhe- und Schläfchen-Phasen gängiger Bestandteil der täglichen Routine. Spanisch sprechende Völker machen *Siesta*, Italiener haben vorgesehene *riposos* und für Subsistenzbauern sowie Jäger-Sammler-Menschen sind Schläfchen bei Bedarf typisch.
- **Schläfchen verbessern die Leistung.** Power-Naps erfreuen sich in industrialisierten Ländern wachsender Beliebtheit, da Arbeitgebende zunehmend erkennen, dass Mitarbeitende zwar kurzfristig Arbeitszeit opfern, dafür aber insgesamt produktiver sind und hochwertigere Arbeit leisten als jene, die auf das Nickerchen verzichten. Forschungen der Harvard Universität bestätigten, dass Menschen im Allgemeinen durch ein Schläfchen aufblühen, ein halbstündiges Schläfchen die Leistung stabilisiert und ein einstündiges sie sogar verbessert.[55]
- **Weder Koffein noch eine extra Portion nächtlicher Schlaf lassen sich gemäß einer britischen Studie von 2008 mit einem Schläfchen vergleichen.** Die Forschenden fanden heraus, dass ein einstündiges Schläfchen der effektivste Weg ist, ein nachmittägliches Energietief wettzumachen.[56]

Um völlig gegenwärtig und verbunden mit unseren sensorischen und intuitiven Kräften zu sein, müssen wir naturgemäß munter und energiegeladen sein. Stimulanzien täuschen Energie, Wachsamkeit und Gegenwärtigkeit nur vor. Dieser Schein ist aber nur zum Teil gültig. Wenn einige innere Rädchen künstlich auf hohe und andere noch auf niedrige Geschwindigkeit geschaltet sind, sind wir letzten Endes mit uns selbst in Disharmonie.

Uns in Natursprache einzustimmen und völlig aufmerksam zu sein, fordert von uns, völlig gegenwärtig in unserem Tierverstand zu sein, wohingegen Stimulanzien den rationalen Verstand Gas geben lassen. Unser Tierverstand hat nur eine Geschwindigkeit. Wenn unser übriger Stoffwechsel nicht in derselben Geschwindigkeit läuft, fallen wir aus dem Natur-Bewusstsein heraus.

Die Gefahr der Nachtarbeit

Laut einem Artikel einer amerikanischen psychologischen Vereinigung bezüglich der Gefahren von Nachtarbeit, „entwickelten sich die Menschen dahingehend, sich nach dem Dunkelwerden zu entspannen und ruhiger zu werden, um am nächsten Morgen wieder fit zu sein".[57] Dr. Charmane Eastman, eine physiologische Psychologin an der Rush Universität in Chicago, fügt hinzu: „Menschen, die Nachtschichten machen, müssen die natürliche Ruhephase ihres Körpers bekämpfen, während sie versuchen, aufmerksam und hochaktiv zu bleiben... Aller Schlaf der Welt kann aber die Abweichung von der zirkadianen Rhythmik nicht korrigieren."[58]

Was unseren täglichen Rhythmus reguliert

Der Drang, ein Schläfchen zu machen, ist eine Antwort auf unsere zirkadiane Rhythmik, die biologische Uhr des Körpers, die unsere täglichen Aktivitäts-, Ruhe- und Schlafphasen reguliert. Sie besteht aus Gruppierungen von Nervenzellen im Hypothalamus, einem Spezialareal an der Basis des Gehirns, das das Nervensystem mit dem Drüsensystem verbindet.

Unsere Energie schwankt gemäß unserer zirkadianen Rhythmik und hat Höhen und Tiefen im Lauf des Tages. In unserem natürlichen Zustand wären wir während des Rhythmus-Hochs aktiv und würden uns während des Tiefs entspannen, um uns wieder aufzuladen. Wir leben allerdings in einer Gesellschaft, die Produktivität mithilfe einer mechanischen statt einer biologischen Uhr strukturiert. Das bedeutet oftmals, dass Produktivität auf Kosten der Ruhe geht, was den natürlichen Energierhythmus unseres Körpers (neben der bereits besprochenen Kontraproduktivität) nicht würdigt.

Wie wir unsere zirkadiane Rhythmik stören:

Erstens: Wir – und unsere Chefs – erwarten, dass unsere Energie die Erwartungen erfüllt, die uns vom modernen Arbeitstag auferlegt sind, also treiben wir uns selbst an.

Zweitens: Unser zirkadianes Tief bedroht unsere Produktivität, also verlassen wir uns entweder auf unsere schiere Willenskraft oder wenden uns Stimulanzien (Koffein, Zucker, laute Musik) zu, um durchzuhalten.

Drittens: Wir ermüden zunehmend, was mit der Zeit chronisch werden kann und wovon wir uns nur schwer erholen.

Meine eben erzählte Geschichte ist ein gutes Beispiel. Das Tief meines zirkadianen Rhythmus holt mich einmal täglich, am frühen Nachmittag, ein. Wenn ich mir ein Schläfchen gönne, erwache ich erfrischt und angeregt für den restlichen Tag. Ich habe nicht den Wunsch, mich mit Energie-Nahrung oder Drogen zu stimulieren, um weiterzumachen. Wenn ich mir kein Schläfchen gönne, gewinne ich gewöhnlich den Großteil meiner Energie nach dem Tief meines rhythmischen Zyklus zurück. Nun weiß ich jedoch, was es bedeutet, mich durch das Tief hindurch anzutreiben: Ich zwinge meine Nebennieren, übermäßig zu arbeiten. Mache ich ein Schläfchen, wenn mein Zyklus nicht an seinem Tiefpunkt ist, wache ich oft zerschlagen und unmotiviert auf.

Unseren zirkadianen Rhythmus zu missachten, kann zu ernsten physischen und emotionalen Problemen führen. Wenn es für uns normal wird, uns jeden Tag dazu zu zwingen, mehr Energie zu verbrauchen, als uns zur Verfügung steht, ist das Risiko hoch, unser Nebennierensystem auszubrennen. Das kann zu einer Unterfunktion der Schilddrüse führen, wie es bei mir der Fall war. Dies wiederum kann chronische Müdigkeit, den Verlust der Begeisterung für das Leben, Depression und Gewichtszunahme zur Folge haben. Wenn wir uns zu einem Schulmediziner schleppen, werden wir wahrscheinlich symptomatisch behandelt, mit Antidepressiva, Schilddrüsenergänzungsmitteln oder der Diagnose „Chronisches Erschöpfungssyndrom". Einige unserer Symptome werden vielleicht behoben, aber wir werden uns nie wirklich besser fühlen.

Nun, da uns klar geworden ist, wer wir als natürliche Tiere sind und uns wieder damit verbunden haben, wie Tiere miteinander zu kommunizieren, sind wir bereit, in die Stille einzutreten. Dort werden wir keineswegs von Schweigen begrüßt, da sich das, wofür wir einst taub waren, aus den Nebeln erheben und uns verzaubern wird. Einst karge Landschaften werden mit der Plauderei von Pflanzen und Tieren lebendig, die die ergreifendsten Geschichten erzählen werden, die es überhaupt gibt – die Geschichten ihres Lebens.

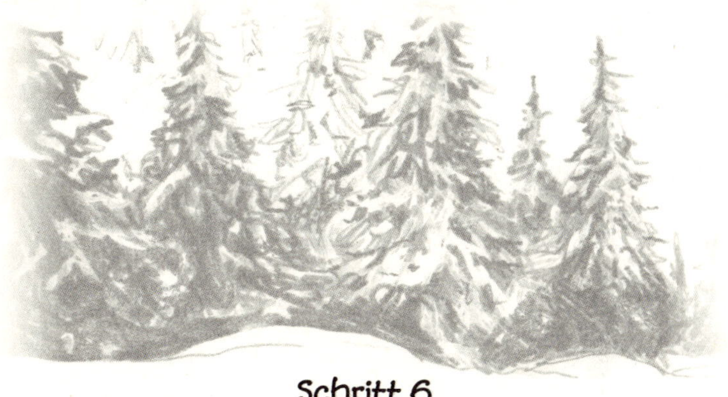

Schritt 6

Tritt ein in die Stille, lausche und du wirst sehen

Wenn Menschen mit mir in den Wald hinaus gehen, gebe ich ihnen manchmal ein Zeichen, leise zu sein. Sie könnten denken, ich würde sie bitten zu schweigen, doch ist es genau genommen das Gegenteil. Schweigen ist passiv, doch ich ermuntere sie, in einen *aktiven* Zustand des Lauschens einzutreten. Wenn wir sprechen und Lärm machen, schließen wir das aus, was um uns herum vor sich geht. Wenn wir allerdings leise bleiben, ist es, als wäre ein Vorhang gelüftet worden – alles um uns herum wird lebendig. Natürlich war alles bereits da. Wir mussten einfach nur beginnen zu lauschen.

In der Stille kündigen Wölfe ihre Rückkehr an

Ich erinnere mich daran, als ich eines späten Sommernachmittags mit meinem Sohn und meiner Tochter, beide Teenager, einen Fluss in der Wildnis entlangpaddelte. Es war heiß. Die Brise hatte sich gelegt, und ich bat sie, leise zu paddeln, damit wir eins mit der Reglosigkeit werden konnten. Wir hörten das Flügelschlagen von Vögeln, die vor uns

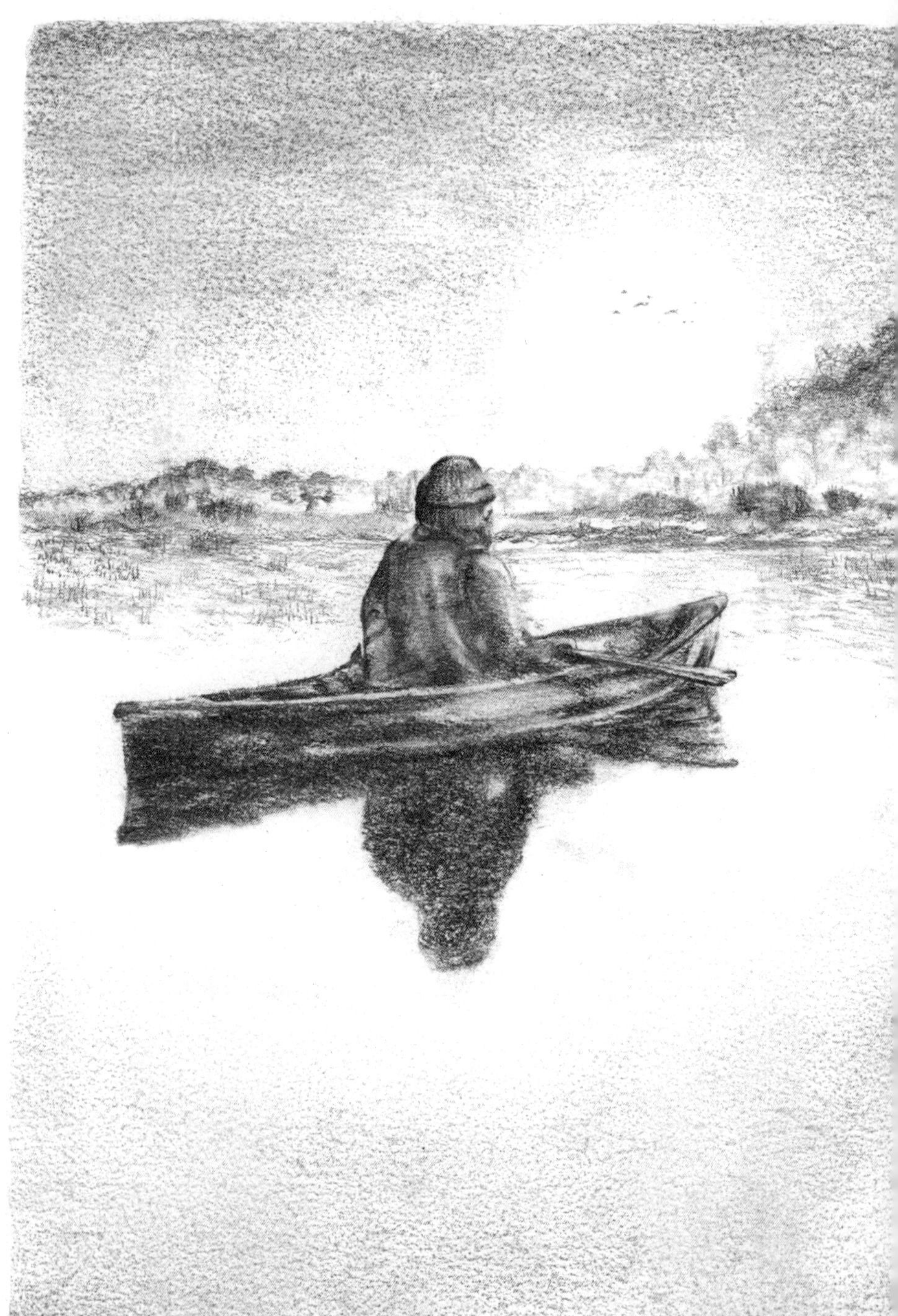
Jemine Elberth

über den Fluss flitzten, neben Fischen, die Insekten von der Wasseroberfläche saugten. So entdeckten wir bald, dass Stille keineswegs Untätigkeit bedeutete. Wir konnten sogar die über die Wasseroberfläche hinwegsausenden Libellen wahrnehmen.

Der Sonnenuntergang rückte näher, und noch immer sang kein Vogel. Der silbrig getönte Himmel lag da, so eben wie die spiegelglatte Oberfläche des Flusses. Wir hörten auf zu paddeln und saßen so regungslos wie die Seerosenblätter.

Bald vernahmen wir ein einsames Heulen. Es begann sanft, wehte über das Tal und erhielt sofort ein anderes Heulen zur Antwort. Es schien von der hohen Böschung zu kommen, die den Fluss weiter oben säumte.

Obwohl der Klang durch die Distanz gedämpft war, legte das Heulen einen Bann über das Tal, der alles andere verschwinden ließ. Die Schüchternheit der Stimmen, gemeinsam mit ihrer Unstetigkeit und ihrer Klangfarbe, übernahm mein Bewusstsein. Wenn ich gestanden hätte, hätten meine Knie nachgegeben. Diese Wildnis hatte das Heulen eines Wolfes über fünfzig Jahre lang nicht mehr gehört, seit der letzte Wolf im Staat erlegt wurde. Was wir vernahmen, stammte nicht von einem erwachsenen Paar, das von Kanada eingewandert war, noch war es die Stimme von Verpflanzten, die vielleicht überlebten oder auch nicht; und es waren keine schwachen Welpen, von denen es die meisten nicht über das erste Jahr schaffen. Nein, dies waren ausgelassene Jugendliche, hier geboren und aufgewachsen – echte Eingeborene! In diesem Augenblick fühlte sich mein Leben vollkommen an.

Wenn meine Kinder und ich gesprochen und gedankenlos gepaddelt hätten, wären wir möglicherweise mit nichts weiter als einer Geschichte von einer angenehmen Nachmittagspaddeltour nach Hause gegangen, und die Wildnis hätte ihr Geheimnis für sich bewahrt. Nur weil wir in die Stille eintraten, konnte sie zu uns sprechen und ihre gute Nachricht mit uns teilen.

Die Dynamik der Stille

Allein mit einem Tier in der Stille zu sein, schafft Vertrauen und Verbindung. Die Handlung an sich ist ein greifbares Zeichen von echtem Interesse für und Hingabe an die Beziehung. Das Gefühl von Gegenwärtigkeit, das beide Wesen aussenden, sagt mehr, als jeglicher verbale Austausch es je zuwege brächte. Stille schafft die Art von Verbindung, die uns dazu einlädt, mehr zu tun, als einfach den Mund geschlossen zu halten, während wir ruhig unter einem Baum sitzen. In dieser Dynamik werden wir eins mit den Tieren und allen anderen Lebewesen. Hier gibt es keine Trennung zwischen Mensch und Natur. Hier vollzieht sich der Zauber.

Kein Raum für Stille

Wie in Schritt 4 besprochen, leben wir jetzt in einer Kultur, die ununterbrochene Geräusche in Form von weißem Rauschen, Maschinenlärm, nutzloser Konversation, Musik und vielen anderen Medienformen hinnimmt. Sie können alle einen schädlichen Effekt auf unsere mentale Gesundheit und unsere Fähigkeit, uns mit Natur zu verbinden, haben. Alles nahm seinen Anfang damit, dass wir als Spezies im Haus zu leben, zu arbeiten und zu spielen begannen. Indem wir uns selbst von den natürlichen Klängen der Stille isolierten, verloren wir den Kontakt zu ihr. Das ist die Kultur, in der wir heute leben. Dieser Umstand stellt so eine Disharmonie mit der natürlichen Welt dar, dass viele von uns keine Vorstellung davon haben, wie es ist, völlig verbunden mit ihr zu leben.

In Anbetracht der hektischen Natur unseres Lebens beginnen viele von uns das Bedürfnis zu verstehen, Zeiten der Ruhe zu kultivieren. Mir fällt auf, dass immer mehr Ashrams, Klöster und andere religiöse Zentren Schweige-Retreats anbieten. Auch wenn sie ein guter Ausgangsort sind, müssen sich auch unsere täglichen Routinen ändern.

Was geschieht, wenn wir uns an ein voll durchgeplantes Leben gewöhnen?

- **Wir fühlen uns während Pausen nicht mehr wohl,** sodass wir uns unverzüglich nach etwas zu tun umschauen.
- **Wir fühlen uns unruhig, wenn niemand spricht,** da wir daran gewöhnt sind, von ständigem Geplapper umgeben zu sein.
- **Auch wenn wir alleine sind, werden wir Musik spielen oder jemanden anrufen,** nur um den Raum zu füllen.
- **Wir finden es schwierig, die Ruhe in der Natur wie auch zu Hause anzunehmen.**
- **Wir verpassen einen Großteil von dem, was uns die Tiere mitzuteilen haben,** da wir die Reglosigkeit in der Stille nicht mehr finden können.

Ein Grund, warum viele von uns ein hektisches, lautes Leben leben, ist, dass wir denken, es würde uns produktiver machen. Indem ich entschleunigte und die Stille in mein Leben integrierte, entdeckte ich das Gegenteil.

Was mir still sein in einer ruhigen Umgebung gebracht hat:

- **Ich lerne mehr.**
- **Ich kann mehr in weniger Zeit erledigen** und noch dazu besser.
- **Das reduziert Stress** und schafft Freiräume für andere Aktivitäten.
- **Es ist viel leichter, zuzuhören** und zu beobachten.

- **Ich kann mich leichter konzentrieren** und Menschen sowie Aufgaben meine ungeteilte Aufmerksamkeit schenken.
- **Das Leben insgesamt wird reicher** und entspannter.

Stille ist Weisheit

Das wirkliche Potenzial zum Erhalt dessen, was wir möchten und brauchen, liegt in der Stille. Mozart verstand, was wir oftmals in unseren geschäftigen Tagen vermissen, als er sagte: „Musik liegt nicht in den Noten, sondern in der Stille dazwischen." Ohne Stille wären Noten nur ein Wirrwarr von Lärm.

Wie mit Musik, ist die Kraft der Sprache einer Person im ruhigen Raum zwischen ihren Wörtern zu fühlen. Es ist Stille, die das Setting, die Mimik und Körpersprache des Sprechenden sowie seine Geschichte mit der Thematik umgibt.

Stille ist oftmals gleichbedeutend mit Weisheit, Überblick und dem Wunsch zu lauschen. Das ist der Grund, warum die stille Person oft hoch angesehen ist. Die Beziehung von Stille und Weisheit zeigt sich in diesem Kommentar über das Aufwachsen einer Hawaiianerin, Haunaniokawekiu: „Ich musste...lange Schweigezeiten zulassen, damit Weisheit wachsen konnte."[59] Ohiyesa, ein Santee Dakota des 19. Jahrhunderts, führt aus: „Der Weise glaubt zutiefst an die Stille - das Zeichen vollkommenen Gleichgewichts. Stille ist die vollkommene Ausgewogenheit von Körper, Geist und Seele. Der Mensch, der sein Selbst bewahrt, stets ruhig und unerschüttert bleibt von den Stürmen des Daseins – kein Blatt, sozusagen, regt sich am Baum; keine Welle kräuselt die Oberfläche des glänzenden Sees –, dieser Mensch verkörpert im Denken des einfachen Weisen die ideale Haltung und Lebensführung."[60]

Unsere Beziehung zu Stille beeinflusst nicht nur unsere Sicht auf uns selbst und unsere Beziehung zu anderen Menschen, sondern auch unsere Verbindung mit allem Leben. Stille ist das Tor zum Reich der Natur. Wenn wir nicht die Beziehung mit ihr nähren und zögern zu entschleunigen, wird Zur-Natur-werden ein Geheimnis für uns bleiben.

Wieder in die Stille eintreten

- **Ehrlich mit uns selbst sein**, wie wir unsere Zeit füllen.
- **Wieder Stille zurück in unser Leben bringen.**
- **Mit dem Unbehagen bleiben,** das mit der Ruhe aufkommt, bis unser Gehör wiederkehrt.

Wir werden diese Resultate erzielen:
- **Die Lebensqualität** wird ansteigen.
- **Der Zustand dynamischer** Stille wird zurückkehren.
- **Mehr Information** wird uns füllen, als jegliche verbale Sprache es je vermag.

Stille durch Lauschen stärken

„Und jetzt möchtest du einige Dinge wissen. Wo beginnst du? Das ist eine gute Frage, die du zu beantworten hast. Vielleicht einfach lauschen. Der Trommel lauschen. Der Luft lauschen. Lauschen … wie die Erde atmet. Den Sternen bei ihrem Zug über den Himmel lauschen."[61]

Masanea, Kickapoo, Nordmexiko

Lernen zu lauschen

Alles in der Welt der Natur geschieht aus einem Grund, und der Grund für Ruhe liegt darin, uns lauschen zu helfen. Viele Menschen glauben, dass ein Vogel singt, um gehört zu werden. Wenn das wahr wäre, würde er aufhören zu singen, wenn es niemanden in seiner Umgebung gäbe, der ihn hören könnte. Er singt aber, um die Stille mit Leidenschaft zu füllen, sodass er besser lauschen kann. Wie in Schritt 2 ausgeführt, bringt er die Anzahl der anderen Männchen in der Gegend, ihren Standort und die Größe und Gestalt ihrer Territorien in Erfahrung. Er findet heraus, ob sie verpaart sind, wie dominant sie sind, wie sicher sie in ihren Territorien sind und wie groß die Bedrohung sein könnte, die sie für sein Territorium und seine Gefährtin darstellen. Diese Information ist lebenswichtig für sein Wohlbefinden, seine Fähigkeit, für seine Gefährtin zu sorgen, Nachkommen zu erzeugen, und vielleicht für sein pures Überleben. All dies lernt er aus der Stille, die auf sein Lied folgt.

Die meisten Tiere sind gewöhnlich ruhig und machen nur Geräusche, wenn es einem Zweck dient. Ein Tier lauscht, um Nahrung, eine Gefährtin oder einen Gefährten zu finden und um Gefahr zu ermitteln. Je besser ein Tier lauscht, umso besser – und länger – wird sein Leben sein.

Obwohl nicht immer offensichtlich, ist ruhig zu sein unser natürlicher Seinszustand. An und für sich sind wir Geschöpfe des Lauschens. Die Anthropologin Claire Farrer, die Zeit bei den Mescalero Apachen verbrachte, stellt fest, dass ihre angemessene Weise zu kommunizieren darin besteht, „einem Sprechenden ausreichend Zeit zum Nachzudenken und zur Reflexion zu geben, statt einen stillen Raum vorschnell zu füllen. Menschen aus dem Westen fühlen sich unwohl mit Lücken in der Konversation. Apachen schätzen die ruhigen Zeiten als Räume für Reflexion und weiterführendes Denken.“[62]

Die Lektion eines Ältesten über das Lauschen

Ich lernte diese Lektion einst von einem Ältesten der Blackfoot, um das Jahr 1980. Ich suchte Älteste auf, folgte ihnen überall hin und löcherte sie mit Fragen über die Alten Wege. Ich hörte ihre Antworten, doch ohne sie wirklich zu verstehen, da ich sie so interpretierte, dass sie zu dem passten, was ich dachte, dass sie bedeuten müssten.

Irritiert von meiner endlosen Reihe von Fragen, während ich ihm folgte, drehte er sich um und sagte: „Tamarack, wenn du redest, gibt es keinen Raum zum Lauschen. Wenn du eine Frage stellst, fragst du nicht wirklich, da du denkst zu wissen, was du lernen musst. Wenn du dir erlauben würdest zu lauschen, würdest du Antworten auf die Fragen erhalten, die du nicht zu fragen weißt. Nur wenn wir lauschen, lernen wir, und du hast nahezu nichts gelernt in all der Zeit."

Scham ätzte sich durch meine Abwehrmechanismen, als ich die Wahrheit in seinen Worten hörte. Doch anstatt mich zu entmutigen, veranlasste es mich, mehr über das Lauschen lernen zu wollen. Wenn ein Ältester mich so viel in einigen wenigen Sätzen lehren konnte, wie viel mehr war dann möglich? Je mehr ich darüber lernte, wie effektiv Lauschen ist, desto mehr verbesserten sich meine Fähigkeiten, Tiere zu finden und zu verstehen. Ich weiß, das Gleiche kann für dich gelten.

Gute Zuhörer sind so gegenwärtig und involviert wie die, die sprechen. Daraus resultiert, dass sich die Sprechenden gehört und wertgeschätzt fühlen.

Wenn wir gut zuhören, machen wir drei Geschenke:

- Stille
- Gegenwärtigkeit
- Aktives Zuhören

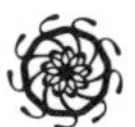

Um aktiv zuzuhören

- **Halte Kontakt** mit dem Sprecher
- **Bekunde Interesse**
- **Unterstütze** die Entfaltung der Geschichte

Bekunde Interesse und unterstütze die Entfaltung der Geschichte durch:

- **Körpersprache**
- **Mimik**
- **Einfache Vokalisationen** wie „Wow!“, „Wirklich?“ und „Hmm“

Zu lernen, in unseren menschlichen Beziehungen gut zuzuhören, hilft uns in der Natur, effektiv zu lauschen und die Kompetenzen zu entwickeln, die wir brauchen, um uns in Natursprache einzubringen. In Natursprache jedoch zeigt sich aktives Zuhören durch aktive Stille. Wir bleiben als ruhige Mitwirkende im gegenwärtigen Augenblick, offen für alles, das um uns geschieht. Wenn wir in die Stille eintreten als aktiv Teilnehmende, werden wir wahrhaftig Zuhörende.

Lauschen jenseits von Worten

Wenn wir Natursprache nicht kennen, haben wir wahrscheinlich nie wirklich zuhören gelernt. Vernon Harper, ein nördlicher Cree aus Kanada, sagte: „In den Cree-Lehren bedeutet ‚Das Lauschen‘ für uns mehr als alles andere. [Wir] lernen, wie wir der Umgebung zuhören, dem Wind, den Felsen. Wir lernen, wie wir allem zuhören.“[63] Vernons Worte scheinen vielleicht weit hergeholt, besonders wenn wir niemals gedacht hätten, dass der Wind sprechen kann, denn dann würden wir sicherlich niemals seine Botschaft vernehmen können.

Wahrhaftiges Zuhören beinhaltet, imstande zu sein, sowohl die *symbolische* als auch die *direkte Kommunikation* zu hören. *Symbolische Kommunikation* basiert auf Worten und Symbolen, während *direkte Kommunikation* die Intuition, die Sinne und andere Hinweise, wie Gesichtsausdruck, Gestik und Körpersprache, beinhaltet.

Uns wurde gelehrt, dass verbale Sprache der Hauptkommunikationsmodus ist, sodass wir unseren Schwerpunkt auf Wörter legen. Menschliche Kommunikation ist allerdings tatsächlich zu weniger als zehn Prozent verbal. Den Rest kommunizieren wir nonverbal. Die indigene amerikanische Bevölkerung und die Naturvölker rund um den Erdball lernten, ihrer Umgebung zuzuhören – und zwar indem sie die ganze Bandbreite ihres Vermögens ausschöpften. Wir Menschen aus modernen Kulturen treten hingegen hauptsächlich mittels unseres Verstandes mit der Welt in Bezug. „Es sollte daran erinnert werden, dass unter indianischen Leuten der ganze Körper spricht“[64], sagt Ohiyesa. „Es ist eine Tatsache, dass willkürliche und unwillkürliche Körperhandlungen wahrlich die Absicht des Verstandes verkünden.“[65] Wenn wir uns in die Natur einstimmen, ohne Erwartung und zu ihren Bedingungen, können wir uns selbst wieder für die Bandbreite der Kommunikation sensibilisieren, die jenseits des Mündlichen stattfindet.

Die wortlose Sprache der Wölfe

Mich nonverbal mit Tieren zu verbinden, lernte ich, als ich begann, mit Wölfen zu leben. Zuerst dachte ich, wir sprechen verschiedene Sprachen, da ich ihre Worte nicht verstehen konnte und sie sich in meinen verloren. Anfangs dachte ich, ich könnte sie trainieren, einige meiner Worte zu erkennen, wie ich es mit meinen Hunden tat. Je mehr ich aber die Wölfe kennenlernte, desto mehr verstand ich, wie vollkommen sie bereits waren, und desto mehr fühlte ich mich wie ein Außenseiter. Sie dazu zu bringen, sich meiner Welt durch das Erlernen meiner Sprache anzuschließen, schien einfach nicht richtig zu sein – ich erkannte, dass ich sie erniedrigen würde, indem ich implizierte, dass meine Sprache ihrer überlegen war. Ich wurde ihnen gegenüber demütig und fing stattdessen an zu lauschen.

Obwohl ich viele ihrer Wörter durch Zuhören erlernte,

erkannte ich bald, dass ich immer noch etwas verpasste. Ich begann zu bemerken, dass ihre Kommunikationen sich jenseits der wenigen Worte erstreckte, die sie nutzten. Schritt für Schritt wurde ich sensibler für die stille Stimme, auf die sie sich oft beriefen.

Was für eine Offenbarung war es, in eine Welt des Teilens getaucht zu sein, die sich nicht auf die Stimme stützte, sondern auf der Intuition basierte. Hätte ich auf wortbezogene Kommunikation bestanden, hätte ich mein Erwachen nur behindert; und ich hätte wahrscheinlich den Schluss gezogen, dass Wölfe einfältige Geschöpfe sind, nur zu elementarer Kommunikation fähig.

Vor einigen Jahren erfuhr ich von einer jungen Frau, die ihre frühe Kindheit weggesperrt in eine Ecke ihres Hauses verbrachte. Sie hatte nur die Ansätze gesprochener Sprache erlernt, sodass, als sie gefunden und gerettet wurde, das soziale Wohlfahrtsteam große Mühen unternahm, um ihre verbalen Fertigkeiten auf den neuesten Stand zu bringen.[66]

Aufgrund ihres Hauptaugenmerks darauf, brauchte es eine Weile für die Erkenntnis, dass sie sehr gut ohne Worte kommunizieren konnte. Wenn sie bloß von Anfang an hätten zuhören können.

Lauschen heißt ehren. Jeder Mensch, jedes Tier, jede Pflanze und vermeintlich nicht-lebendige Entität hat uns etwas zu lehren. Sobald wir das erkennen, können wir beginnen, wahrhaftig zu lauschen. Wenn wir der Natur ohne Ziel oder Zweck zuhören, erfahren wir erstaunliche Dinge und kultivieren neue Beziehungen. Damit geht einher, dass wir neue Einsichten in Hinsicht auf unseren Platz im Kreis des Lebens erlangen.

Unsere Fertigkeit Zuzuhören durch Schattenwerden verfeinern

Eine der effektivsten Methoden, das Zuhören zu verbessern, ist eine Übung, die Schattenwerden oder Beschatten genannt wird. Sie erweckt eine angeborene Kompetenz wieder, auf die sich unsere Vorfahren stützten, um sich geräuschlos und unauffällig bei der Jagd oder während der Durchquerung eines gefährlichen Territoriums zu bewegen. *Etwas zu* beschatten, *bedeutet, unsere eigene Identität, Gedanken und Gefühle hinter uns zu lassen und so eins mit einem anderen Wesen zu* werden, *dass wir uns bewegen, wie es sich bewegt, denken, wie es denkt, und fühlen, wie es fühlt.* Durch dieses Verfahren werden wir so gegenwärtig, unauffällig und unaufdringlich wie ein Schatten. Dann können wir am besten lauschen, da wir ganz und gar eingestimmt sind.

Ich praktiziere und lehre drei verschiedene Typen von Übungen für das Schattenwerden: Schattengehen, Schattenreden und Schattenmimen, die synergetisch zusammenwirken, um unsere Fertigkeiten des Zuhörens zu verbessern.

Schattengehen

Wenn du in die Fußstapfen einer anderen Person trittst und dich gleichzeitig mit ihr bewegst, als ob du ihr Schatten wärst, dann handelt es sich um Schattengehen. Anders als ein einstudierter Tanz, wo alle darauf trainiert sind, sich zusammen zu bewegen, stimmt sich der Schattengeher auf die Person ein, die er beschattet, indem er kleinste Hinweise aufgreift, sowohl von der Person als auch von ihrer Umgebung, mit Hinsicht darauf, warum, wie und wohin sie sich bewegt.

Schattengehen kann überall leicht ausgeübt werden, drinnen wie draußen.

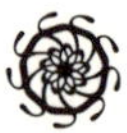

Schattengehen praktizieren

1. **Schlüpfe ganz beiläufig hinter jemanden,** der gerade vorbeigeht.
2. **Bleibe einen Schritt hinter** der Person, gehe langsam und vergrößere die Distanz, abhängig davon, wie schnell sie sich bewegt. Dies kann auch beim Laufen praktiziert werden.
3. **Halte Ausschau nach Hinweisen,** die ihre nächste Bewegung anzeigen, wie etwa wohin sie blickt, wie sie ihr Gewicht verlagert, die Länge ihres Schrittes, wie sie ihre Schritte setzt und jegliche Tätigkeit, in die sie involviert ist.

Schattenreden

Wir sagen, was eine andere Person spricht, während und wie sie es ausspricht, und dadurch sind wir im Wesentlichen zu ihrer Parallelstimme geworden. Das kann die herausforderndste der drei Übungen sein, da sie einen hohen Grad an Gegenwärtigkeit und Einstimmung in die Person, deren Schatten wir werden, verlangt.

Charakteristika von Schattenreden

- **Je länger wir zum Schatten eines bestimmten Individuums werden, desto leichter wird es,** denn wir alle verwenden wiederkehrende Ausdrucksweisen und Sprachmuster.
- **Je lauter wir Schattenreden, desto schwieriger wird es** – und desto irritierender für die Person, deren Schatten wir werden.
- **Je leiser wir Schattenreden, desto leichter ist es, eingestimmt auf den Sprechenden zu bleiben,** da wir weniger stimmliche Energie aufwenden.

- **Sobald wir genug Erfahrung haben, können wir Schattenreden im Geheimen ausüben,** jederzeit. Es bewahrt den Feinschliff unserer Fertigkeit und hilft, den Sprechenden unsere ungeteilte Aufmerksamkeit zu schenken. *Schattenreden wird am besten durch den Einsatz der Stimme erlernt. Praktiziere es demnach nur im Stillen, wenn du kompetent im lauten Reden geworden bist.*

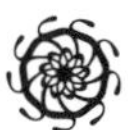

Schattenreden praktizieren

1. **Hole dir die Erlaubnis** der Person, zu deren Schatten du wirst.
2. **Sprich gleichzeitig,** anstatt ein Echo der Person zu sein.
3. **Halte Ausschau nach Hinweisen,** wie das Wechseln des Gesichtsausdrucks, der Haltung und Lautstärke, um vorauszusagen, was sie als Nächstes sagen könnte.

Tipps für Anfänger

Wenn du beim erstmaligen Versuch schattenzureden Schwierigkeiten hast, versuche es mit Schattensingen. Suche eine Person, die ein Lied singt, das du nicht kennst, und schließe dich ihr an. Die Melodie, die poetische Struktur, der wiederholte Liedtext und die Tatsache, dass die meisten Lieder langsamer als gesprochene Sprache sind, machen es leichter, das Singen zu beschatten als das Reden.

Schattenmimen

Als Spiegelung der feinmotorischen Bewegungen einer anderen Person, ist Schattenmimen sowohl Schattengehen als auch Schattenreden ähnlich. Übungsmöglichkeiten bieten sich, wann immer wir unter Menschen sind. Mahlzeiten sind eine ideale Zeit.

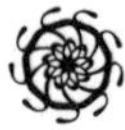 Schattenmimen praktizieren

1. **Wähle eine geeignete Mahlzeit und Person** und setze dich ihr gegenüber.
2. **Stelle dir vor, vor einem Spiegel zu essen** und dabei dein Spiegelbild zu beobachten.
3. **Arrangiere deinen Tisch und Teller genauso, wie er bei der anderen Person arrangiert ist. Dann nimm ihre Haltung an und ahme jede ihrer Bewegungen nach,** bis hin zum Kauen.

Warnung: Diese Übung kann anderen einen hohen Unterhaltungswert bieten, also sei auf einiges Gelächter vorbereitet, bis die anderen sich an das, was du tust, gewöhnt haben.

Wir sind Geschöpfe der Gewohnheit. Je mehr wir folglich diese Übungen praktizieren, desto mehr gewöhnen wir uns an, in jene eingestimmt zu sein, die uns umgeben. Diese Schattenwerden-Übungen sind ausgezeichnet dafür geeignet, mit Gewohnheiten zu brechen. Zugleich helfen sie, Aufmerksamkeit und die Fertigkeit des aktiven Zuhörens als Gewohnheiten einzuführen. Beides sind die Eckpfeiler dafür, Tieren zu lauschen.

Bitte um Erlaubnis

Die Übungen des Schattenwerdens können den persönlichen Raum einer anderen Person verletzen und Irritation verursachen. Wenn wir nicht sehr diskret und kompetent sind, ist es am besten, diese Übungen bei anderen nur mit deren Einverständnis anzuwenden.

Große Ohren: Ein Beispiel Tiefen Zuhörens

Die Fähigkeit, jenseits normaler Sinneswahrnehmung zu hören, wird Tiefes Zuhören genannt. Nachdem Schattenwerden unsere Fertigkeiten des Zuhörens verfeinert hat, werden wir die Grundlage gelegt haben, um unsere Fähigkeit des Tiefen Zuhörens zu verbessern.

Tiefes Zuhören erlaubt uns

- Nicht nur dem zu lauschen, was wir vernehmen, sondern auch dem, was außerhalb davon und darunter liegt.
- Dem zu vertrauen, was wir hören, obwohl wir es nicht verstehen oder seine Quelle sehen können.
- Die Stille zu hören, in der Geräusche vorkommen.

Wesentlich ist, die Stille zu hören, denn dort finden wir die unerwarteten und unbekannten Stimmen, die unsere Sicht jenseits unseres Sehbereichs ausweiten. Zuhören lässt sich mit dem Genuss eines Gemäldes als solches vergleichen. Tiefes Zuhören hingegen lässt sich mit der Kenntnis der Leinwände unter den Gemälden und des von ihnen bereitgestellten gesamten Ausdruckspotenzials vergleichen.

Die folgende Geschichte von Abel Bean, einem Kollegen und Mitarbeiter an der *Teaching Drum Outdoor School*, zeigt die Merkmale von Tiefem Zuhören und wie sie wirken.

Charakteristika von Tiefem Zuhören

„Ich war draußen auf der Lichtung und sammelte grünes Gemüse", sagte er, „als ich aufsah in die Augen einer Hirschkuh, ungefähr dreißig Schritte von mir entfernt. Sie war draußen und tat dasselbe wie ich: grünes Gemüse sammeln. Ich wollte sie nicht erschrecken, also machte ich mich sofort wieder ans Pflücken. Sie schnippte mit dem Schwanz

und zeigte damit ihre Nervosität, dann graste sie wieder weiter. Aus meinem Augenwinkel bemerkte ich, dass sie hin und wieder in meine Richtung blickte, aber ich beachtete sie nicht, und wir kamen gut miteinander zurecht."

Ich erzählte Abel, dass er wie ein Wolf war, der seinen eigenen Geschäften nachgeht. „Ein Wolfsrudel kann sich unter eine Rentierherde mischen, und alle werden ruhig bleiben – solange die Wölfe nicht hungrig sind. Die Rentiere kennen den Unterschied, und es liegt nicht in der Natur der Wölfe, sie zu täuschen. Wenn die Wölfe das täten, wäre es zu ihrem Schaden, da die Rentiere sie nie wieder in ihre Nähe lassen würden."

Ich fuhr fort zu erklären, dass, wenn die Wölfe hungrig werden, sie sich heimlich so nah wie möglich anpirschen und dann in eine finale Hetzjagd ausbrechen. Die Rentiere sind geschockt und machen sich aus dem Staub, wobei die Alten, Kranken und Lahmen sofort auffallen. Gewöhnlich wird das schwächste Tier ausgewählt – und das Rudel erlegt es. Auf diese Weise bleiben sowohl Wolf sowie Rentier scharfsinnig und gesund. Zwischen ihnen entwickelt sich Vertrauen: Jeder weiß, was der andere vorhat und warum.

Seine Geschichte fortsetzend, sagte Abel, dass nach einer Weile eine Familie von drei Meisenhähern in die Lichtung flog. Einer flog an ihm vorbei, ihrem Flugstil entsprechend leicht wie eine Feder, und stimmte einen Krawall an. Das ist die Funktion, die sie im Kreis des Lebens erfüllen: Als Wachtposten fungieren und Alarm schlagen. Die Tiere haben Vertrauen in sie.

„Der Schwanz der Hirschkuh ging hoch", sagte Abel. „Sie schnaubte und nahm Reißaus."

War das nötig? Das scheint uns vielleicht nicht der Fall, da Abel keine Gefahr war. Die Hirschkuh wusste das. Die Häher hingegen dachten über die Hirsche und sich selbst hinaus. Die Hirschkuh hatte keine Ahnung, wen die Häher allen meldeten, aber sie hatte gelernt, dem Ruf zu vertrauen. Falscher Alarm oder nicht, sie konnte es nicht riskieren. Sie findet oft nicht heraus, warum der Alarm losgeht, aber ihr Vertrauen in Häher oder Eichhörnchen oder in die Stille, die dem Erscheinen eines Beutegreifers vorausgeht, schwindet nie.

Das ist ein Überlebensmerkmal, das im genetischen Gedächtnis der Hirsche eingeprägt ist. Jene, die den Ruf der Wachposten bezweifelt hatten, waren vor langer Zeit aus dem Genpool eliminiert worden.

Dies ist ein eindrucksvolles Beispiel dafür, wie wir alle verbunden sind und wie wir alle einander lauschen, ob bewusst oder nicht. Jedes Tier ist wie das Organ in einem Organismus und übt eine in sich geschlossene und wertvolle Funktion aus.

Wir können dasselbe tun, wenn wir uns der Natur wieder anschließen, indem wir aus uns heraustreten und anderen Stimmen vertrauen. Die verschiedenen Tiere sind wahrhaft Schwestern und Brüder: Sie sorgen füreinander und vertrauen einander. Wie bereits im Buch besprochen, würden wir früher oder später sterben, wenn wir in unserem Kopf und in einer Lebensweise verhaftet bleiben würden, die meint: „Ich weiß alles am besten" und „Sehen ist glauben". Wenn wir andererseits aus unserem Kopf heraustreten, weniger denken und mehr zuhören könnten, würden wir unsere Überlebenschancen ungemein erhöhen.

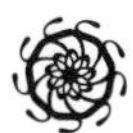 Eine Übung in Tiefem Zuhören

Immer wenn wir in der Gegenwart einer Person sind, die nicht spricht, haben wir die Gelegenheit, unsere Fertigkeit zu lauschen zu trainieren. Das tun wir, indem wir mit unseren anderen Sinnen hinhören, die uns so viel mehr erzählen können, als unser Gehör allein es vermag. Es ist wichtig, sich zu erinnern, dass Menschen (und alle Tiere) immerzu sprechen, auch wenn sie nichts reden. Was Menschen denken, glauben und fühlen, zusammen mit dem, was sie erwarten und bedauern, oder was sie vollbracht haben und was nicht, kann leichter – und oftmals akkurater – durch die Einstimmung in ihre Gefühle „vernommen" werden, anstatt ihren Worten zuzuhören.

Nonverbale Hinweise, nach denen es Ausschau zu halten gilt

- **Haltung:** Wie die Körperhaltung ist, dem Gespräch zugewandt oder sich davon abwendend, Schrittlänge
- **Körperliche Verfassung:** Körperfett, Muskeltonus, Ausmaß körperlicher Aktivität, Verletzungen
- **Gesichtsausdruck:** Neigung des Kopfes, Charakter von Augen und Lippen, Stellung des Kiefers, Spannung in den Wangen
- **Beschaffenheit der Haut:** Gebräunt oder nicht, Art des Makeups, Gesundheit der Haut, Anzeichen von Belastung oder Unfällen
- **Grad des Wohlgefühls:** Verkrampfte oder entspannte Hände, Unruhe, Augenbewegungen
- **Kleidung:** Mehr oder weniger leger, Sauberkeit, Alter, Stil, Körperbedeckung
- **In den Händen gehaltene Gegenstände:** Tasche, Schlüssel, Buch, Art von Snack oder Getränk, Zusatzkleidung
- **Körperpflege:** Frisur und Zustand, rasiert oder nicht, Sauberkeit, Zustand der Fingernägel
- **Zeiteinteilung im Alltag:** Aufsteh- und Zubettgehzeit, Freizeitaktivitäten, Grad an Pünktlichkeit
- **Soziale Muster:** Art der bestehenden Freundschaften, Ausmaß der Geselligkeit, Familieneinbindung

Diese Vorschläge dienen dazu, uns den Anfang zu erleichtern. Wir können die Liste während des Trainings erweitern.

Der Hauptgrund für diese Übung ist es, unsere Fertigkeiten des Lauschens im Reich der Natur zu verbessern. Wie bereits festgestellt, besteht Kommunikation aus weniger als zehn Prozent verbalem Anteil, und das trifft auf nahezu alle Tiere wie auch Menschen zu. Zu unserem Glück unterscheidet unsere sensorische Intelligenz nicht zwischen Menschen und anderen Tieren, sodass Tiefes Zuhören bei unseren Freunden und Kolleginnen zu praktizieren, uns bei unseren menschlichen wie auch nicht-menschlichen Beziehungen helfen wird.

Tiefes Zuhören und Zeit

Unsere Fähigkeit, wirklich tief zuzuhören, ist durch unser Konzept von Zeit eingeschränkt. Wenn wir den Ablauf von Zeit einem festgelegten System unterordnen, wird es uns schwerfallen, ganz im Moment zu sein und uns auf die Rhythmen der Natur einzustimmen. Jedes Tier und jede Pflanze, jede Wetterveränderung und jede Jahreszeit folgt ihrem eigenen Zeitmaß. Wie in Schritt 4 gezeigt, können wir uns für diese Zeitfolgen sensibilisieren, indem wir Zeit unbeeinflusst von unserem auf Sekunden-Minuten-Stunden basierenden System verbringen.

Das zu tun, ist zu einem großen Teil das, was das Eintauchen in das Reich der Natur zu einem derart verlockend aufregenden Erlebnis macht. Das Erlebnis des Eintauchens beinhaltet Tiefes Zuhören, durch das wir die Natursprache vernehmen.

Tief zuzuhören bedeutet, unsichtbar zu werden. Es ermöglicht uns den Erhalt klarer Informationen, ohne die Filter und Verzerrungen unserer persönlichen Gefühle und Auffassungen, die unser Konzept von Zeit enthalten. Je transparenter wir werden, desto besser können wir uns darin hineinversetzen, was Tiefes Zuhören uns bringt.

Wenn unser Verstand uns nicht lauschen lässt

Wir alle haben Zeiten, wenn unser mentales Geplapper einfach zu ablenkend für uns ist, als dass wir gegenwärtig und offen für andere Stimmen sein könnten. Wenn du dich das nächste Mal in so einem Dilemma befindest, frage dich: „Woher wird die nächste Stimme kommen?" Der bloße Akt des Fragens öffnet uns für andere Möglichkeiten.

Schauen versus Sehen

Tiefes Zuhören bedeutet Sehen. Wenn wir hören können, was jenseits des Hörens liegt, können wir uns auch hineinversetzen, und Hineinversetzen bedeutet Sehen. Einige unserer Ziele der Entfaltung unserer Beziehung mit der Natur sind: Stets wachsam, scharfsinnig und spontan zu sein. Das bezeichne ich als „Zustand des Sehens".

Unsere Perspektive lenkt unseren Fokus. Wenn wir *schauen*, verengen wir unser Sinneswahrnehmungsfeld, und wir verpassen, was außerhalb davon liegt. Auf dieselbe Weise wie ich denken kann ohne Gedanken, kann ich sehen ohne zu schauen. *Webster's Third New International Dictionary* definiert *schauen* als „die Augen oder jemandes Aufmerksamkeit zu lenken"[67]. *Sehen* wird definiert als „wahrnehmen".[68] *Schauen* könnte dann verstanden werden als suchen, da es gezielt und intentional ist. Umgekehrt kann *sehen* als beobachten verstanden werden, da es nicht gelenkt und spontan ist. *Schauen* ist aktiv, während *sehen* passiv ist.

Zur Veranschaulichung des Unterschieds nehmen wir an, ich habe zwei rote Bälle, drei gelbe Bälle und einen grünen Ball, und ich werfe sie alle auf den Boden. Wie viele Bälle sind da?

Wenn deine Antwort „sechs" ist, ist es schauen, da du auf die

Anzahl der Bälle, die ich hatte, fokussierst und nicht die Möglichkeit anderer Bälle siehst, die bereits auf dem Boden lagen. Wenn du etwas wie „so viele Bälle wie sich dir zeigen" antworten würdest, ist es sehen.

Wenn ich dich auffordern würde, die Augen offen zu halten, würde ich dich ermutigen zu schauen: Zu fokussieren und nach etwas Bestimmtem Ausschau zu halten. Wenn ich dich andererseits ermuntern würde, gewahr zu sein, hätte das den Sehbereich und die Perspektive erweitert.

In der Natur kann Sehen nicht nur mit unseren Augen geschehen, da es all unsere Sinne benötigt zu beobachten, was sich vor uns entfaltet. Wenn wir in unserem Tierverstand sind und sehen, sehen wir einfach. Wir haben keine Zukunftssorgen oder denken über irgendetwas zu Hause nach. Dadurch sind wir völlig bereit für das Sehen, können mit minimalem Einsatz sehen und dabei unsere gegenwärtigen Bedürfnisse befriedigen.

Die Natur sorgt für uns, wenn wir lauschen

Ich paddelte flussaufwärts, um einen neuen Abschnitt der Wildnis zu erforschen. Die Sonne ging gerade unter, und ich wusste, ich hatte noch eine längere Strecke zu paddeln, bis ich den Pfad für meinen Transport über Land erreicht hätte. Als ich um die nächste Kurve bog, stieß ich auf eine große Tanne, die über den Fluss gefallen war und meinen Weg blockierte. Ich hatte einen Tunnel durch das Astwerk gefunden und blickte nach der Durchfahrt auf. Sogleich wurde ich von goldenem Licht überflutet, das durch die niedrig hängenden Äste eines weiten Waldes uralter Lärchen sickerte. Sie waren alle abgestorben, da sie vom Rückstauwasser eines Biberteiches von der Größe eines kleinen Sees überflutet worden waren.

Ich zog mein Kanu über den Damm und paddelte in den verwunschenen Hain. Jeglichen Sinn von Raum und Zeit verloren, trieb ich zwischen den Stämmen der großartigen

Bäume umher. Dann fühlte ich etwas; genauer gesagt war es die Abwesenheit, der Mangel eines Gefühls, das meine Aufmerksamkeit erheischte. Es war ruhig – zu ruhig. Obwohl der Ort eine ehrfurchtsvolle, kirchenähnliche Atmosphäre besaß, fühlte ich doch ein Vakuum. Etwas hielt sich zurück, etwas sehr Lebendiges, das rings um mich war.

Urplötzlich fand ich mich inmitten einer Explosion von hektisch schlagenden Flügeln, als mehr als hundert Enten sich wie Helikopter durch das Baumkronendach erhoben. Sie hatten sich in dem ruhigen Stauwasser für die Nacht niedergelassen und machten sich nun wahrscheinlich zu den Teichen im Quellgebiet des Flusses auf.

Als ich wieder Atem geschöpft hatte, bemerkte ich eine im Wasser liegende Ente eine Kanulänge vor mir entfernt. Ich hob sie auf und fühlte, dass sie noch warm war. Nachdem ich nicht nur für die Ente, sondern auch für den ganzen verwunschenen Tag Dank gesagt hatte, paddelte ich an Land, säuberte die Ente und kehrte zu einem Danksagungsfestmahl mit meiner Familie nach Hause zurück.

Obwohl es dreißig Jahre her ist, erinnere ich mich deutlich an den lebhaften Geschmack des Fleisches dieser Ente. Durch sie wurden die unhörbaren Stimmen, die ich an jenem Tag vernahm, ein Teil meiner Stimme, und das Geschenk, das ich für das Lauschen erhielt, inspiriert mich seither.

Ungefähr einen Monat später war ich auf einer Erforschungstour weiter flussabwärts und bemerkte, dass ich hungrig war. Ich hatte keine Vorräte mitgenommen, wie es bereits seit langer Zeit mein Vorgehen war, da ich darauf vertraue, dass für mich gesorgt wird.

Ich kam zu einer Strecke des Flusses, die von den schwimmenden smaragdfarbigen Seegrasblättern geziert war, da erspähte ich eine silbrige Reflexion an meiner Seite. Es war ein großer Bachsaibling, geschmückt mit bronzefarbenen

Flecken, der auf der Seite liegend auf der Wasseroberfläche trieb. Ich machte ein Feuer auf der offenen Böschung vor mir und schmauste in Dankbarkeit.

Ein paar Wochen später war ich wieder paddeln, sogar noch weiter flussabwärts, und hatte wieder keine Vorräte eingepackt. Als die Abenddämmerung nahte, schlug ich das Lager an einer hohen Böschung auf, die das Flusstal überblickte. Als ich dort stand, eingetaucht in den Moment, fühlte ich einen Drang, hinunterzugehen und mein Boot ins Wasser gleiten zu lassen. Ich paddelte zurück von wo ich gekommen war, schaute zur Seite und da lag im seichten Wasser zwischen zwei kleinen Hügeln eine gesund aussehende Bisamratte, die eben gestorben war.

Obwohl diese Geschichten vielleicht danach klingen, wie wir etwas mit wenig oder keinem Aufwand bekommen, kostete es mich in Wirklichkeit ein gewaltiges Maß an Einsatz und Training, um meinen Tierverstand zu erwecken und Natursprache zu vernehmen. Obgleich es so ein Geschenk ist, imstande zu sein, die Überfülle um mich zu erkennen, schätze ich am meisten das Gefühl von Beziehung, das ich mit den Tieren und Pflanzen erlebe. Wir sprechen miteinander, und ich bin mit ihnen vertraut, genau wie mit meiner menschlichen Familie.

Die Tiere und ich vertrauen einander. Es ist nicht, weil wir einander nicht wehtun würden, denn manchmal tun wir das. Wir vertrauen einander, unsere Absicht kundzutun und dem zu lauschen, was der andere zu sagen hat. Wir vertrauen einander, unserer jeweiligen Natur treu zu sein, völlig gegenwärtig zu sein und die volle Verantwortung für unser Handeln zu übernehmen. Es gibt keine Reue, keine Schuld und keine Vorwürfe. Es gibt nur den ewigen Tanz des Lebens, der Leben hervorbringt, der wiederum Leben hervorbringt.

Eine Geschichte zum Lauschen-bedeutet-Sehen

„Ich fühle mich ein bisschen hungrig", sagt Trevor, der mich anheuerte, ihn auf eine Wildniswandertour zu führen. Er beginnt, den Boden nach etwas Vertrautem zum Knabbern abzusuchen, da wir nichts Essbares mitgebracht haben.

„Gute Idee", antworte ich und schaue zu den Bäumen hoch.

„Was siehst du?", fragt Trevor.

„Noch nichts. Ich verfolge die Spur meines Mittagessens."

„In den Baumwipfeln? Kannst du dort oben etwas Essbares finden?"

„Auf Umwegen", antworte ich. „Die Bäume erzählen mir schneller und einfacher, was unter ihnen wächst, als ich selbst es herausfinden könnte. Warum quer durch den Wald laufen, wenn ich einfach mit einem flüchtigen Blick sehen kann, was da ist?"

„Macht Sinn", antwortet Trevor. „Und auch wieder nicht."

„Hier ist ein Beispiel, warum Tiefes Zuhören wichtig ist. Ohne es wird unser Verstand Möglichkeiten ablehnen, die für ihn rational keinen Sinn machen. Erinnere dich, dass das Rationale darauf ausgelegt ist, uns Antworten zu geben, während der Tierverstand uns stets hinterfragen lässt."

„Ach Mensch, wenn das nicht die Wahrheit ist, die über den Verstand geht – meinen jedenfalls. Na gut, jetzt hast du ein gebanntes Publikum. Zeig mir, wie du etwas schaffst, indem du das komplette Gegenteil tust. Das wird eine große Hilfe sein, wenn ich das nächste Mal nicht zur Arbeit gehen möchte."

„Unter Umständen. Aber ich möchte nicht dafür verantwortlich gemacht werden, wenn dein Chef dir sagt, dass du deinen Verstand verloren hast, und du ihm zu erklären versuchst, dass du ihn in Wirklichkeit gerade gefunden hast."

Nach einer kurzen Pause fahre ich fort: „Was ich hier tue, mag wie schamanischer Hokuspokus scheinen, doch ist es Tiefes Zuhören. Erinnerst du dich an die tiefen Fußabdrücke eines Elchs, die wir vorhin sahen und in denen Wasser stand? Als wir einen genaueren Blick darauf warfen, entdeckten wir, dass jeder dieser Abdrücke ein vor Leben nur so strotzender Miniaturteich war. Bäume hinterlassen auch Fußabdrücke, nur viel größere natürlich."

An dieser Stelle ist es wichtig, sich zu erinnern, dass alles eine Stimme hat, die gehört werden kann, da alles lebendig ist. Wenn wir das annehmen und würdigen können, werden wir durch ein Tor in eine andere Realität gehen. Manche denken, das wäre bloß ein kurioser alter indianischer Glaube. Unglücklicherweise werden diese Leute wahrscheinlich niemals hören, was eine indianische Person hört. Deren Fähigkeit ist nichts Geheimnisvolles: Sie respektiert bloß alles Leben, also kann sie die Stimmen allen Lebens hören. Wenn du jemanden nicht anerkennst oder achtest, wirst du dann dem, was er zu sagen hat, zuhören? Selbstverständlich nicht. Und das ist der Grund, warum wir so verschlossen für vieles von dem sind, was um uns herum vorgeht.

Gissis Makwa, ein Ojibwe-Ältester, bei dem ich vor vierzig Jahren lernte, erzählte mir, dass, wenn eine Philosophie kein Korn wachsen lässt, er nichts davon hören wolle. Der indigene Weg ist kein Glaubenssystem. Er ist angewandte Wirklichkeit. Alle, die im Reich der Natur leben, wissen das, denn dadurch überleben sie. Wir modernen Menschen hingegen haben ihn vergessen, weswegen unsere Überlebensaussichten nicht besonders gut aussehen. Unser Tierverstand allerdings erinnert sich: Wir müssen nur wieder beginnen, auf ihn zu hören.

Trevor tritt ein paar Schritte zurück und starrt zu den Baumwipfeln hoch.

„Wenn du denkst, die Fährte des Elchs war groß", stelle ich fest, „die eines Baumes ist so groß wie der Baum selbst. Und genauso wie die des Elchs, schafft der Fußabdruck eines Baumes ein einzigartiges Habitat, das für bestimmte Pflanzen und Tiere passt. Der Baum singt diese Information für alle hörbar. Er möchte Nahrungssuchende anziehen, um seinen Samen zu verbreiten, seinen Unterwuchs zurückzuschneiden, um Platz für seinen Nachwuchs zu schaffen und nährenden Kot und Urin beizusteuern. Wenn ich den Baum als meine Schwester, meinen Bruder ansehe, können wir zueinander sprechen und einander aushelfen. Das ist alles, was es damit auf sich hat."

„Das ist alles? Ein Kinderspiel!"

„Ist es, ernsthaft. Genauso ist es, wenn wir dem Wohnzimmer oder Hinterhof zuhören: Du gehst hinein und du bekommst die Geschichte, mühelos. Was ich tue, ist, einen erhöhten freien Platz zu finden und dem Lied zu lauschen, das mir zusagt. Ich denke nicht: ‚Oh, dieser Baum erzählt mir, er hat diese und jene Pflanzen und Tiere, die sich unter ihm aufhalten, und jener Baum sagt, er hat jene anderen um sich.' Es ist mehr wie das Gefühl, das du in dem Augenblick bekommst, wenn du dein Haus betrittst. Genau wie du, lausche ich aus meinem Innersten des Tierverstandes und nehme uralte Erinnerungen in Anspruch."

Manchmal schließe ich meine Augen und vernehme die einzigartige Stimme eines jeden Baumes. Junge Espen flattern weich und doch lautstark, während ältere Espen rau und ruhig flattern. Die Kiefer singt durch ihre Nadeln mit einem hohen, zischenden Klang, sogar bei einer sanften Brise, als ob sie durch zusammengebissene Zähne atmete. Das Lied der Rotkiefer hat ein feines Rasseln, und der Ton der Weißkiefer ist mit dem dünnen Geräusch entweichenden Dampfes gefärbt. Die Stimme einer Eiche hat ein zinnernes klack, klack, klack, und das Geräusch des Ahorns klingt nach zerreißendem Papier. Und dann gibt es die Stimme von Kanu-Birke, die mich an Fingernägel, die über ein Bettlaken kratzen, erinnert. Gräser und Sträucher haben ebenfalls jeweils ihre eigenen Klänge, und sie haben einen anderen Satz von Klängen, wenn sie nass oder vereist sind.

Jedes einzelne Wesen singt auf seine eigene einzigartige Weise über sein Alter, seine Größe, Gesundheit und Gefühle, und es beschreibt die Familie von Pflanzen- und Tier-Verwandten, die in und um es herum leben. Oftmals wird dieses Lied vom Auge vernommen, das so gut hören wie sehen kann.

Ich denke, wir zeigen unser angeborenes Gewahrsein davon, wenn wir sagen „Ich sehe", obwohl wir eigentlich meinen „Ich höre dich." Sehen ist eng mit Hören verbunden, da sowohl der optische als auch der akustische Nerv aus derselben neuralen Gehirnverbindung entstanden sind. Obwohl unser rationales Gehirn zum großen Teil die Kontrolle über den Sehsinn übernommen hat, ist es doch noch verbunden mit unserem tiefsitzenden Ahnen-Gehirn. Wenn wir etwas „auf einen Blick" bemerken, beziehen wir uns nicht nur auf den Sehsinn, sondern auf einen tieferen, umfassenderen Zusammenhang. Beethoven, der mitten in seiner Laufbahn taub wurde, wurde nachgesagt, dass er mit seinen Augen hörte, was ihm erlaubte, weiter zu komponieren, ohne dass die Qualität seiner Arbeit darunter litt.

„Du erhältst einen Einblick, wie mühelos das sein kann", erzähle ich Trevor. „Zugleich sehe ich, wie sehr dich das gerade überwältigt, und ich möchte dich einfach ermuntern, nicht das Handtuch zu werfen. Ich versichere dir, dass du als Tiefer Zuhörer geboren wurdest und dafür gemacht bist. Erinnere dich einfach, dass es nichts zu lernen gibt: Du brauchst nur die Ebenen der Konditionierung abzuschälen, die diese Fähigkeit unter deinem Bewusstsein vergraben halten."

„Diese Ebenen abzuschälen ... das ist eine große Aufgabe“, sagt Trevor.

„Sei dir bewusst, dass es einer langen Zeit bedurfte, sie dir anzueignen. Also müssen wir realistisch sein und akzeptieren, dass es vielleicht eine Weile braucht, wieder vollkommen wir selbst zu werden. Hoffentlich wird dir, was die Tiere, die Pflanzen und ich mit dir teilen, zeigen, dass das Sehen, das wir hier nutzen, nur die Ausübung einer angeborenen Fähigkeit ist. So wie ein Wolf keiner Lektionen bedarf, um einem Geruch zu folgen, und ein Falke keinen Unterricht braucht, um einen Häher aufzuspüren, brauchen weder du noch ich Unterricht. Wir sind Raubtiere, genau wie sie, und wir waren es für Millionen von Jahren, genau wie sie. Training und Übung vermitteln uns nicht die Fertigkeit. Sie machen uns nur effektiver.“

„Ich weiß, dass du recht hast“, sagt Trevor. „Ich kann es fühlen. Aber es überwältigt mich. Es ist viel auf ein Mal.“

„Das ist es, doch ist es viel von einer Sache. Ich kann über Berge, durch Dschungel und Wüsten gehen und doch läuft es immer auf das Gehen hinaus. Also sei nicht entmutigt. Ich kann ein paar Worte darum tanzen, was wir hier tun, doch das bedeutet nicht, dass ich irgendwie mehr wüsste als du.“ Ich mache zur Betonung eine Pause und fahre dann fort. „Aber he, genug Gerede. Du bist für ein Abenteuer in der Wildnis gekommen, richtig? Wie wär's, wenn wir weitergehen und dem Lied eines jeden Baumes lauschen und nachsehen, wer unter ihm lebt?“

„Hört sich großartig an“, sagt Trevor, „aber unser Gespräch tut mir auch gut. Es öffnet mich für diese Erfahrung. Schon jetzt kann ich sagen, dass ich weniger denke und mehr lausche. Ich zittere ein bisschen, wenn ich mir die Möglichkeiten vorstelle.“

Wir schlendern durch die Wäldchen aus Ahorn, wo wir uns an Lauch, Portulak und Veilchen gütlich tun. In einer

Savanne aus Zitterpappeln finden wir einige sehr sättigende Ameisenlarven, die wir mit einer Garnitur essighaften Sauerklees abschmecken, die wir unter den großen Kiefern fanden. Dann kehren wir zur Savanne für ein Dessert aus späten Himbeeren und frühen Brombeeren zurück.

Das Problem, zu viel zu sehen

Auf der Jagd kann ein Serval (eine mittelgroße afrikanische Wildkatze) eine Pause von bis zu fünfzehn Minuten einlegen, seine Augen schließen und nach Nagetieren lauschen. Blinde Menschen haben eine vergleichbare Fertigkeit: Viele von ihnen können solide Objekte vor ihnen hören. Sie sind auch fähig, ein akkurates Gefühl für Berührung zu entwickeln, bis zu dem Punkt, wo viele von ihnen mit den Fingern lesen können. Wir sehen dasselbe Merkmal in anderen Tieren, die einen schwachen Sinn und einen korrespondierenden stärkeren Sinn haben. Die meisten Vögel haben keinen gut entwickelten Geruchssinn, doch können sie ein scharfes Hör- oder Sehvermögen haben.

Ich habe diese Information genutzt, um jemandem zu helfen, dem die Wege der Natur neu waren. „Ich bin eine hochgradig visuelle Person", erzählte er mir. „Ich bin ständig abgelenkt – meine Augen sausen überall herum. Ich kann anscheinend meine Konzentration nicht vollständig auf dem Pfad behalten."

„Dein Leid ist deine Gabe", antwortete ich. „Dir wurde diese großartige visuelle Fähigkeit aus einem Grund gegeben. Viele Zeichen werden übersehen, wenn sich Menschen auf den Pfad konzentrieren. Dein einziges Problem ist, dass du zufällig in einer visuell orientierten Gesellschaft lebst. Das fördert nur, dass du dich noch mehr auf das Sehen verlässt, als du es bereits tust.

Ich schlug die folgenden Übungen vor, die ihm helfen sollten, seine übrigen Sinne einzubringen und zu trainieren.

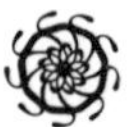

Übung: „Einen Fleck absuchen"

1. **Wähle ein Stück Boden** vom Durchmesser deines Fußes.
2. **Begrenze es mit Stöckchen oder Steinen.**
3. **Gehe dicht an das Stück Boden heran und erlaube deinen Sinnen, sich ihm völlig zuzuwenden. Beachte dabei jegliche Kleinigkeit, jegliche Bewegung und jegliches Teilchen.**

Wie viele Ameisen kannst du finden, und was haben diese vor? Beachte, dass durch das Gras zu schauen so ist, wie in einen Wald hineinzuschauen. Was riechst und fühlst du? Woran erinnert dich das? Gibt es Anzeichen sowohl von Tod als auch von Leben?

Anfangs mag die Übung restriktiv erscheinen. Wenn wir sie allerdings jeden Tag praktizieren – ein Muss, um mit unserer visuellen Abhängigkeit zu brechen – werden wir feststellen, dass sie ein Fenster zu einer weiten Welt innerhalb einer Welt öffnet, von der wir nicht wussten, dass sie existiert.

Eine Lektion in Lauschen

Geruchsfährtenlesen

John, ein Freund aus dem Osten, fragte während seines Besuchs, ob ich ihm Geruchsfährtenlesen vorführen würde, da er noch nie von Menschen gehört hatte, die das tun. „Da bist du hier genau richtig", antwortete ich. „Hier draußen im Hinterland ist es uns egal, wie Hunde herumzuschnüffeln – wir haben wenig Stolz."

Wir hatten keine Schwierigkeiten, einen Geruch zu finden, da die Bedingungen nahezu ideal waren: Ein feuchter, mittwinterlicher Nachmittag mit einer schwachen, wechselhaften Brise und einer Temperatur um den Gefrierpunkt.

Der essig-moschusartige Geruch war stark, doch wir konnten nicht mehr als zwanzig Schritte in jegliche Richtung gehen, ohne ihn zu verlieren. Wir versuchten im Zickzack zu gehen, eine Technik, die ich üblicherweise nutze, um eine Ausrichtung auf die Quelle des Geruchs zu erhalten, aber es half nichts. Die Brise war zu schwach, um einen ausreichend starken Geruchspfad zu transportieren, dem wir folgen konnten.

„Was nun?", fragte John.

„Nun komme ich mir klein vor", antwortete ich, „und stehe vor einem Rätsel. Wir könnten hier frustriert für ein paar Minuten ausharren und dann unser Glück verfluchen und nach Hause gehen."

„Das denke ich nicht", sagte mein unerschütterlicher Freund. „Das hört sich nicht nach dir an. Außerdem muss dieser Geruch von irgendwoher kommen."

„Du liegst richtig", antwortete ich nachdenklich, „und es riecht nach einer Gelegenheit. In der Tat spüre ich Aufregung."

Ich erkannte, dass ich die Gelegenheit hatte, mehr über Tiefes Zuhören zu lernen. Es erstaunt mich immer wieder, dass ich – je mehr ich lerne – umso mehr erkenne, wie wenig ich eigentlich weiß – oder besser gesagt: wie viel ich noch entdecken und lernen darf.

Wir entschieden uns, systematisch in alle Richtungen auszuschwärmen, um den Bereich des Geruchspfades zu bestimmen. Alles, womit wir jedoch zurückkamen, war ein vage umrissenes, sich ständig veränderndes Oval.

Während wir nahe dem Zentrum unseres Ovals unter einer großen Hemlocktanne stehend nachdachten, fühlte ich einen kühlen Luftzug meinen Nacken hinunterstreifen. In diesem Moment erlebte ich, was ein Streifenhörnchen fühlen muss, wenn es sich plötzlich bewusst wird, dass ein Habicht auf dem Ast über ihm ansitzt. Von einem großen

Ast aus, ungefähr fünf Körperlängen oberhalb von uns, blickte eine mittelgroße Stachelschweindame auf uns herunter. Ich hoffe, sie hat ein ebenso herzliches Lachen aus dem „entdeckt sein" gezogen wie wir.

Wie können wir uns erklären, was geschah? Lasse es uns nicht dem mangelhaften Gewahrsein zuschreiben, da es für mein Ego leichter wäre, sich der Physik zuzuwenden. Im Inneren der Hemlocktanne strömte kühle Luft nach unten, um den Strom der warmen Luft auszugleichen, die von ihren sonnendurchtränkten äußeren Nadeln nach oben stieg. Der Abwind schmückte sich mit dem Geruch des Borkenfressers, traf dann auf den Schnee und verteilte sich wie ein umgedrehter Pilz.

Wenn ich das nächste Mal in Begleitung über einen geheimnisvollen Geruch stolpere, werde ich ihn einfach ignorieren.

Tiere können die Gefühle anderer schnell und präzise lesen – das müssen sie, um zu überleben. Wie wir gelernt haben, besitzen wir dieselbe intuitive Fähigkeit, nur haben wir die Neigung, in Worten stecken zu bleiben und uns in Theorien zu verheddern. Im nächsten Schritt werden wir unsere tierischen Sinne wiedererwecken, sodass wir wieder Natur werden können.

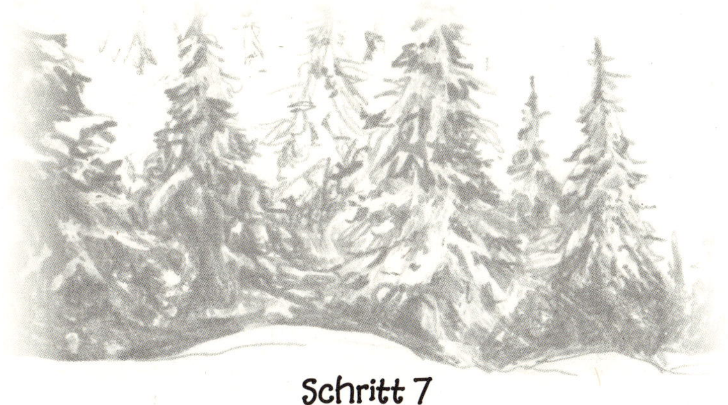

Schritt 7

Energie tanken und die Sinne einstimmen

Stelle dir eine Telefonleitung vor, die nur zwei Telefone miteinander verbindet. So funktioniert ego-basierte Kommunikation – unser Modus Operandi. Ich bin in der Mitte meiner Wirklichkeit, du bist in deiner, und wir verbinden uns. Das bringt uns eine enge und oftmals vereinfachte Sicht auf die Dinge.

Nun stelle dir ein weites Netz von Leitungen miteinander verbundener Telefone über ein großes Gebiet hinweg vor. Wenn wir von unserem Tierverstand anstatt von unserem Ego aus funktionieren, erreicht unsere Stimme das gesamte Netz, auch wenn wir vielleicht nur zu einer einzelnen Person sprechen. Wir vernehmen nicht nur die Stimme der Person, die zu uns spricht, sondern auch die Stimmen jener, die durch sie sprechen und ihre Umgebung.

Darin liegt das Geheimnis, wie manche Menschen scheinbar Wunderwerke der Sinneswahrnehmung vollbringen können, etwa Gedanken lesen oder das Unsichtbare sehen. Aber es geschieht gar nichts Besonderes, da diese Fähigkeiten ganz normal und für uns alle erreichbar sind. Der einzige Grund, warum wir

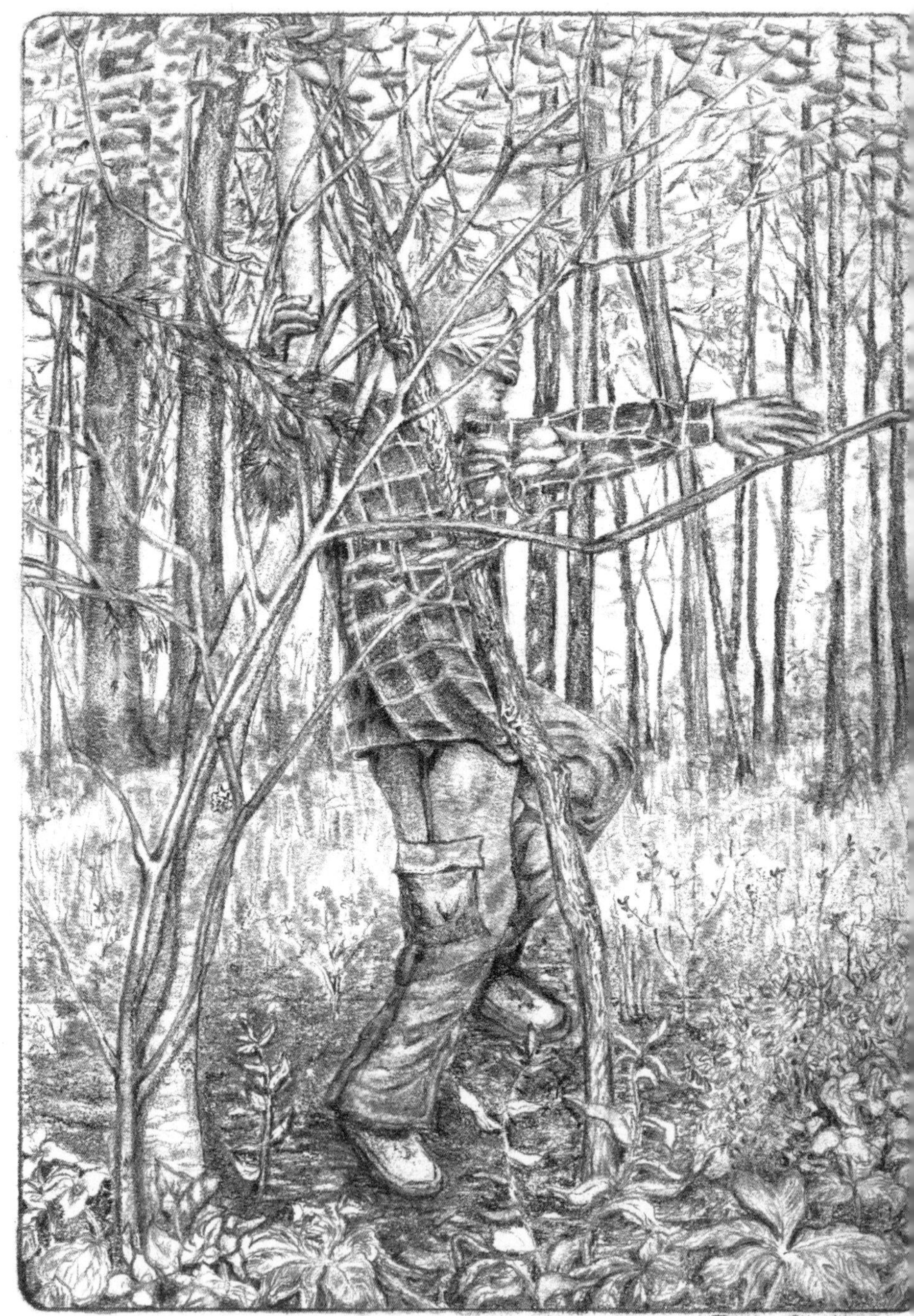
Jennine Elberth

sie nicht ausführen können, ist, dass wir durch die lebenslange ego-basierte Existenz betäubt sind. Ein Großteil unserer mentalen Kapazität bleibt ungenutzt (siehe Schritt 4) und unsere sensorischen, emotionalen und intuitiven Kräfte sind mangels Gebrauch verkümmert.

Die gute Nachricht ist, dass wir unsere anderen Kapazitäten und Kräfte, ebenso wie unseren Muskelapparat, durch Übung wiedererwecken und stärken können. Wir werden dies in drei Phasen bewerkstelligen: Die erste wird uns ein Gespür dafür vermitteln, wohin wir unterwegs sind; die zweite wird Geschichten verwenden, um uns zu zeigen, was wir an normalen Funktionen erwarten können; und die dritte wird uns die Werkzeuge vermitteln, um dorthin zu gelangen.

Das Gewahrsein

Betäubung lehrt Achtsamkeit

Kürzlich hatte ich eine Operation, die eine Spinalanästhesie erforderte. Das bedeutete, dass ich während der Operation von der Hüfte abwärts erstarrt dalag und gleichzeitig bewusst sowie von der Hüfte aufwärts funktionsfähig war. Als meine Beine einzuschlafen begannen, fühlte ich meine Sprunggelenksknochen und meine Pobacken im Kontakt mit dem Operationstisch, und ich hatte den Eindruck, sie während der gesamten Operation in dieser Position zu fühlen.

Nach Beendigung der Operation und nachdem meine Wunde versorgt worden war, hob die Krankenschwester meine Beine an, um zu sehen, wie sie aussahen. Mit großen Augen starrte ich auf das, was sie anhob, und konnte nicht glauben, dass das meine waren. Es sah so aus, als wären es meine Beine, die angehoben wurden, aber ich fühlte sie noch immer auf dem Tisch liegen. Sie bewegte sie hin und her, aber es machte keinen Unterschied. Meine Augen versuchten, mich davon zu überzeugen, dass es meine Beine waren, aber mein bewusstes Selbst identifizierte sie einfach als zwei Stück Fleisch. Sie bewegten sich noch ein wenig weiter hin und her, aber es half nichts.

Was war los? Ich konnte die Lücke zwischen dem, was ich sah, und dem, was ich fühlte, nicht überbrücken – ich konnte mir jene Beine nicht aneignen. Der Grund liegt darin, dass unsere Sinne uns keinen direkten Input liefern. Wenn blinde Menschen erstmals wieder ihr Augenlicht zurückerlangen, sehen sie gewöhnlich nichts weiter als elektronische Impulse oder bedeutungslose Mischungen von Farben und Formen. Was wir „sehen" sind Impulse, übersetzt in etwas Bedeutungsvolles durch unser jeweiliges emotionales, intellektuelles, kulturelles und gewohnheitsgemäßes Selbst.

Die Erfahrung mit meinen Beinen machte mir deutlich, dass ich nicht einfach einem meiner Sinne trauen und mich auch nicht bloß auf meinen Intellekt oder meine Gefühle verlassen kann. Eindimensionale Informationen werden mir nur eindimensionale Antworten liefern.

Um diese Falle zu umgehen, müssen wir auf alle unsere Sinne lauschen, ebenso wie auf unsere Gefühle, unseren Intellekt, unsere Intuition, unser Ahnengedächtnis und jene anderen oftmals undefinierbaren Stimmen. Unsere Entscheidungen kommen dann von einem Ort der Weisheit und einer nüchtern-klaren Sicht – einem Ort des Gleichgewichts – anstatt einem der Kurzschlussreaktionen, die wir später oftmals bedauern. Bis dato hast du vielleicht gehört, wie dieses Konzept mit Formulierungen wie im Gleichgewicht sein, dem Herzen folgen, achtsam sein oder Einssein zum Ausdruck gebracht wurde.

Wenn traditionelle Fährtenleser aus dieser ausgewogenen Perspektive heraus handeln, hören sie das Lied der Fährte. Würden sie der Fährte eines Tieres folgen, indem sie nur einer oder zwei Stimmen lauschten, wären sie langsamer und könnten schließlich in die falsche Richtung gehen oder die Fährte ganz verlieren. Wenn sie für alle Stimmen des Liedes offen bleiben, einschließlich derer, die in den Chor eintreten und ihn wieder verlassen, verändern sie ihre Perspektive mit der Stimmung und der Melodie des Liedes. Dieser Prozess veranlasst sie dazu, die Verfolgung der Fährte ständig zu verfeinern und neu auszurichten. Wir handeln aus derselben Art von Gewahrsein, wenn wir selbst in die Natur eintauchen, anstatt sie nur zu beobachten.

Hindernisse überwinden

Erstens: Das Ego

Wie bereits erwähnt, kann das Ego unseren Prozess hin zum Einssein mit der Natur behindern. Ein Verständnis des Egos und wie es funktioniert kann uns helfen, uns mit ihm zu verbünden, anstatt es als unseren Erzfeind anzusehen. *Das Ego ist ein Aspekt unserer Psyche, der das Selbst vom anderen unterscheidet.* Wenn wir gefährlichen Situationen begegnen, beschützt uns das Ego, indem es unsere Kampf-oder-Flucht-Reaktion auslöst.

Wenn unsere Kampf-oder-Flucht-Reaktion allerdings unzweckmäßig ausgelöst wird, kann unser Ego uns von anderen isolieren, indem es uns veranlasst, uns befangen zu fühlen und den Fokus nach innen zu richten. *Wenn wir draußen im* Reich der Natur *sind und uns ohne triftigem Grund vor einigen Tieren fürchten, oder wenn wir uns nicht zugehörig fühlen, dann nähern wir uns der* Natur *wahrscheinlich von unserem Ego-Verstand aus an.*

Um Natur zu werden, möchten wir unsere vom Ego erschaffenen Hindernisse beseitigen, die uns von den Tieren getrennt halten. Wie in Schritt 6 besprochen, können uns die Übungen zum Schattenwerden dabei helfen, Beziehung aufzubauen, aber wenn wir die Übungen von unserem Ego-Bewusstsein aus praktizieren, werden wir daran scheitern, uns mit dem wahren Sein zu verbinden, dessen Schatten wir werden. Wir werden nur das Bild kennen, das unser Ego schafft.

Wenn wir uns der Welt von unserem Ego-Verstand aus annähern, sehen und interagieren wir mit allem als separate Wesen. *Wenn wir von unserem Tierverstand aus agieren, werden wir zu multidimensionalen Wesen*, die für ihr Identitätsgefühl *nicht vom Ego abhängig sind.* Wenn wir uns zu einem Tier als multidimensionales Wesen in Bezug setzen können, werden wir fähig sein, auch hinter sein Ego-Selbst zu sehen. Dann erkennen wir das Tier als das, was es ist, anstatt als das, was dessen Schatten projiziert. Das ist Beziehung pur, und die Übung „Zum Einssein kommen" auf Seite 204 ist dafür gemacht, uns dorthin zu bringen.

Zweitens: Begrenzte Lebenserfahrung und Vorurteil

Beide sind berüchtigt dafür, zusätzliche Barrieren zu Gewahrsein und Einstimmung zu schaffen. Sie spielen beide eine große Rolle darin, wie wir die Welt betrachten, und veranlassen uns oft dazu zu verpassen, was wir andernfalls sehen könnten. Ich erinnere mich, dass viele Nadelbäume für mich gleich aussahen, als ich jung war. Sobald ich einmal die sie unterscheidenden Merkmale gelernt hatte, erschienen sie so verschieden wie Hund und Katze.

Oft kategorisieren wir aus Bequemlichkeit. Ich kann mich etwa entschließen, momentan Laubbäume zu ignorieren, sodass ich mich auf das Kennenlernen der Nadelbäume konzentrieren kann. Vorurteil ist etwas anderes: Es bedeutet, aufgrund einer Voreingenommenheit zu kategorisieren. Ich mag keine Katzen – sie sehen alle gleich aus und handeln gleich.

Ob es nun ein Mangel an Lebenserfahrung oder Vorurteil ist, es macht uns blind dafür, Gruppen oder Einzelne als die zu sehen, die sie wirklich sind. Es ist egal, ob es sich um Spinnen,

Schmetterlinge oder Muslime handelt. Sie werden entweder in unser Nichtwissen oder unsere fehlerhaften Meinungen gehüllt.

Drittens: Antworten haben

Wir können unsere Vorurteile auflösen und auf zweierlei Art und Weise an Lebenserfahrung wachsen: *Im Jetzt zu sein* und *Wie eine Frage zu sein*. Die Schritte 1 bis 4 haben uns ins Jetzt gebracht. Wie eine Frage zu sein, bedeutet, sich auf eine Art und Weise ins Leben einzubringen, die einen endlosen Fluss der Nachforschung und des Staunens anregt.

Durch Hinterfragen engagieren wir uns weiterhin im Jetzt, wohingegen Antworten uns veranlassen weiterzugehen und jegliche weitere Information auszublenden. Wenn es auch in einer Kultur, die Antworten ungemein bevorzugt, unbequem sein mag, wie eine Frage zu sein, sind es doch jene, die den Pfad des Hinterfragens mit offenen Armen begrüßen, die unsere Pionierinnen und Pioniere werden. Albert Einstein, der für seinen Intellekt bekannt ist, erkannte die unglaublich wertvolle Rolle des Hinterfragens, als er sagte: „Ich habe keine besonderen Talente. Ich bin nur leidenschaftlich neugierig."[69]

Im Vergleich zu einer Antwort, die uns einmal satt macht, lehrt uns eine Frage, wie wir Nahrung finden können. Eine Antwort wird uns einen Kristall zeigen und eine Frage wird uns in den Kristall hineinführen, wo wir in eine kaleidoskopartige Pracht eintauchen.

Jetzt, da wir diese Barrieren berücksichtigen, können wir uns daranmachen, sie von der Störung unserer sensorische Einstimmung abzuhalten. Die folgenden Geschichten werden Beispiele aus dem echten Leben liefern, wie sich das bewerkstelligen lässt.

Die Geschichten

Fährtenlesen am Ufer

Ein Adler glitt knapp über den Strand, auf den meine Lernenden und ich zupaddelten. Als wir auf dem sandigen Ufer angelandet waren, bemerkten wir die Fährte eines kleinen Tieres, die den Uferstreifen entlang verlief. Da es ein Kurs in Naturgewahrsein war, waren alle unverzüglich auf ihren Händen und Knien, beim Versuch herauszufinden, wer vorbei gekommen war.

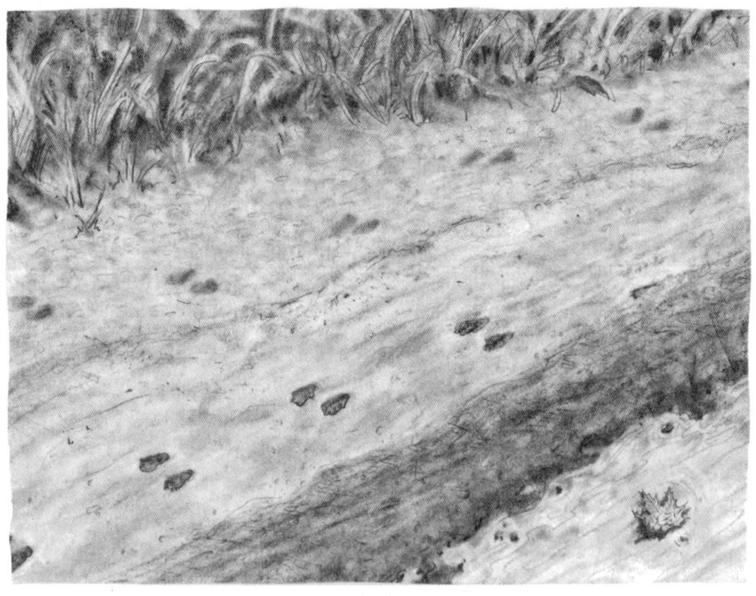

„Vielleicht ist es ein Eichhörnchen", schlug einer von ihnen vor.

„Nein", sagte eine andere, „ein Eichhörnchen hat nur vier Vorderzehen – und ich sehe fünf."

„Schau dir die Ballen auf diesem Fußabdruck an … sieht aus wie ein Baby-Waschbär."

„Wie steht es mit Bisamratte?"

„Tretet zurück und nehmt das Netz wahr", ermunterte ich sie.

Sie standen alle auf und traten sprichwörtlich zurück, doch waren sie offensichtlich verwirrt über den Grund.

„Es ist möglich, das Tier und sogar die ganze Geschichte auf einen Blick zu erkennen", sagte ich ihnen. „Lernen wir eine Pflanze kennen, indem wir allein ihre Blüte studieren? Schaut den Strand entlang und seht, wie das Tier im Zickzack geht. Wie ihr wisst, sind Bisamratten an Vegetation gebunden, und es gibt hier kaum welche. Ihr habt Waschbären gesehen, die den Uferbereich nach Leckerbissen durchkämmen und sogar ins Wasser hineinwaten, um Krebse zu bekommen."

„Waschbären und Bisamratten würden wahrscheinlich entlanggehen, statt zu hüpfen wie dieses", sagte einer. „Ich denke Stinktiere gehen auch zum großen Teil."

„Lasst uns das, was gerade geschieht, als Beispiel dafür nutzen, was ich Netz-Bewusstsein nenne. Stellt euch vor, dass die Fährte ein Faden in einem Netz ist, und wenn wir unseren Fokus auf den Faden legen, gelangt der Rest des Netzes aus dem Blickfeld. Das haben wir eben getan. Seht ihr die im Sand hinterlegte Linie des Hochwassers aufgrund der Sturmwellen der letzten Nacht? Werft nun einen Blick auf die Wellenlinie näher am Rand des Wassers."

„Die muss von der Brise von heute früh stammen", bot eine Schülerin an.

„Aha!", rief ein anderer Schüler. „Die Abdrücke sind zwischen den beiden Linien, also müssen sie irgendwann nach dem Sturm und vor der morgendlichen Brise entstanden sein."

„Das spricht gegen Eichhörnchen. Sie sind in der Nacht nicht aktiv", kommentierte jemand anderes.

„Wie immer steckt noch mehr im Netz“, sagte ich. „Seht ihr jene Fährten da drüben?“

„Sieht aus, als wären sie vom selben Tier“, meinte eine Schülerin, „nur sind sie höher am Strand, über der Sturmwellenlinie.“

„Wie unterscheiden sie sich von den Fährten zwischen den beiden Wellenlinien?“, fragte ich.

„Sie schauen definitiv älter aus“, bot ein Schüler an. „Sie sind ziemlich ausgewaschen, also müssen sie vor oder während des Sturmes angelegt worden sein.“

„Was sagt uns das?“

„Dass der Strand Teil der regulären Runde des Tieres sein könnte.“

„Bemerkt ihr, wie die beiden Sätze von Fährten zeigen, dass sich das Tier oft an denselben Plätzen umsieht.“

„Wartet, ich habe eine Idee!“, rief einer in der Gruppe aus. „Könnte das ein Nerzweibchen mit Nachwuchs sein?

„Du hast es“, sagte ich. „Was hast du zusammengetragen?“

Er antwortete, dass es die Größe des Tieres und die Tatsache war, dass sie hüpfte und sich auf diesen bestimmten Uferabschnitt konzentrierte.

Als wir uns im Sand niederließen und uns darüber unterhielten, dass der faszinierende Teil der Geschichte nicht so sehr darin lag, das Tier zu identifizieren, was wir sofort hätten tun können, indem wir einen Feldführer zur Hand genommen hätten. Es war mehr das Zum-Netz-werden: Das Zusammenspiel von Strand, Sturm, Wellen und Tier. Das war es, was uns das Wie und Warum vermittelte, und dadurch bekamen wir einen Einblick in die Augen, den Verstand und das Herz des Tieres.

Fangen spielen wie Wölfe

In meiner Jugend wurde mir das Privileg zuteil, mit einem Rudel halbdomestizierter Wölfe zu leben. Simbut, was auf Mohikanisch Silberwolf bedeutet, war das Alphaweibchen. Wir trafen uns, als sie elf Tage alt war und sich ihre Augen noch nicht geöffnet hatten. Ich war dabei, als das geschah, und wir gingen sofort eine Bindung ein. Wir wuchsen als Rudelkameraden auf, was mir einen intimen Einblick in das Leben von jemandem, der in natürlichem Einssein lebte, vermittelte.

Von Zeit zu Zeit bemerkte ich, wie Simbut allein wegging, um einen ruhigen Ort aufzusuchen, möglicherweise erhöht, mit einem guten Ausblick auf die Umgebung. Dort saß sie, sphinxgleich, und in kürzester Zeit sah sie sehr entspannt aus. Ihre Atmung verlangsamte sich, ihre Augen waren halb geschlossen und sie schien sich ihrer Umgebung nicht bewusst zu sein, bereit, in den Schlaf zu sinken.

„Was für eine Gelegenheit!", sagte ich mir. Hinter ihr hochschleichend, versuchte ich, ihren Schwanz zu kneifen. Das war die Art, wie wir fangen spielten, wobei sie in meine Fesseln biss, um mich zu fangen.

Es war allerdings kein faires Spiel, da sie mich nahezu immer übertraf. Ich hasse es, das zuzugeben, also sage ich gewöhnlich, dass sie es hasste, wenn ihr Schwanz berührt wurde. Und es ist wahr: Immer, wenn ich nahe herankam, klemmte sie ihn zwischen ihre Beine und schob ihr Hinterteil von mir weg, so schnell sie konnte.

Es schien, als würde sie überreagieren, bloß um komisch zu sein. Ob beabsichtigt oder nicht, sie sah so albern aus mit ihrem geradezu unter ihren Bauch gerollten Hinterteil, dass ich mich am Ende in einem Lachanfall am Boden rollte.

Schlimmer noch, nutzte sie dann meine Verwundbarkeit aus, indem sie herbeieilte, um in meine Fesseln zu beißen.

Aber ihre Liebe für das Spiel übertrumpfte, wie sehr sie

es hasste, wenn ihr Schwanz berührt wurde. Sie wackelte mit ihrem Hinterteil zuversichtlich vor mir, wissend, dass die Chancen, dass ich es tatsächlich erwischte, praktisch null waren. Also sah ich es auch überhaupt nicht so, dass ich mir einen Vorteil verschaffte, während sie fast eingeschlafen war. Ich dachte mir lediglich, die Chancen wären nun eher gleich verteilt.

Ich nahm mir Zeit zu pirschen, bewegte mich heimlich, als die Brise die Zweige zum Rascheln brachte, und erstarrte, als die Brise sich beruhigte. Ich hegte die Hoffnung, dass endlich die Zeit gekommen war, sie zu übertrumpfen, da ich in Simbuts Benehmen keine Veränderung entdeckte.

Die einzige Bewegung, die ich bei ihr ausmachen konnte, war ein Ohr, das sich hin und wieder leicht bewegte. Wölfe bewegen, wie viele andere Tiere, regelmäßig ihre Ohren, um Geräusche aus verschiedenen Richtungen aufzunehmen. Aber Simbuts Ohrbewegungen waren so lässig und scheinbar losgelöst von ihrem Bewusstsein, dass ich sie als bloßes Zucken abtat.

Als ich nahe genug kam, streckte ich meine Hand sehr sorgfältig aus, Zentimeter für Zentimeter diesem sich stets entziehenden Schwanz näher kommend. Gerade als ich dabei war, meine Finger um ihn zu schließen und ihr einen gehörigen Schrecken einzujagen – was mir endlich einen Punkt eingebracht hätte – nahm sie wie der Blitz Reißaus, mit dem Schwanz zwischen den Beinen und dem albernen Gekrieche ihrer Hinterbeine, die sie zum Bauch hin anzog.

Und was ich für einen Satz machte! Was für eine Meisterin der Täuschung – sie musste mich die ganze Zeit über beobachtet haben. Ich war dann so mit Adrenalin vollgepumpt, dass ich ihr hinterherjagte und einen noch größeren Narren aus mir machte. Sie ließ mich selbstverständlich nahe genug herankommen, dass meine Fingerspitzen gerade ihre Fellspitzen streiften und rannte dann neuerlich davon.

Wenn sie einmal in sicherer Entfernung war, stoppte sie und blickte über ihre Schulter zu mir herüber, als wollte sie sagen: „Ist das alles, was du kannst?"

Zuerst dachte ich, dass Simbuts Super-Gewahrsein etwas Spezielles war, aber als ich die anderen Wölfe des Rudels kennenlernte, gelangte ich zu der Erkenntnis, dass sie alle diese Fähigkeit hatten – und Hauskatzen gleichfalls. Wenn du sensorische Einstimmung auf Tier-Art erfahren möchtest, wird deine Katze sie dir gern demonstrieren. Wenn sie auf einem Mäuerchen oder auf der Rückenlehne der Couch sitzt, ihre Umgebung scheinbar nicht wahrnehmend, teste sie, wie ich es mit Simbut tat.

Ich habe diesen Zustand der Einstimmung bei vielen Tieren und auch indigenen Menschen beobachtet. Wie bei Tieren nutzen ihn Indigene, um zu rasten und Energie zu sparen, während sie zugleich die Wachsamkeit aufrechthalten. Jägerinnen und Jäger, sowohl menschliche wie tierische, werden diesen Zustand nutzen, um unsichtbar zu bleiben. Sie verweilen auf der Schattenseite der Dinge (siehe Schritt 9). Dadurch bewegen sie sich innerhalb der größeren Bewegungen, und das lässt sie so wenig verräterische Energie wie möglich aussenden.

Es braucht Erfahrungen aus erster Hand, um den Unterschied zwischen Ego-Bewusstsein und Einstimmung in den Tierverstand wirklich zu kennen. Worte können schlichtweg das Gefühl des Tierverstandes nicht einfangen, auf die Gegenwart einer anderen Person aufmerksam zu werden, indem du spürst, von ihr angestarrt zu werden. Die Erfahrungen anderer können dennoch einen Vorgeschmack vermitteln. Aus diesem Grund gebe ich dir drei Kurzgeschichten an die Hand, um dir zu helfen, die Einstimmung zu erkennen, wenn du sie erreichst.

Hirsch-Kreuzung

Während ich einen seichten Fluss entlangpaddelte, nahm mein Auge eine Unstimmigkeit in der Unterwasservegetation wahr. Da ich in meinem Tierverstand war, wusste ich sofort, was sie verursacht hatte.

Ich warf einen flüchtigen Blick nach unten, wechselte zum rationalen Bewusstsein und wertete schnell die schmale freigelegte Schneise aus, die quer durch den Fluss verlief. Diese Hirsch-Kreuzung, dachte ich, wäre ein guter Platz für einen Coup (siehe Schritt 12) oder um eine Falle zu stellen. Als Geschöpfe der Gewohnheit und des Musters, ganz wie wir, überqueren Hirsche Flüsse jeden Tag zur selben Zeit und an derselben Stelle.

Diese Angewohnheit habe ich mir durch Beobachtung angeeignet, wodurch mir die Hirsche sowohl vertraut als auch verletzlich erschienen. Hirsche wissen, dass sie im Wasser verwundbar sind, also wählen sie gerne Kreuzungen mit guter Sicht und solidem Untergrund. Ich nutzte diese unmittelbare Information, weitere Hinweise aus der Umgebung, frühere Erfahrungen und das Ahnengedächtnis, um so einen Überblick über das Netz zu gewinnen und mir vorzustellen, wie ich den Coup landen würde.

Im Weiterpaddeln kehrte ich zu meinem Platz im Kreis zurück – nicht als ich, sondern als ein Hirsch. Ich beobachtete, wie ich selbst weiter flussaufwärts mehrere Male querte. Die meiste Zeit, als ich die Stellen erreichte, fand ich wirklich Hirsch-Kreuzungen.

Spitzmaus-Denken

Eines Herbstes zog eine Spitzmaus in mein Schlafzimmer im ersten Stock ein. Ich hatte Platz, um zu teilen, da sie winzig war und nicht viel brauchte. Allerdings begann sie nahezu alles anzunagen, was einmal lebendig gewesen war, einschließlich Schildkrötenpanzer, Vogelflügel, Behältnisse aus

Rohhaut und alles, was mit Sehnen zusammengebunden war.

Indem ich in meinen Tierverstand eintrat, wurde ich ein Faden im Netz und lauschte. Wie du jetzt weißt, hat das Lauschen im Tierverstand wenig damit zu tun, Schallwellen zu bemerken, sondern mehr damit, die Rhythmen des Tieres und das Zusammenspiel aufeinander bezogener Faktoren zu spüren. Nachdem ich wieder in meinen rationalen Verstand zurückgekehrt war, stellte ich eine Falle auf und ging hinunter, um mit einem Freund, der zu Besuch war, Zeit zu verbringen.

Um mich selbst zu testen, sagte ich ihm, dass ich oben gerade eine Falle für eine Spitzmaus aufgestellt hatte und sie innerhalb von zehn Minuten gefangen sein würde. Er warf einen Blick auf die Uhr an der Wand, und dann verloren wir uns im Gespräch.

Wir hörten ein Schnappen. Mein Freund blickte zur Uhr und warf mir einen ungläubigen Blick zu. Ich ging hinauf, brachte die Spitzmaus herunter, um sie hinaus zu befördern, und wir nahmen wieder unseren Dialog auf.

Unsichtbare Mahlzeit

Der Tag war warm, und der grasige Fleck mit Blick über den Teich vor meinem Haus lud mich zu sich ein. Ich folgte dem Ruf gern und entspannte mich in die matte Nachmittagsstimmung. Nichts stach heraus, und ich bemerkte auch keine auffälligen Zeichen von Tierleben.

Als ich mich niedergelassen hatte, wurde ich zur Berührung der Sonne und zum Geruch des Wassers – und eine andere Dimension offenbarte sich mir. Ein Lichtschimmer am Rande des Wassers wurde ein Frosch, ein paar Mücken, die eine Unterarmhöhe über diesem Frosch schwebten, entblößten einen anderen und dann einen dritten. Eine Ameise, die eine Abkürzung über mein Bein nahm, lenkte meine Aufmerksamkeit auf Dutzende von Ameisen, die emsig zwischen saftigem Straußenfarn und zarten Himbeer- und Erdbeerblättern herumhuschten. In den Untiefen zu meinen Füßen gab es Rohrkolbenwurzeln und zarte Schösslinge, zusammen mit schwimmenden Wasserlinsen.

Aus meinem Augenwinkel nahm ich einen Fetzen von Orange wahr, der in den Pflanzen hinter mir herumhuschte. Ich drehte mich um und beobachtete einen Monarchfalter, der ein Ei nach dem anderen auf Seidenpflanzenschösslingen ablegte, die ich nicht gesehen hatte, als ich mich niedergesetzt hatte, obwohl ich nach ihnen Ausschau gehalten hatte.

Genau hier, in Reichweite, war alle Nahrung, die ich benötigte, um mich diesen Tag zu versorgen: Protein, Fett, Kohlenhydrate und Grüngemüse. Es kam nicht ans Licht, weil ich nach ihm Ausschau hielt, als ich mich niedersetzte, um zu schreiben. Vielmehr war ich in meinen Tierverstand hineingedriftet, was mich in einen Zustand der Einstimmung versetzte, der weder Erwartung noch Anhaftung an das Ergebnis in sich barg. Ich verschmolz mit dem Kreis des Lebens und wurde genauso wenig aufdringlich wie ein Schatten. Was anfangs unsichtbar für mich war, trat dann zutage, als ob jemand einen Knopf gedrückt hatte, wodurch Frösche und Straußenfarn aus verborgenen unterirdischen Kammern nach oben gelangten.

Die Übungen

Mit Nicht-tun beginnen

Wenn ich danach gefragt werde, was ich tat, um meine Sinne wieder zu erwecken und meine Gewahrseins- und Einstimmungsfähigkeiten zu erweitern, antworte ich, dass es genau genommen darum ging, was ich *nicht* tat. Wie in Schritt 4 besprochen, werden wir überstimuliert, wenn wir ständig mit sensorischem Input bombardiert werden. Aus Selbstschutz beginnen sich unsere sensorischen Rezeptoren zu desensibilisieren. Wenn sie mit normaler Kapazität weiter funktionieren würden, wären wir mit sensorischem Input überladen und würden mit der Zeit vermutlich psychotisch werden.

Das Ergebnis der Überstimulation ist, dass wir für unsere Umgebung unempfindlich werden und schließlich einen Großteil der natürlichen Welt ausblenden. Dieses Gewahrsein, das wir in Schritt 4 behandelten, ist so wichtig, dass es gar nicht zu stark betont werden kann.

Ich machte einen riesigen – und einfachen – Schritt, um meine sensorische Genauigkeit zurückzubringen, und das war aufzuhören, sie zu überfluten. Für Jahre sah ich mir weder Filme an noch spielte ich aufgenommene Musik ab, ich lebte ohne Elektrizität, ich reduzierte meine Lesezeit drastisch, ich ließ meinen Wecker hinter mir und vermied Routinearbeiten, und ich distanzierte mich von Freundinnen und Freunden, deren Leben sich um diese Praktiken drehte.

„Und was blieb da noch von deinem Leben übrig?“, fragen die Leute. Ich antworte, dass es das genaue Gegenteil war: Das Leben begann hereinzufluten. Ich hatte als passiver Empfänger gelebt, war größtenteils im Eiltempo unterwegs gewesen und hatte bloß dahinvegetiert. Ich war kaum mit dem verbunden, was meine Existenz ausmacht. Die Beseitigung dieser Flut von sensorischem Input badete meine Sinne in dem, wofür sie geschaffen waren: Natürliches Licht, die Musik der Natur und natürliche Attraktionen, mitsamt Freunden ähnlichen Gewahrseins. Der Wandel in mir war wunderbar.

Jeder Mensch ist anders. Denke also nicht, dass du so radikal wie ich sein musst, um dieselben Ziele zu erreichen. Die folgenden Übungen werden dir die Essenz dessen, was ich tat, vermitteln, und zwar so, dass du sie in dein Alltagsleben einbauen kannst.

Die Grundlagenübung

Wenn wir versuchen, uns mit der Natur zu verbinden, aber nicht in unserem Tierverstand sind, betrachten wir unseren Versuch entweder als gescheitert oder es fühlt sich zu sehr nach Arbeit an. Gib der folgenden Übung eine Chance, anstatt dich mit Frustration und begrenzten Resultaten abzugeben. Ich lernte diese Übung von meinen Wolfsfreunden, und ich habe eine Vielzahl von Tieren diese Übung machen sehen, bevor sie auf die Jagd gingen. Auch eine indigene Älteste zeigte mir die Übung, die sie „Zum Einssein kommen“ nannte. Sie ist hervorragend geeignet, die Nebel der Zivilisation zu lichten und uns ins Bewusstsein von Einssein/Tierverstand zu bringen. Einige Menschen beschreiben sie als aktive Meditation.

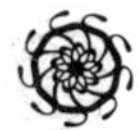

Übung: Zum Einssein kommen

1. **Finde einen Ort, vorzugsweise im Freien,** der dir einen Überblick über deine Umgebung verschafft und relativ frei von Lärm und den Ablenkungen des Alltags ist.
2. **Wähle einen bequemen Sitzplatz.** Vermeide Unbequemlichkeiten wie extreme Temperaturen und dem Wind ausgesetzt zu sein, besonders wenn du die Übung zum ersten Mal machst. Sitze aufrecht im Schneidersitz, eine dem Einssein förderliche Haltung.
3. **Atme tief und langsam,** um dich in deine Haltung hineinzuentspannen. Schenke mentalen oder emotionalen Störungen weder Aufmerksamkeit noch Unaufmerksamkeit, da Störungen zu nähren diese größer werden lassen und sie durch Unterdrückung nur von Neuem sprießen. In Ruhe gelassen, ziehen sie weiter wie eine Wolke am Himmel.

4. **Lasse deine Aufmerksamkeit von etwas einfangen, das sich in deiner näheren Umgebung befindet,** wie etwa ein Kieselstein, ein Insekt zu deinen Füßen oder ein sich golden färbendes Blatt. Erlaube dir, ganz durch den Gegenstand eingenommen und zu allem, womit er in Verbindung steht, in Beziehung gebracht zu werden.

Sagen wir, du würdest einen Kieselstein aussuchen. Beachte, dass er von anderen Kieselsteinen umgeben ist. Von dort wird deine Aufmerksamkeit zu den verschieden großen Steinen gezogen, die die Hügel vor dir bedecken. Du stellst fest, dass der nächste Hügel auch mit Steinen übersät sein muss, genauso wie die nicht sichtbaren Hügel dahinter. Dein Bewusstsein besteht nun aus all den Kieselsteinen und Hügeln, die vor dir liegen, und allem, was sie berühren und von ihnen berührt wird.

Die Wolfswelpen konzentrierten sich auf etwas Kleines, das ihre Aufmerksamkeit einfing, wie zum Beispiel eine Schmetterlingsdame. Sie ließen sich mithilfe ihrer Bewegungen aus dem eigenen Gefangensein in sich selbst zum nahtlosen Fließen jenseits des Selbst entführen. Dann ergriff eine Gelassenheit von ihnen Besitz, die sie von ihrer körperlichen Form und ihren emotionalen Verstrickungen frei machte. Sie vermischten sich mit ihrem Umfeld wie ein Windhauch, der durch die Bäume streift.

Wenn es nicht funktioniert

Wenn wir bei irgendeinem Schritt abgelenkt sind oder bei ihm hängenbleiben, beginnen wir einfach von vorne. Da wir ein eingefahrenes Muster durchbrechen, braucht es vielleicht mehrere Versuche, um die Schritte durchzugehen.

Eine andere Option besteht darin, das, was uns ablenkt, als unseren Zugang zu verwenden. Ob es Regen oder ein lauter Vogel oder ein wilder Gedanke ist, es kann uns aus uns selbst heraus- und in die Welt hineinziehen. Folgende tradierte Zen-Geschichte zeigt, wie das funktionieren kann.

Es waren einmal ein Suchender und eine Älteste, die zusammen eine Landstraße entlanggingen.

„Geachtete Älteste", sprach der Suchende nach einer Zeit des Schweigens, „wo kann ich den Zugang zum Gewahrsein finden?"

„Hörst du den Fluss, der dort drüben fließt?", fragte die Älteste. „Lasse ihn dein Zugang sein."

„Aber ich kann ihn nicht hören", gab der frustrierte Jüngling zurück, nachdem er sich angestrengt hatte, das Geräusch wahrzunehmen, das er zu vernehmen erwartete. „Diese wackeligen alten Karren, diese lärmigen Ochsen und Esel, die die Straße auf und ab gehen, übertönen alles."

„Dann lasse das dein Zugang sein", antwortete die Älteste.

Wenn wir uns dem verweigern, was uns gegeben wird, lösen wir oftmals eine emotionale Reaktion wie Frustration oder Feindseligkeit aus. Diese agieren als Barrieren zu Offenheit und Verbindung. Wenn wir hingegen Gedanken und Gefühlen freien Lauf lassen, ohne Rücksicht darauf, ob wir sie als positiv oder negativ ansehen, bleiben wir mental und emotional klar. Wie Jiddu Krishnamurti sagt: „Die Fähigkeit zu beobachten, ohne zu bewerten, ist die höchste Form der Intelligenz."[70] Ohne Beurteilung oder Frustration als Barrieren sind wir fähig, etwas als eine Gelegenheit anstatt als ein Hindernis zu betrachten.

Der schöne Teil des Zum-Einssein-Kommens ist, dass es dort nichts zu lernen gibt. Wir umgehen einfach nur das Durcheinander, das uns von Beziehung abhält. Da Einssein unserem Sein innewohnt, kehren wir bloß zu unserem Normalzustand zurück, ohne irgendeine zusätzliche Anstrengung.

Aber viele von uns müssen die Übung regelmäßig wiederholen, bis wir die Angewohnheit durchbrechen, auf unser kontrollierendes Ego zu vertrauen. Wir werden zunehmend fähig sein, ohne die Übung bewusst in den Tierverstand zu wechseln. Tatsächlich wird es oft spontan geschehen.

Viele von uns werden die Übung leicht finden, da wir uns im Wesentlichen von der rationalen Einstellung ablenken, was wir bereits gewohnt sind zu tun. Nur können wir hier Ablenkung als etwas Positives betrachten. Überhaupt könnten wir Ablenkungen positiver betrachten, da sie normalerweise Versuche des Geistes sind, zu seinem Naturzustand zurückzukehren.

Wenn wir einmal zum Einssein zurückgekehrt sind, befinden wir uns in einem Zustand, der dem Erwecken unserer Sinne höchst zuträglich ist.

 Vier sensorische Einstimmungsübungen

 1. Übungen für den Alltag

Die meisten davon brauchen wenig oder gar keine zusätzliche Zeit und werden genau in unsere üblichen Routinen passen.

- Trage Schuhwerk und Kleidung, die weich und dünn sind.
- Ermittle die Quelle von Geräuschen.
- Beachte, was Menschen tragen. Wähle an einem Tag Schmuck, am nächsten Schuhe und so weiter.
- Iss draußen.
- Finde ein Muster im Teppich, in den Fliesen oder im Gehsteig und folge ihm.
- Nimm die Treppen statt den Aufzug oder Rolltreppen.
- Verbringe jede Woche vier aufeinanderfolgende Stunden mit einem Kind unter sechs Jahren.

2. Aerobe Übungen

Körperliche Einstimmung ist ein Eckpfeiler für sensorische Einstimmung. Sie kann nahezu überall mit geringen oder keinen Kosten durchgeführt werden.

- Wähle irgendeine Aktivität, die die Hauptmuskelgruppen fordert, wie Schwimmen, Joggen, Tennis oder schnelles Tanzen.
- Beginne langsam und arbeite dich bis zu einer dreißigminütigen Aktivitätsphase hoch.
- Führe die Übung mit 60% deiner maximalen Herzfrequenz durch.
- Durchmische deine Routine, um Verletzungen durch sich ständig wiederholende Bewegungen zu vermeiden.
- Mache die Übungen jeden zweiten Tag, um maximalen Nutzen daraus zu ziehen.

Starte smart

Wenn du übergewichtig bist, ein chronisches Gesundheitsproblem hast, rauchst, trinkst, einen sitzenden Lebensstil pflegst oder über vierzig Jahre alt bist, lasse dich von jemandem beraten, der sich professionell mit Gesundheitsvorsorge beschäftigt, bevor du beginnst.

Vorteile von aeroben Übungen

- Gewichtsverlust
- Gesteigerte Kondition
- Niedrigere Herzfrequenz und Blutdruck
- Verbessertes Cholesterin-Profil
- Größeres sensorisches Gewahrsein
- Stärkeres Immunsystem

- Weniger Erkrankungen
- Verringerte Ermüdung
- Erhöhte Muskelkraft
- Verbesserte mentale Gesundheit
- Gesteigerte Lebensdauer

All dies wird uns helfen, im Reich der Natur gegenwärtiger und bewusster zu sein und besser zu funktionieren. Außerdem führt das Training zu einem Anstieg unserer Lebensqualität im Allgemeinen.

3. Städtisches Einstimmungstraining

Hier sind einige grundlegende Ideen, um dir den Einstieg zu erleichtern.

- **Mache eine Tour durch eine Stadt, wobei du dem Plan einer anderen Stadt folgst.** Die daraus entstehenden Widersprüche aktivieren unsere Sinne und zwingen uns, uns auf unsere Umgebung einzustimmen.
- **Folge einem zufälligen Algorithmus,** wie etwa *zwei Straßen nach Norden, dann eine nach Osten und drei nach Süden und dann wieder von vorne.* Verwende die Himmelsrichtungen anstatt *rechts* und *links* (siehe „In die Tier-Denkweise gelangen" auf S. 101).
- **Hinterlege Papier und Stift an öffentlichen Plätzen,** um Menschen auf Fragen antworten zu lassen wie „Wann hast du zuletzt geweint?" und „Welcher Geruch kommt dir unmittelbar in den Sinn?"
- **Entferne etwas von seinem angestammten Platz,** lege zum Beispiel einen Mülleimerdeckel auf eine Parkbank in der Nähe und beobachte die Reaktionen der Menschen.
- **Nutze deine Vorstellungskraft,** um weitere Wege zu finden, um dich selbst und andere aus den üblichen, von der Verbindung abgeschnittenen Routinen herauszuholen.

In der Stadt gehen wir gewöhnlich von Punkt A nach Punkt B und verpassen praktisch alles dazwischen. Wir ignorieren Gerüche und Geräusche und die mit ihnen verbundenen Erinnerungen. Wir gehen an Kuriositäten vorbei und verpassen, was sie uns bringen könnten. Wir nehmen nur Kenntnis vom Wetter, wenn es Unannehmlichkeiten bereitet. Aber so muss es nicht sein: Wir müssen nicht warten, bis wir hinaus in die Wälder können, um am Wiedererwachen unserer Sinne und der Einstimmung auf natürliche Rhythmen zu arbeiten. Wir können es überall in der Stadt tun, sogar bei der Arbeit oder wenn wir am Abend ausgehen.

Anhaltspunkte für städtisches Erwachen

- **Gehe mit einem groben Plan los,** sodass du weder zielorientiert noch ziellos herumwanderst.
- **Nimm die Muster wahr** – oder ihr Fehlen – an Menschen, Gebäuden und Landschaften.
- **Bleibe eingestimmt** in das Wetter, den Ort und die Bewegungsrichtung.
- **Tauche ein** in jegliche Gefühle, Erinnerungen und Empfindungen, die aufsteigen.
- **Und vor allem: Habe Spaß!**

4. Windrichtungsübung

Dies ist eine schnelle Abfrage zur Aufmerksamkeit, die überall und jederzeit im Freien gemacht werden kann. Die Übung bringe ich zu willkürlichen Zeiten bei Kursteilnehmenden und sogar bei befreundeten Menschen zum Einsatz. Hier ist Schritt für Schritt, wie sie üblicherweise abläuft.

Erstens: „Alle schließen ihre Augen und halten sie geschlossen."

Zweitens: „Zeigt jetzt *schnell* in die Richtung, aus der der Wind kommt."

Drittens: „Öffnet nun die Augen und überprüft, wie nah ihr dran seid.“

Diejenigen, für die die Übung neu ist, fangen oft an zu kichern, wenn sie sehen, wie viele von ihnen weit daneben liegen; und diejenigen, die mit der Übung vertraut sind, schwören auf sie, da sie gesehen haben, wie sehr sie ihr Gewahrsein generell verbessert hat.

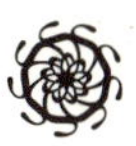

Vier Gleichgewichtsübungen zu Leidenschaft und Gewahrsein

Zu viel Leidenschaft unterdrückt Gewahrsein und nicht genug Leidenschaft hält uns in einem Sitz-und-schau-nur-zu-Modus zurück. Wenn Leidenschaft und Gewahrsein im Gleichgewicht sind, nähren sie einander und lassen einander mit maximaler Effizienz weiterarbeiten. Die folgenden Alltagsübungen helfen bei der Aufrechterhaltung des Gleichgewichts.

1. Durchbrechen mentaler Muster

- **Verwende deine andere Hand,** wenn du isst, deine Haare kämmst und schreibst.
- **Tritt zuerst mit deinem anderen Fuß auf.** Wenn du normalerweise mit deinem rechten Fuß zu gehen beginnst, wechsele zum linken.
- **Sieh dich nach weiteren Gelegenheiten um,** Dinge anders zu tun, als du sie gewohnt bist.

Diese einfache Übung hat die Kraft, unser Gehirn neu zu verkabeln, sodass wir uns weniger auf reflexartige Reaktionen und von vornherein feststehende Schlüsse verlassen, sondern stattdessen offener sind, dem Kreis des Lebens zu lauschen und uns auf ihn einzustimmen.

2. Gleichgewichtsübungen

- **Stehe auf einem Bein,** wann immer du an einer Stelle verharrst. Wechsele regelmäßig das Standbein.
- **Klemme den ungenutzten Fuß hinter das andere Bein,** um den Wirkungsgrad der Übung zu erhöhen.
- **Mache die Übung mit einer Augenbinde,** wenn du eine größere Herausforderung benötigst.

Diese Übung baut Beinkraft und Gleichgewichtssinn auf, die unsere Beweglichkeit und Anmut erhöhen. Zusätzlich leistet ein verbessertes körperliches Gleichgewicht der mentalen und emotionalen Ausgeglichenheit Vorschub.

3. Mit verbundenen Augen gehen

- **Suche eine vertraute Strecke aus,** die du sicher mit einer Augenbinde gehen kannst. Am besten funktioniert es mit einem schmalen Weg.
- **Verbinde dir die Augen.**
- **Mache kleine Schritte,** schreite langsam und bewusst voran. Tritt mit den Ballen deiner Füße auf. Lasse deine Füße und deine Erinnerung deine Augen werden.
- **Halte sofort an und gehe zurück,** sobald du merkst, dass du vom Weg abgekommen bist.
- **Mache eine Pause, wenn du mental oder emotional müde bist.** Fünfzehn Minuten bis zu einer halben Stunde sind eine angemessene Dauer für den Anfang.

Zusätzlich zur Unterstützung bei der Belebung unseres Sehsinns (indem wir ihn nicht für selbstverständlich nehmen), werden unser Hör-, Tast- und Geschmackssinn gestärkt. Mit der Zeit sollten wir feststellen, dass unsere Füße sensibler werden, bis zu dem Maße, dass wir anfangen, mit ihnen zu sehen. Mit noch mehr Erfahrung werden wir Bilder des vor uns liegenden Weges sehen.

Eine Abwandlung dieser Übung besteht darin, in der Nacht ohne Taschenlampe zu gehen (was auch hilft, Angst vor der Dunkelheit zu kurieren).

4. Unsichtbar werden

- **Wähle etwas für das Schattenwerden,** dessen Bewegung du leicht nachahmen kannst, wie etwa eine Person, ein Haustier oder eine Pflanze, die sich im Wind bewegt (siehe Seite 165).
- **Vergewissere dich, dass du deinen Ego-Verstand verlassen hast,** um nicht „Schau-mich-an"-Energie auszusenden.
- **Tue jeden Schritt mit der Absicht, keine Spuren deiner Bewegungen zu hinterlassen.**
- **Mache keine zusätzlichen Bemühungen, um unsichtbar zu werden.**

Einem Schatten wird wenig oder keine Aufmerksamkeit geschenkt, deswegen können wir (wie andere Tiere) vollständig sichtbar irgendwo stehen und doch nicht gesehen werden. Ein Beutegreifer auf der Pirsch wird zu einem Schatten und nimmt Schatten-Bewusstsein an, um sich innerhalb der Schatten zu bewegen – ein Schatten innerhalb eines Schattens. Ich habe die Theorie, dass wir Menschen, die wir uns als Beutegreifer und Fluchttiere entwickelten, genetisch dazu programmiert sind, uns im Schatten zu bewegen. Alles, was wir tun müssen, ist, diese angeborene Fähigkeit abzustauben und sie etwas aufzupolieren.

Wir können mithilfe dessen identifiziert werden, was wir hinterlassen – es sei denn, wir sind ein Schatten, der keine Spur hinterlässt. Vor zwei Jahrhunderten beschrieb ein unbekannter Zen-Mönch Schatten-Bewusstsein folgendermaßen:

Die Schatten der Bambusblätter bewegen sich
keinen Zentimeter, obwohl sie den Boden kehren.

Die Spiegelung der Mondin hinterlässt keine Narbe auf dem Wasser, obwohl sie bis zum Grund vordringt.

Wie wir in Schritt 6 besprachen, bedeutet bei etwas oder jemandem Schattenwerden zu praktizieren, unsere eigene Identität zurückzulassen und so in ein anderes Wesen vertieft und ganz eins mit ihm zu sein, dass wir uns bewegen, wie es sich bewegt, und denken, wie es denkt. Wir sind nicht länger auf uns selbst begrenzt, noch sind wir dem verhaftet, dessen Schatten wir geworden sind. Unser Tierverstand wird der Verstand von allem. Wir sehen, hören, fühlen und spüren alles, was um uns herum ebenso wie in uns geschieht. Auf dem Ego basierende Gefühle von Angst, Trennung und Misstrauen verschwinden. Enorme, selten genutzte Abschnitte unseres Gehirns verbinden sich nun mit einem großen Teil des Lebens und das auf vielerlei Arten, die uns vormals unerreichbar waren.

Mit der Zeit kann Schattenwerden wieder zu unserer zweiten Natur werden: Wir werden über die Landschaft ziehen wie ein nicht feststellbarer Windhauch, und alles wird sein, wie es war, bevor wir herkamen.

Wenn du Schwierigkeiten mit irgendeiner der obengenannten Übungen hast, versuche die Zum-Einssein-Kommen-Übung (S. 143) zum Aufwärmen. Ich ermuntere meine Kursteilnehmenden dazu, immer dann Zum-Einssein-Kommen zu üben, wenn sie sich nicht im Gleichgewicht fühlen. Mehr verwandte Übungen sind unter Abschnitt 4 meines Buches *Journey to the Ancestral Self* zu finden.

---

* Erscheint in Kürze auf Deutsch unter dem Titel *Reise zum ursprünglichen Selbst*. (Anm. d. Übers.)

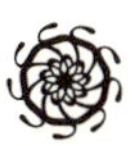

Sechs Spiele für sensorisches Gewahrsein

Diese überlieferten Spiele beruhen auf den Sinnen und der Intuition, was es schwierig macht, sie mit Worten zu beschreiben. Zu den Spielen 1 bis 5 gibt es Begleitvideos, in denen die Spiele gespielt werden, was zum Verständnis ungemein beitragen wird. Die Videos kannst du auf der Website der *Teaching Drum Outdoor School* finden unter: **http://teachingdrum.org/becoming-nature**.

Die Spiele müssen nicht in einer besonderen Reihenfolge gespielt werden, da jedes dich abholt, wo du gerade stehst. Stelle dich darauf ein, gewaltig herausgefordert zu werden, da jedes von mir ausgesucht wurde, um sowohl die kognitiven Kompetenzen auszuweiten als auch das Tierverstand-Bewusstsein zu fördern.

Die Regeln für alle Spiele

- **Nichts ist wichtig.**
- **Nicht denken.**
- **Nicht wetteifern.**

Zu analysieren steht uns nur im Weg und löst Frustration aus. Der Schlüssel liegt darin, gewahr zu bleiben und mit allen Sinnen zu beobachten. Eine wetteifernde Herangehensweise bringt uns ins Ego-Bewusstsein, was das Netz der Natursprache zerstört, das die Spielenden miteinander und mit den Teilen des Spiels verbindet.

---

1. Das Spiel „Geheimer Stein“

Anzahl der Spielenden: 2 oder mehr
Materialien: 11 verschiedene Steine

a. **Lege die Steine in einem Kreis aus.** Die Spielenden sitzen in einem Kreis um die Steine.
b. **Die erste Person beginnt das Spiel, indem sie einen Stein auswählt,** ohne ihre Wahl verbal zu enthüllen. Allerdings gibt sie ihre Auswahl in der Natursprache bekannt und weist die anderen Spielenden darauf hin.
c. **Sie entfernt einen Stein des Kreises,** aber nicht den von ihr ausgewählten.
d. **Der sonnenläufige (im Uhrzeigersinn) nächste Spieler entfernt einen Stein.** Das Ziel ist, nicht den unbekannten Stein zu nehmen, der von dem beginnenden Spieler ausgewählt wurde.
e. **Das Spiel geht so lange so weiter,** bis entweder ein Spieler den ausgewählten Stein wegnimmt oder der ausgewählte Stein als einziger übrig bleibt.
f. **Die nächste Person, die sonnenläufig sitzt, wählt einen Stein aus,** und das Spiel geht weiter.

Sobald du versiert bist – aber nicht vorher – erfinde deine eigenen Variationen.

2. Das „Steinverfolgungsspiel“

Der Zweck dieses Spiels besteht darin, unsere intuitive Fähigkeit zu nutzen, einem Stein zu folgen, der zwischen den anderen Spielenden verdeckt weitergegeben wird.

Anzahl der Spielenden: 3 bis 5
Materialien: Ein flacher Stein, klein genug, um bequem in die Faust einer jeden Person zu passen. Ein leichter Stab in der Län-

ge Ihrer ausgebreiteten Arme, von Fingerspitze zu Fingerspitze gemessen.

a. **Der Fährtenleser sitzt den anderen Spielenden gegenüber,** die nahe beieinander in einer Reihe sitzen, ungefähr 2 bis 2,5 Meter vor ihm.
b. **Ein Spieler zeigt dem Fährtenleser den Stein,** der einem anderen Spieler übergeben wird, wobei die Hände stets vollkommen im Blick des Fährtenlesers sind, aber den Stein nicht zeigen.
c. **Die Spielenden reichen den Stein einander immerzu weiter** – oder tun so als ob – ohne eine bestimmte Reihenfolge, mit dem Ziel, den Fährtenleser beim Verfolgen des Steins durcheinander zu bringen.
d. **Der Fährtenleser versucht, dem Stein ständig zu folgen,** indem er mit dem Stab auf die Hand zeigt, von der er meint, dass sie ihn hält.
e. **Wenn die Zeit um ist, wird der Stein gezeigt.** Drei bis fünf Minuten funktionieren gut.
f. **Jeder Spielende** ist viermal (direkt) hintereinander Fährtenleser, bevor gewechselt wird.

3. Stäbe-Spiel

Vor dem Spiel schaut ein Spielender auf Seite 223, um das Geheimnis zu lüften, wie das Spiel funktioniert, und hält dieses vor den anderen geheim.

Anzahl der Spielenden: Zwei oder mehr
Materialien: Neun handlange oder etwas längere Stäbe

a. **Alle Spielenden sitzen einander zugewandt in einem Kreis.**
b. **Der informierte Spieler arrangiert einige oder alle der vor ihm liegenden Stäbe** in einem zufälligen Muster.
c. **Er fragt: „Wie viele Stäbe sind da?“**

d. **Alle Spielenden bringen ihre Antworten vor.**
e. **Wenn jemand zwei Mal in Folge korrekt antwortet, ist diese Person dran, die Stäbe niederzulegen,** und so weiter, bis alle das Spiel kapiert haben oder anfangen, sich die Haare zu raufen.

4. Spinnennetz-Spiel

Beginne, indem nur ein Spieler auf Seite 224 blättert, um das Geheimnis zu erfahren, wie das Spiel gespielt wird. Das muss vor den anderen Spielenden geheim gehalten werden.

Anzahl der Spielenden: Drei oder mehr
Materialien: Zeigestab (optional)

a. **Alle Spielenden sitzen einander zugewandt in einem Kreis** und schweigen.
b. **Der informierte Spieler spinnt ein imaginäres Netz** zwischen mehreren nahen Objekten, mit dem Zeigestab oder Finger zeigend, während er in etwa sagt: „Ich spinne ein Netz von diesem Stein hin zum Ende dieses Holzscheites bis zu Susans linkem Ellbogen."
c. **Der Spinner fragt: „Wessen Netz ist es?"**
d. **Die Spielenden bieten ihre Antworten an,** bis jemand den Spieler, der das Netz besitzt, korrekt identifiziert.
e. **Die erste Person, die zwei Mal in Folge korrekt antwortet,** ist die nächste Spinnerin.

5. Trommel-Pirsch

Anzahl der Spielenden: Zwei oder mehr
Materialien: Augenbinden und eine Trommel oder ein anderer Krachmacher

a. **Alle Spielenden, außer einem Trommler, verteilen sich** in einem bewaldeten Gebiet, legen sich Augenbinden um und drehen sich mehrmals um die eigene Achse, um die Orientierung zu verlieren.
b. **Der Trommelnde bringt sich selbst in eine zu allen Spielenden etwa gleiche Entfernung,** an einer Stelle, die für das Geschick der Spielenden herausfordernd genug ist.
c. **Die Trommel wird ein paar Mal geschlagen.**
d. **Die Spielenden bahnen sich ihren Weg zur Trommel,** wobei das Ziel ist, auf Kurs und möglichst leise zu bleiben. Wenn Spielende in ihrer Ausrichtung nicht länger Klarheit haben, bleiben sie sofort stehen und warten, bis die Trommel wieder erklingt.
e. **Wenn alle Spielenden stehen geblieben sind, trommelt der Trommler.**
f. **Leise signalisiert der Trommler den Spielenden,** die ihn erreichen, ihre Augenbinden abzulegen und den Weg für andere Ankommende frei zu machen.

6. „Katze oder Hund"-Spiel

Ich kann zwanghaft sein, wenn es um Details geht. Wenn du und ich zusammen draußen wären und auf eine Feder stoßen würden, wie die Flügelfeder eines Haarspechts, die ich gestern fand, könntest du dir gleich einen bequemen Sitzplatz suchen, da ich anhalten und ihre Geschichte lesen würde. Ich würde nach Kompressionsmarkierungen entlang ihres Kiels Ausschau halten, um zu entscheiden, ob sie gemausert oder herausgezogen wurde, und wenn sie herausgezogen wurde, wer es war. Ich würde die Druckzeichen auf den Widerhaken lesen, die die Geschichte der Ernährungsweise des Vogels und seine physische Verfassung erzählen. Dann würde ich Glanz, Färbung und Abnutzung überprüfen, um das Alter, das Aktivitätsniveau und den Ursprungsort des Vogels herauszufinden.

Oftmals tue ich dasselbe mit einer Fährte: Wie viele Ausbuchtungen sind auf den führenden und seitlichen Rändern des Handflächenballens? Sind die Zehenballen tropfenförmig, oval oder länglich? Zeigt der Krallenabdruck Beschleunigung, Verlangsamung oder Seitwärtsbewegung an?

Wenn ich die Fährte eines Tieres verfolge, stelle ich diese Fragen allerdings nicht. Fährtenlesen entwickelte sich nicht als analytische Übung, sondern um Fleisch nach Hause zu bringen. Mein Ziel – und das Ziel jeden Tieres, das mittels Fährtenlesen jagt – besteht darin, Zeichen mit einem Blick zu lesen, um sich weiter bewegen zu können und das Tier so schnell wie möglich zu finden. Für mich ist das der ultimative Test im Fährtenlesen. Und der ultimative Kick: Meine Sinne sind gespannt, Adrenalin wird ausgeschüttet und ich bin berauscht vom Hochgefühl der Jagd. Ich bin augenscheinlich dazu geboren, Fährten zu lesen.

Wenn ich nun aber auf eine unscharfe Fährte treffe, die entweder hundeartig oder katzenartig sein könnte, bin ich immer noch versucht, Halt zu machen, sie zu identifizieren und sie anschließend wie eine Feder zu lesen. Der rationale Verstand ist ein kraftvolles Werkzeug, das gern gebraucht wird. Stattdessen habe ich gelernt, auf einen Blick Hinweise wahrzunehmen, die so eindeutig wie eine detaillierte Analyse sein können.

Bitte denke daran, dir die Videos zu den Spielen auf http://teachingdrum.org/becoming-nature anzusehen.

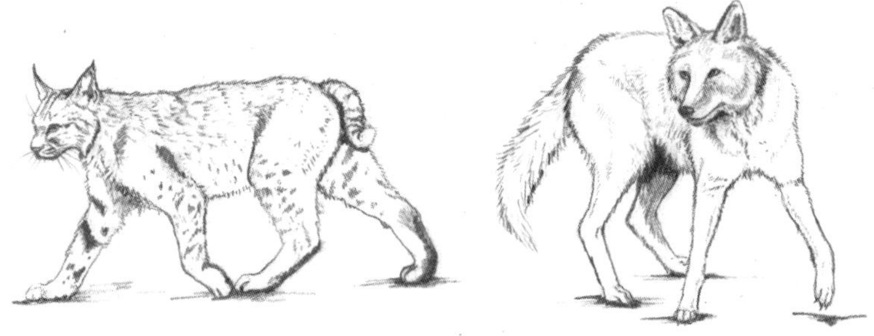

Typische Trittsiegel der Hundeartigen und Katzenartigen

Leicht zu lesende Hinweise zur Unterscheidung von hunde- und katzenartigen Fährten

- Die Fährten Hundeartiger neigen dazu, länger als breiter zu sein, während es bei katzenartigen Fährten meist umgekehrt ist (siehe Illustration unten).
- Hundeartige gehen mehr auf ihren Zehen als Katzenartige, die mehr Gewicht auf ihre Ballen bringen.
- Hundeartige haben schmale Ballen und große Zehen, bei Katzenartigen ist es umgekehrt.
- Die Zehen von Hundeartigen, besonders Wolf und Kojote, sind üblicherweise gebündelt, wobei die kurzen äußeren Zehen teilweise hinter den dominanten mittleren eingerückt sind. Die Zehen von Katzenartigen sind in einem Halbkreis ausgebreitet, der circa 40% des Ballens umfasst.
- Die zwei zentralen mittleren Zehen von Hundeartigen haben dieselbe Länge, während die weiter innen gelegene Mittelzehe von Katzenartigen leicht übersteht.

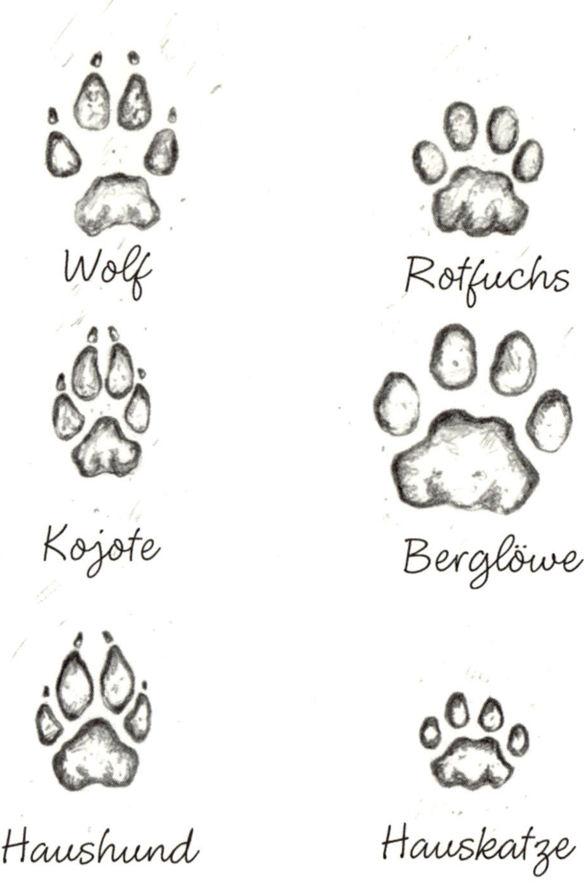

Typische Spuren Hunde- und Katzenartiger

Lies den Abdruck der Vorder- anstelle der Hinterpfoten. In beiden Familien sind die Vorderpfoten etwas größer, abgesetzter und charakteristischer als die Hinterpfoten. Wenn wir in unserem Tierverstand sind, ist es möglich, den Energieunterschied zu fühlen, den Fährten von Hundeartigen und Katzenartigen projizieren.

Ein Quiz

Warum dominieren bei den Pfoten der Katzenartigen die Ballen, bei denen von Hundeartigen die Zehen? Die Antwort befindet sich auf Seite 225.

Nachdem du dich mit den Spielen vertraut gemacht hast, merkst du vielleicht, dass sie von all dem Gebrauch machen, was wir bisher gelernt und wiedererweckt haben. Nun geht es schneller: Wir sollten von jetzt an einen raschen Fortschritt sehen und fühlen können, während wir danach streben, unsere Erziehung in einer Gesellschaft zu kompensieren, in der die Natur kaum eine Rolle spielt.

Die letzten zwei Spiele, „Trommel-Pirsch" und „Katze oder Hund", sind beide bewegungsorientiert. Sie wurden in Vorbereitung auf den nächsten Schritt ans Ende gestellt, wo wir lernen werden, uns mit der Anmut von Wolf und der List von Berglöwe zu bewegen.

Die Antworten zu Schritt 7

Das Geheimnis beim Stäbe-Spiel (Seite 217)

Als der informierte Spieler bist du der/die Erste, der/die Stäbe hinlegt. Arrangiere sie auf irgendeine Weise: Komplex oder einfach, mit Kontakt oder nicht. Wenn du fertig bist, lege deine Hände ungezwungen in deinen Schoß oder vor dich, sodass alle Spielenden sie leicht sehen können.

Die Antwort auf „Wie viele Stäbe sind da?" hat nichts mit dem zu tun, wie viele Stäbe arrangiert sind, sondern damit, wie viele Finger du ausgestreckt hast. Wenn du einen ausgestreckt hast, ist die Antwort „eins“. Wenn du sieben Finger ausgestreckt hast, ist die Antwort „sieben“. Gehe sicher, dass sich deine Finger natürlich zeigen, sodass deine Hände keine unnötige Aufmerksamkeit erregen.

Die Absicht besteht nicht darin, die Spielenden zu täuschen, sondern sie ihren Weg durch die vorgefassten Meinungen und die fokussierte Aufmerksamkeit finden zu lassen, die sie vom Sehen mit Überblick abhalten.

Wenn niemand korrekt antwortet, gib die richtige Antwort und lege die Stäbe erneut.

Wenn eine Person zwei Mal in Folge richtig antwortet, aber nachdem sie mit Legen der Stäbe dran war offensichtlich wird, dass sie das Geheimnis in Wirklichkeit nicht entdeckt hat, übernimmt die vorherige Spieler wieder das Legen.

Das Geheimnis beim Spinnennetz-Spiel (Seite 218)

Als der informierte Spieler spinnst du das erste Netz. Du wirst die Antwort auf „Wessen Netz ist es?“ nicht kennen, bis du die Frage aussprichst, da das Netz der ersten Person gehört, die spricht.

Wenn ein Spieler die Besitzerin des Netzes falsch identifiziert, antworte einfach mit „Nein“ und wiederhole die Frage. Lasse die Spielenden so lange raten, bis sie die richtige Person wählen. Spiele weiter, bis alle das Spiel gelöst haben.

Wenn eine Person zwei Mal in Folge korrekt antwortet, aber nachdem sie mit dem Spinnen des Netzes dran war offensichtlich wird, dass sie das Geheimnis in Wirklichkeit nicht entdeckt hat, übernimmt der vorherige Spinner das Spinnen.

Antwort auf das Quiz (Seite 223)

Frage: Warum dominieren bei den Pfoten der Katzenartigen die Ballen, bei denen von Hundeartigen die Zehen?

Antwort: Es hat mit Bewegungsmustern und Jagdstrategien zu tun. Beobachte eine Hauskatze dabei, wie sie würdevoll und ruhig durch den Raum trottet. Dann vergleiche das mit den energischeren, direkten Schritten eines Hundes. Während die beballten Pfoten von Katzenartigen zum Gehen geschaffen sind (was sie dem Laufen bei Weitem vorziehen), sind die starken Zehen von Hundeartigen für Geschwindigkeit und Bodenhaftung ausgelegt, und sie machen sich nichts daraus, einen Sprint hinzulegen. Obwohl beide Tiere pirschen, sind Katzenartige normalerweise viel besser darin, und Hundeartige tun sich im Allgemeinen bei der Verfolgungsjagd hervor.

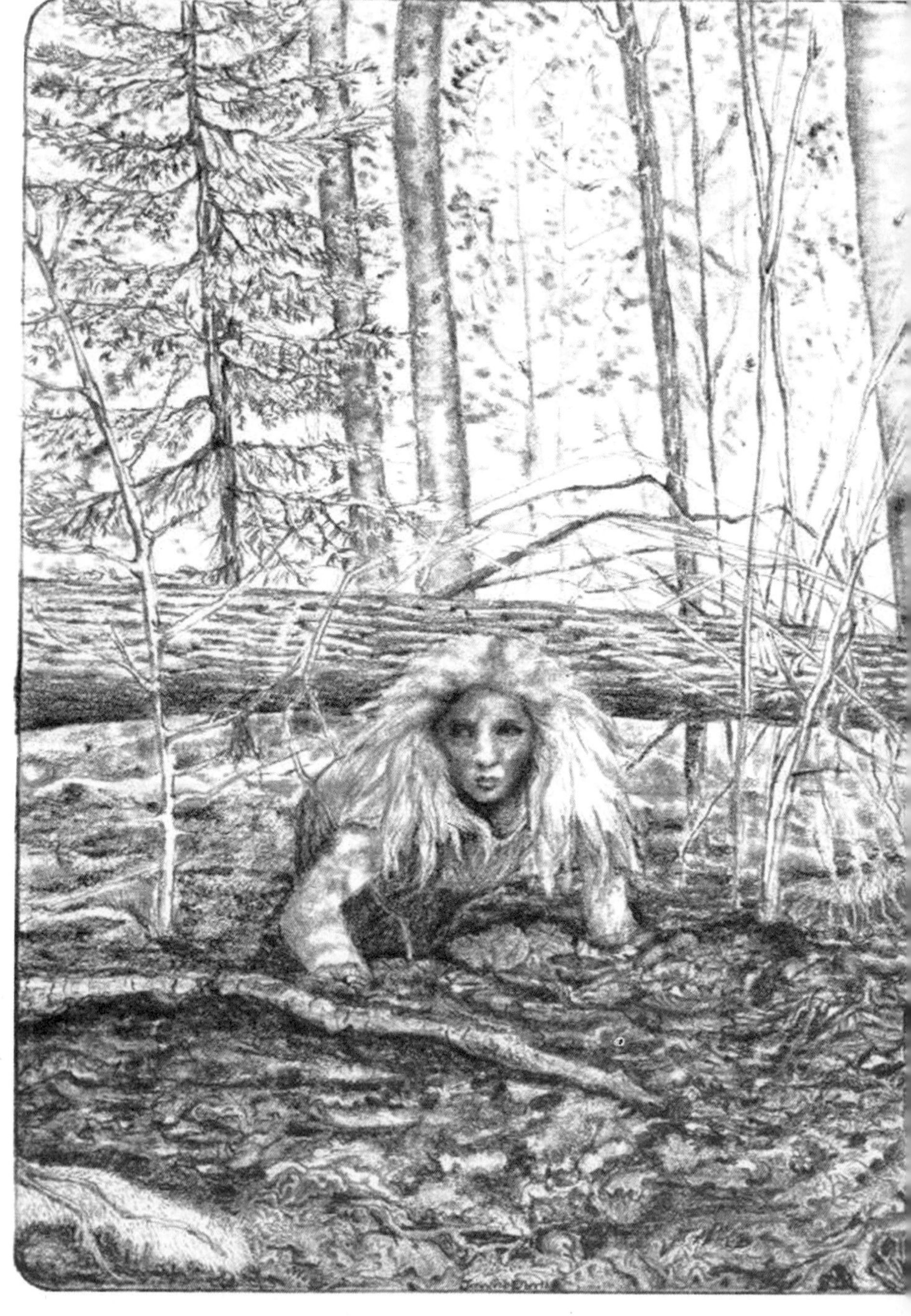

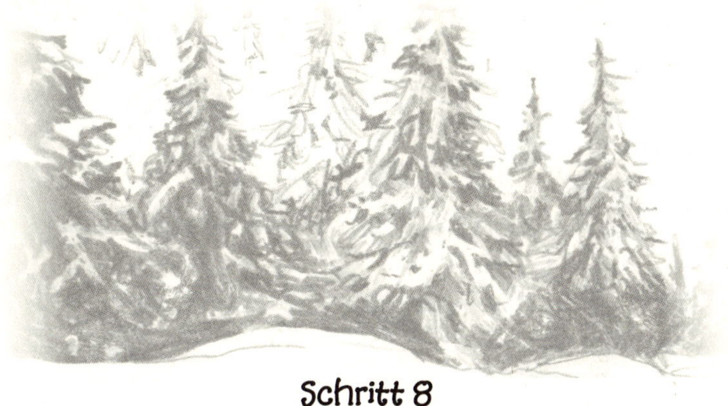

Schritt 8

Gehe und paddele still wie ein Schatten

Menschen, die mit der Natur eins sind, gehen vollkommen in jedem Schritt, den sie tun, auf. Gehen ist eine Meditation, die sie in den Körper und in das Jetzt bringt, dadurch wird das Gehen zu einem Mittel zur Vertiefung des Gewahrseins und zu einem Werkzeug für Wachstum.

Wir, die wir in modernen Kulturen aufwuchsen, halten das Ziel tendenziell für wichtiger als die Reise. Wir fällen unsere Entscheidungen auf der Grundlage davon, wie schnell und bequem wir einen Zielort erreichen können und erachten normalerweise die nötige Zeitspanne, um dorthin zu gelangen, als eine Unannehmlichkeit. In der Natur ist hingegen die Reise das Ziel: Wohin wir gehen, ist selten so wichtig wie die Art und Weise, in der wir dorthin gelangen.

Um Tiere wirklich zu kennen, müssen wir so ruhig und effizient durch die Wälder und Wiesen gehen und laufen wie sie. Wir müssen uns erlauben, uns ohne unsere Ego-Schilder hinauszuwagen und ohne Worte zu hören. Wir müssen zur Natur werden, wo die Wälder unser Klassenzimmer und die Tiere unsere Lehrerinnen und Lehrer sein werden.

Hier werden wir uns wieder damit vertraut machen, wie unsere indigenen Vorfahren sich bewegten. Das ist die Art und Weise, wie wir uns naturgemäß bewegen, wenn wir völlig gegenwärtig und eingebunden sind. Wir werden die Arbeit fortsetzen, die wir in Schritt 3 und 7 begannen, nämlich zu lernen, wie wir von der Zielorientiertheit dazu übergehen, bei jedem Schritt der Reise gegenwärtig zu sein. Die Übungen sind dahingehend entworfen, den Panzer der Selbstbezogenheit zu durchbrechen und uns wieder mit der unschuldigen Neugierde unserer Kindheit zu verbinden.

Zugleich werden wir lernen, die wissende Perspektive unserer Lebenserfahrung in unsere Bewegungen zu integrieren. Eine dieser Erfahrungen ist, zum Tier zu werden – eine angeborene Überlebenskompetenz, deren Praxis wir in Schritt 11 erlernen. Wenn wir zu einem Tier werden, beginnen wir, genau so zu gehen: So zielgerichtet, dass es wie ziellos erscheint. Im Reich der Natur gibt es keine andere Art und Weise, um sich zu bewegen. Jeder Schritt bringt ein Tier entweder dem Tod näher oder entfernt es davon, folglich muss jeder Schritt sowohl stabil als auch an sofortige Veränderung angepasst sein.

Natürliches Gehen

Indem wir lernen, dem Terrain zu gestatten, jeden Schritt vorzugeben, gleiten unsere Füße mit der Grazie einer Ballerina und dem Fluss eines Tai-Chi-Meisters dahin. Unsere abgehackten Bewegungen werden flüssig, und wir finden unseren Weg so geschmeidig wie das Wasser, das sich um die Felsen von Stromschnellen windet. Im Wesentlichen fließen wir mit allen anderen Bewegungen zusammen: Wir werden Natur.

Das mag poetisch klingen, aber es spricht einen rein mechanischen Prozess an. Jede Aktion hat ihre gleichartige und entgegengesetzte Reaktion. Aus diesem Grund möchten wir so gegenwärtig wie möglich sein, wenn wir uns bewegen, sodass wir so gegenwärtig wie möglich sein können für das, was unsere Bewegung auslöst. Beim Gehen bedeutet das, mit jedem Schritt eine instinktive Verbindung zu haben.

Schuhwerk

Stelle dir Gehen als eine Form der Berührung vor. Wenn wir eine sensorische Verbindung bei jedem Schritt haben, wird es wahrscheinlich ein bewusster Schritt sein. Ich empfehle, so oft wie möglich barfuß zu gehen, doch manchmal benötigen wir einen Schutz für die Füße. Jedes Mal, wenn sich unsere Füße (oder Hände) über die Maßen abkühlen oder erhitzen, verlieren sie etwas an Feinfühligkeit. Jeder Schnitzer schafft Narbengewebe, was die Empfindsamkeit vermindert. Zugleich wollen wir unsere taktile Verbindung aufrechterhalten, indem wir so wenig wie möglich zwischen unseren Füßen und dem haben, was sie berühren.

Schweres Schuhwerk ist laut und erhöht die Gefahr des Stolperns. Das beste Schuhwerk folgt den Konturen unseres Fußes und ist leicht und biegsam, um uns völlige und beschwerdefreie Bewegungsfreiheit zu gewähren. Je mehr sich das Tragen von Schuhen anfühlt wie keine Schuhe zu tragen, desto besser. Im Wesentlichen sollten Schuhe die Funktion einer zweiten Haut erfüllen.

Ich kenne bloß einen Typus von Schuhwerk, der alle diese Kriterien erfüllt: der Mokassin (siehe Abbildung Seite 230). Das war das Schuhwerk unserer Vorfahren und er wird noch immer in verschiedensten Formen von indigenen Menschen rund um unseren Mutterplaneten getragen.

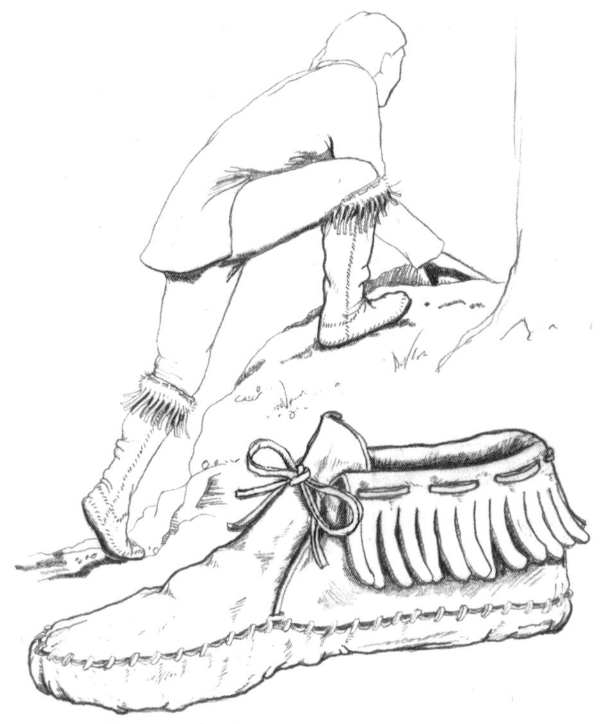

Vorteile von Mokassins

- **Dünn:** Das erlaubt dem Fuß zu sehen.
- **Leise:** Biegsamkeit und der Mangel an scharfen Kanten reduzieren knackende und knirschende Geräusche.
- **Atmungsaktiv:** Das hilft, die Füße trocken und gesund zu halten.
- **Kräftigend:** Elastizität erlaubt die Unterstützung aller Fußmuskeln und Gelenke beim Gehen. Die meisten Schuhe zwingen hingegen einige wenige Hauptmuskeln und das Sprunggelenk, die meiste Arbeit zu übernehmen.
- **Komfortabel:** Sie sind körperbetont und passen sich dem jeweiligen Fuß an.

Für Ihre Füße maßgefertigte Mokassins sind die beste Wahl. Am zweitbesten sind kommerzielle Mokassins oder Mokassin-ähnliche Schuhe.

Kriterien für kommerzielles Schuhwerk

- **Vermeide Absätze jeglicher Art:** Sie verändern die Gangart, setzen die Feinfühligkeit herab und erhöhen die Gefahr einer Verletzung des Sprunggelenks.
- **Vermeide vorspringende Sohlen:** Sie verheddern sich in Dingen und begünstigen Plattfüße.
- **Entscheide dich für biegsame Sohlen:** Sie sind dünn, weich und ein integraler Bestandteil des Schuhes.
- **Gestatte Raum für unbelastete Zehenbewegung.**
- **Bemesse den Schuh exakt auf die Länge deines Fußes:** Überlange Schuhe verursachen Stolpern.
- **Wähle Schuhwerk, das maximal bis zum Knöchel reicht:** Um die Bewegung der Fußknöchel nicht zu blockieren.

Das Gehen wiedererlernen

Unseren Vorfahren und jenen, die in Jäger-Sammler-Gemeinschaften aufwuchsen, wurde beigebracht, sich wie die Tiere zu bewegen, die sie jagten. Sie erlaubten der Landschaft und dem Augenblick, ihnen die Bewegungen vorzugeben. Für jemanden, der keine Erfahrungen mit natürlichem Gehen hat, kann es den Anschein einer chaotischen Mischung langsamer und schneller Tanzstile, gespickt mit einer guten Dosis von Freestyle-Rock 'n' Roll haben. Jemand macht vielleicht mehrere plattfüßige Schritte, um maximale Bodenhaftung auf glattem Felsen zu erhalten, und drückt dann auf einem Abschnitt lockeren Schotters die Ränder der Fußsohle fest in den Boden. Danach geht er vielleicht auf seinen Fußballen, um über ein paar Steine zu steigen, und anschließend auf seinen Fersen, um anmutig über eine leichte Erhöhung zu gleiten. Der nächste Schritt könnte ein leichtes Aufsetzen mit den Zehenspitzen sein, um zwischen zwei nahe beieinander liegenden Wurzeln hindurchzuschlüpfen.

Als ich ein Kind war, nannten meine Freunde und ich es „Gehen wie Indianer“. Ich habe auch gehört, dass es als Wald-, Fuchs-, Wolfs-, indigenes und natürliches Gehen bezeichnet wurde. Jetzt nenne ich es Hirschgang oder Bärengang zu Ehren jener beiden Geschwister, die mir die Feinheiten ihrer besonderen Art zu gehen zeigten. Hirsch geht meistens auf ihren Zehen und Bär üblicherweise plattfüßig. Beide sind imstande, ihre Schritte in unendlicher Variation anzupassen, um der jeweiligen Situation gerecht zu werden.

Tausend Möglichkeiten zu Gehen

Einmal besuchte mich jemand in meinem Camp und erklärte, dass er sechs verschiedene Arten des Gehens an einer Schule für Outdoor-Fertigkeiten erlerne, die er besuche. Dann fragte er, wie viele Gangarten ich kennen würde.

Nach einem Augenblick fingierten Nachdenkens antwortete ich: „Ich glaube, ich kenne gar keine.“ Einige Sekunden später fügte ich hinzu: „Dann wieder könnte ich sagen, ich kenne Tausende.“

Er sagte nichts.

In einem ernsterem Ton sagte ich: „Es kann so viele Gangarten geben, wie eine Person erfinden möchte. Die Schule eines Küchenchefs könnte mehrere verschiedene Arten des Schneidens von Gemüse unterrichten. Wenn wir es aber in Wirklichkeit tun, passen wir dann unser Schneiden nicht unentwegt an das Gemüse an, basierend auf seiner Größe, Textur, Festigkeit und Menge?“

„Ich denke, das ist wahr“, antwortete er. „Wie würdest du das also unterrichten?“

„Muss ich nicht“, gab ich zurück. „Wir wissen es bereits – es ist unsere natürliche Weise zu gehen.“

„Warum tue ich das dann nicht naturgemäß?"

„Weil du nicht naturgemäß aufgezogen wurdest. Ein Wolf, der wie ein Haushund aufgezogen wird, wäre genauso tollpatschig wie eine Person aus der Stadt, wenn sie mit hinaus in die Wildnis käme."

„Wir können unsere verkümmerte Fähigkeit leicht wiederherstellen", erklärte ich ihm, „indem wir die rationalen Zugänge von Büchern und Kursen überspringen und die Natur bitten, unsere Lehrerin zu sein. Dann werden wir schnell lernen, unseren Schritt spontan auf die sich ständig verändernde Situation anzupassen. Alles, was wir tun müssen, ist, uns selbst die Freiheit dazu zu geben."

Lasse die Tiere unsere geistigen Führerinnen und Führer sein

Hirsch lehrte mich die Feinheiten des Springens und Ausweichens, und wie ich währenddessen meinen Kopf ausgerichtet und stabil halte. Wolf zeigte mir, wie ein Individuum oder eine Gruppe effizient durch Schnee und dichte Vegetation gehen kann. Katze bot mir Varianten, wie ich meinen Beinschwung mit meinem Körper statt mit meinen Armen ausgleiche. Ich lernte mehr durch Fühlen als durch Beobachten, indem ich zu diesen Tieren wurde (siehe Schritt 11). Ich bin entzückt vom Walzer eines jeden Tieres und Tänzeln eines jeden Baumes, und ich scheue keine Gelegenheit, zu ihnen zu werden und sie mich weiterhin unterrichten zu lassen.

Ist dir schon einmal aufgefallen, dass die flinksten und wendigsten Tiere auf den Ballen ihrer Füße oder gar auf ihren Zehen gehen? Das trifft auch auf die flinksten Menschen der Welt zu, angefangen bei Basketballspielerinnen bis hin zu Balletttänzern. Die meisten Beutegreifer, die auf die Jagd gehen, sind Hirschgänger. Sie haben verlängerte Hinterfüße und hohe Fesseln, die als zusätzliche Beingelenke fungieren, was ihnen zusätzliche Hebelkraft und Geschwindigkeit verleiht. Neben der Hirschfamilie sind Hundeartige hierfür ein gutes Beispiel.

Tiere, die im Bärengang und somit flach auf ihren großen Füßen gehen, sind nicht für ihre Geschwindigkeit bekannt, stattdessen sind sie entweder groß (wie Bär), haben andere Verteidigungsmechanismen (wie Stachelschwein) oder entkommen durch andere Methoden, wie Klettern (Waschbärin) oder Schwimmen (Biber).

Wir sind einzigartig unter den Tieren, da wir zum Bärengang, Hirschgang und allem dazwischen imstande sind. Das macht es uns möglich, von nahezu jedem Tier etwas zu lernen. Die folgenden Übungen werden helfen, uns darauf vorzubereiten, und darauf, wie wir in der Wildnis unsichtbar werden (siehe Schritt 9).

Sich in Form bringen

Unsere Ziele sind hier zweierlei: Die beim Gehen involvierte Muskulatur zu entwickeln und die Flexibilität des Bindegewebes wiederherzustellen. Durch unsere Manier, auf flachen Oberflächen zu gehen, haben sich unsere Fuß-, Bein-, Hüft-, Schenkel- und untere Rückenmuskeln auf eine Weise entwickelt, die dem Hirschgang nicht zuträglich ist. Darüber hinaus hat ein Leben lang auf Stühlen zu sitzen zur Schrumpfung unserer Sehnen und Versteifung unserer Gelenke geführt.

Die folgenden Übungen können alle unsere auf das Gehen bezogenen Fähigkeiten wiederherstellen. Der größte Nachteil von Übungsroutinen ist, dass die meisten Menschen sie irgendwann nicht mehr machen. Nicht so mit dieser, sagen meine Lernenden, da sie keiner besonderen Ausrüstung bedarf. Die Übungen können nahezu überall und jederzeit in Verbindung mit normalen Routinen durchgeführt werden.

Kräftigungsübungen

1. **Sitze mit gekreuzten Beinen:** Das wird deinen Gebrauch von Stühlen größtenteils eliminieren. Zu den vielen Vorzügen gehören die Stärkung und Verlängerung von Fuß- und

Beinmuskeln sowie Bindegewebe, die Korrektur der verbreiteten Tendenz zu Plattfüßen und die Verbesserung der Hüftgelenksrotation.

2. **Setze und erhebe dich ohne Zuhilfenahme der Hände:** Das vervielfacht den Nutzen des Schneidersitzes und kräftigt den unteren Rücken.
3. **Schlafe mit übereinander gelegten Füßen:** Die Beine und Fersen nebeneinander ausgestreckt, lege deine Zehen übereinander. Diese Übung hilft insbesondere, um Plattfüße zu korrigieren, da sich der Körper während des Schlafes regeneriert.
4. **Gehe in die Hocke:** Es verbessert das Gleichgewicht, unterstützt die Beweglichkeit der Kniegelenke und kräftigt und dehnt Achillessehne und Wadenmuskel, die durch den Hirschgang verkürzt werden. Bemühe dich, deine Fersen auf dem Boden zu lassen. Indigene gehen gewöhnlich in die Hocke, um zu rasten oder sich zu erleichtern und um nicht auf kaltem oder feuchtem Boden zu sitzen.
5. **Gleichgewicht auf einem Bein:** Wann immer du stehst, belaste ein Bein und beuge das andere Knie leicht. Um die Effektivität zu erhöhen:
   - **Klemme den angehobenen Fuß hinter das andere Knie**
   - **Beuge und strecke das Standbein**
   - **Verbinde dir die Augen** (die Augen bloß zu schließen, ist nicht so effektiv, da du weißt, dass du sie jederzeit öffnen kannst)
   - **Ziehe dich in dieser Position an und aus** (einschließlich Schuhe und Socken)
6. **Zehenstand:** Stelle dich gerade so weit auf deine Zehenspitzen, dass deine Fersen den Boden nicht mehr berühren. Tue dann Folgendes der Reihe nach:
   a. **Spanne für zwei Sekunden eine Wade an,** entspanne sie und spanne die andere an. Das simuliert ein langsames Gehen oder Pirschen.
   b. **Halte das entspannte Bein in einem Zustand dynami-**

scher Spannung, was sofortige Bereitschaft simuliert (Hilfs- und Militärorganisationen bezeichnen dies als Alarmbereitschaft.

c. **Hebe deine Ferse mit jedem Anspannen der Wade ein Stück höher,** sodass sie nach etwa einem Dutzend Anspannungen maximal angehoben ist.
d. **Drehe den Prozess um** und kehre zu dem Punkt zurück, wo die Ferse den Boden fast berührt.

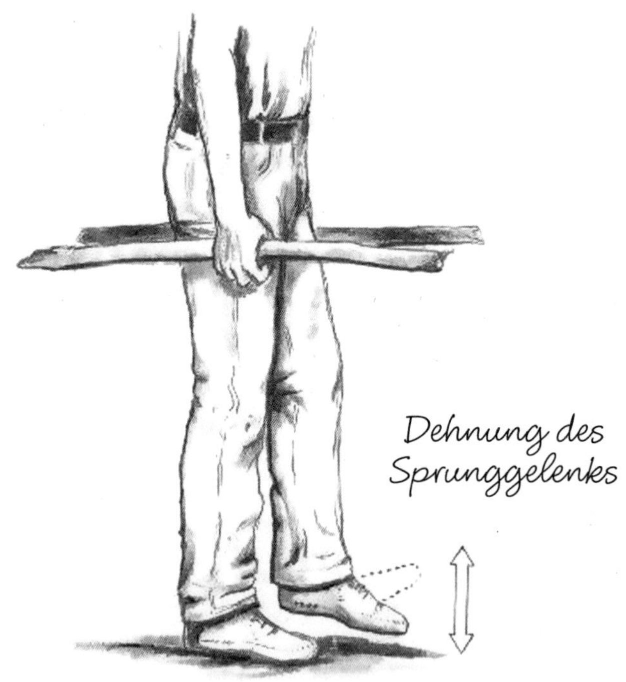

7. **Sprunggelenksdehnung:** Beginne mit dem Stehen auf einem Bein. Dann:
   a. Dehne das andere Bein und lasse die Zehen nach unten und innen zeigen, wobei die Zehen knapp über dem Boden bleiben (siehe Abbildung oben).

b. Halte diese Position, bis du einen guten Aufbau von Spannung in den Bändern und Muskeln an der Außenseite deines Fußes sowie des Knöchels fühlst.
c. Wenn sich dein Fuß beim Loslassen der Anspannung etwas taub anfühlt, als hättest du eine Weile auf ihm gesessen, wechsle zum anderen Fuß.
d. Wiederhole die Übung, bis sich deine Füße müde anfühlen.

8. **Hopsen:** Es gibt keine einfachere Art, um Waden und Oberschenkel zu stärken oder um sich anzugewöhnen, sich auf den Fußballen zu bewegen.

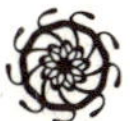

Wie der Hirschgang funktioniert

Wenn ich meine Knie leicht beuge und sanft auftrete, beginne ich mit einer Bewegungsmeditation, in der ich zu meinem tierischen Selbst werde. Ich bin ein leiser Pirscher und gehe im Schatten des Hirsches vor mir. Seine vage Essenz hängt in der feuchten Luft und kitzelt meine Nase. In diesem Moment bin ich sein Blutsbruder, besessen vom Geist seiner Art, während ich mich bewege und meine Hufe leicht den Weg berühren. Ich wende meine Ohren hierhin und dorthin, um einen Spalt im bekannten Geräuschteppich aufzuschnappen, das den Wald einhüllt.

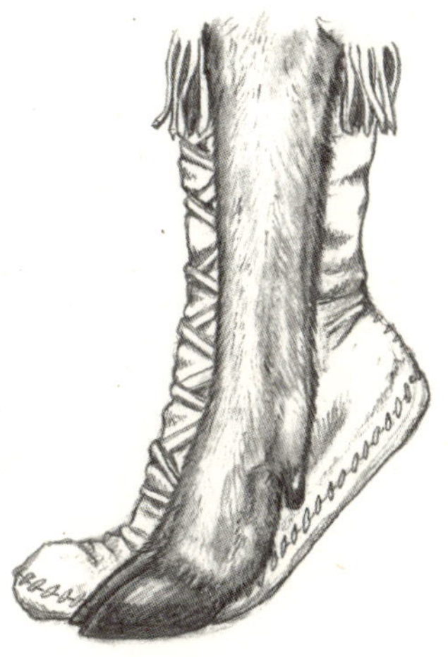

Die nachstehenden Anweisungen gestatten uns, in den Schatten des Hirsches hineinzugleiten. Sie werden besonders für jene hilfreich sein, die keinerlei Erfahrung haben oder sich mit dem Anfangen schwertun. Wenn wir diese Basis gelegt haben, werden wir uns die Feinheiten des Hirschgangs leicht selbstständig aneignen können.

Erste Schritte: Körperhaltung

Schau dir das Anleitungsvideo mit dem Namen *Native Walking** unter **http://teachingdrum.org/becoming-nature** an.

1. **Zentriere dich in deinem Bauch:** Hier liegt unser Schwerpunkt. Lasse den Körper um diesen anstatt den Kopf rotieren. Entspanne dich, lockere deine Arme und gib die Kontrolle über deine Sinne frei.

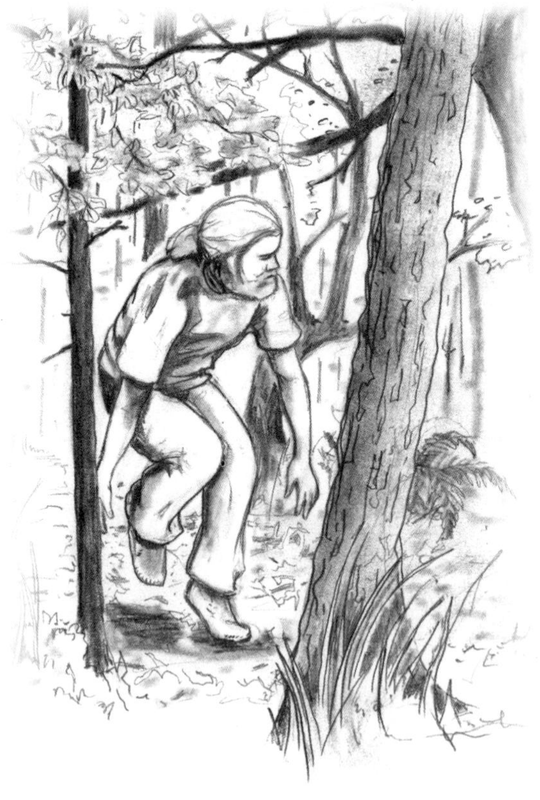

* übersetzt: ursprüngliches Gehen (Anm. d. Übers.)

2. **Halte die Knie gebeugt:** Sie fungieren als Stoßdämpfer, ebenso wie sie zum Erhalt einer beständigen und geschmeidigen Bewegung beitragen. Je rauer oder unbekannter das Gebiet ist, desto mehr sollten wir unsere Knie gebeugt halten, um Erschütterungsverletzungen zu vermeiden, die durch durchgestreckte Knie verursacht werden.
3. **Verlagere das Gewicht auf ein Bein:** Andernfalls werden wir bei unseren ersten Schritten schwanken, während wir unsere Gangweite (den Abstand zwischen unseren Füßen) verengen, um unsere Füße direkt unter unser Zentrum zu bringen.
4. **Halte den Oberkörper unbewegt:** Wenn sich ein Bein nach vorne bewegt, bewegt sich auch die gegenüberliegende Hüfte an Stelle des gegenüberliegenden Arms. Dann können die Schultern und Arme stabil bleiben, was abgehackte Bewegungen minimiert (siehe Abbildung Seite 238). Außerdem ermöglicht es uns, Gegenstände zu tragen oder die Arme und Hände für andere Aufgaben zu nutzen, als sie zum Vor- und Zurückschwingen für das Gleichgewicht zu verwenden.

Bewegungsleitfaden

1. **Stoße dich ab und trete auf dem vollen Vorfuß und nicht bloß dem äußeren Rand auf:** Wir werden dann in der Lage sein, sofort zu fühlen, was unter dem Fuß liegt, sodass wir wissen, ob wir soliden Untergrund haben oder den Schritt nicht machen sollten (siehe Abbildung Seite 240). Auf unebenem Terrain bietet der Vorfuß eine breitere, flexiblere und bessere Grifffläche als die Ferse. Auf dem Vorfuß zu gehen, verursacht bedeutend geringere Bodenvibrationen als Fersengehen.
2. **Nutze deine Knöchel:** Wenn wir auf unseren Fußballen gehen, agieren unsere Knöchel als ein weiterer Satz polsternder, die Knie ergänzender Gelenke, wie bei Hunden, Pferden und vielen anderen Tieren. Das dient dem Schutz sowohl unserer Knie als auch Knöchel (die am leichtesten zu schädigenden Gelenke) vor Verletzung.

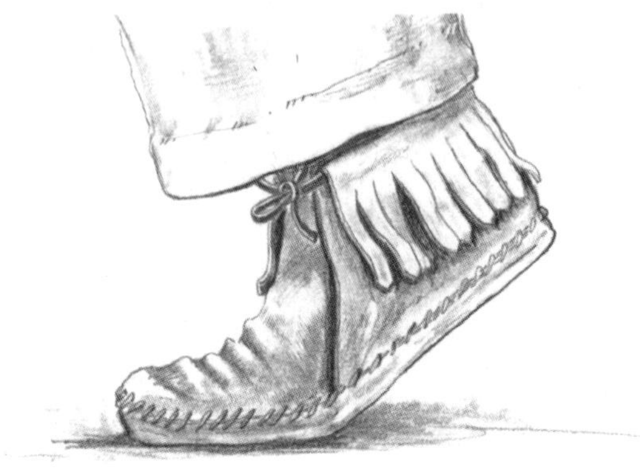

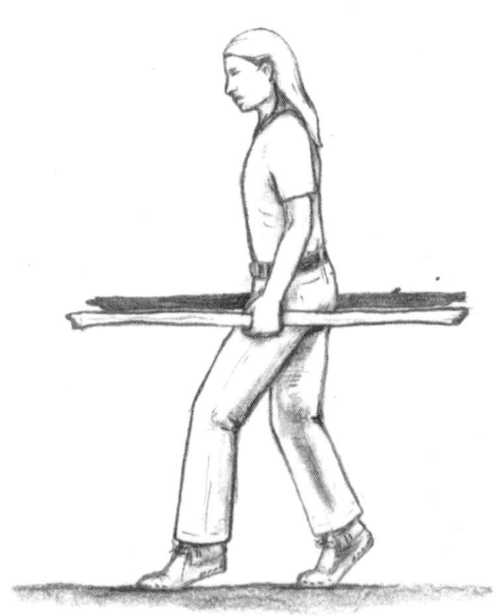

Auf dem Vorfuß gehen

3. **Wäge jeden Schritt ab:** Es genügt ein falscher Schritt, um einen Knöchel zu verdrehen oder ein Hornissennest zu stören. Wenn wir nicht bei jedem Schritt eingestimmt sind, verpassen wir weit mehr, als wo wir unseren Fuß hinsetzen.

4. **Verkürze die Schrittlänge:** Kurze Schritte sind solide Schritte. Sie reduzieren die Verletzungsgefahr und erlauben uns, schnell zu reagieren.
5. **Reduziere die Schrittbreite:** Je weiter unsere Schrittbreite, desto mehr schwanken wir von Seite zu Seite und geben unser Eindringen bekannt. Wenn wir ohne Schrittbreite gehen, ist unser Gewicht über unseren Füßen zentriert, und wir behalten solide Kontrolle über unsere Bewegungen (siehe Abbildung unten).
6. **Durchbreche planmäßige Gangmuster:** Anzuhalten, um zu lauschen und in unebenem Terrain langsamer zu werden, ist charakteristisches Tierverhalten und hilft uns, in die Stille einzutreten.

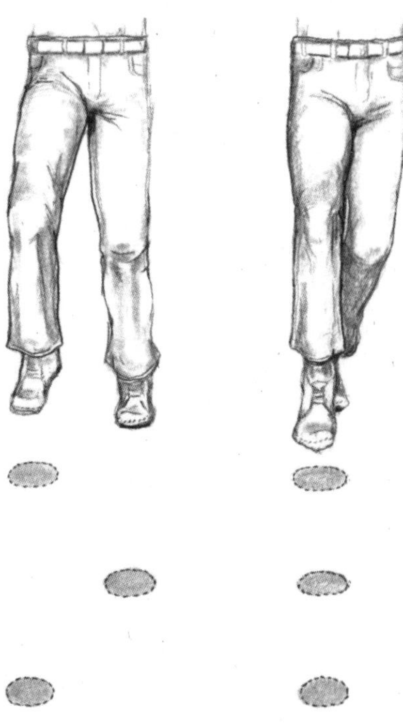

Weite Schrittbreite und keine Schrittbreite

Um Verletzungen zu vermeiden

Sei im Hirschgang gut geübt, bevor du unbekannte Arten von Terrain durchwanderst, und besonders bevor du zu rennen beginnst.

Pfad-Etikette

- **Wir bleiben zwei oder drei Schritte hinter der nächsten Person zurück,** sodass wir sehen können, wohin wir unseren nächsten Schritt setzen und nicht wegen plötzlicher Stopps oder zurückschnellender Zweige besorgt sein müssen.
- **Bewahre das Gleichgewicht und bleibe unauffällig,** indem du schwere Lasten vor oder hinter dir trägst anstatt auf der Seite.
- **Steige über Hindernisse** anstatt auf sie, und steige über Senken hinweg anstatt in sie hinein, um die Unauffälligkeit beizubehalten und die Verletzungsgefahr durch Rutschen zu verringern.
- **Beuge dich hinunter,** wenn du dich dichtem Gebüsch näherst. Oft ist es nahe am Boden, wo Zweige abgestorben sind, frei.
- **Gehe um Äste herum oder geduckt darunter durch,** um weniger Störung zu erzeugen.

Praxisvorschläge

Unser Gefühl von Zugehörigkeit und unsere Fähigkeit, mit der Natur zu fließen, haben mehr mit der Art und Weise, wie wir gehen, zu tun, als jede andere Gewahrseins- oder Einstimmungstechnik, die bisher Erwähnung fand. In der Natur sind unsere primären Berührungsorgane eher die Füße als die Hände. Ob wir sehen oder hören können oder nicht, wir *müssen* mit unseren Füßen fühlen.

Was dabei am wichtigsten ist, ist nicht, dass wir fühlen, sondern *wie* wir fühlen. Etwas besonders Schönes beim Praktizieren von Hirschgang ist, dass er nahezu überall und jederzeit durchgeführt werden kann, wenn wir auf den Füßen sind. Wann immer wir auf unseren Füßen sind, fühlen wir.

Verändere das Übungsterrain und die -umstände so oft wie möglich: Krieche, trage Dinge, gehe Hügel hinauf und hinunter, durch dichtes Gras, über Schotter oder was auch immer da ist. Je mehr Abwechslung, desto flexibler, anpassungsfähiger und bewusster werden wir.

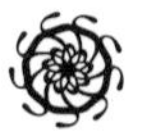

Praxisübungen

1. **Behalte die Sonne in deinem Rücken** oder gehe deinem Schatten auf einer Wand entgegen, um zu beurteilen, welche Fortschritte du gemacht hast, das Schwanken zu verringern.
2. **Veranlasse jemanden, dir zu willkürlichen Zeiten ein Stopp-Kommando zu geben.** Je bauchzentrierter wir sind, desto besser können wir inmitten eines Schrittes erstarren.
3. **Übe bei Nacht und mit einer Augenbinde.** Wie die Trommel-Pirsch-Übung in Schritt 7 belebt das unsere Fußkontaktsensibilität und den Tierverstand im Allgemeinen, wo unsere naturgemäße Fähigkeit des Gehens zentriert ist.
4. **Trage eine Halskette mit schwerem Anhänger.** Je weniger er baumelt, desto weniger abgehackt sind unsere Schritte.
5. **Trage einen armlangen Stab** in jeder Hand, der in die Reiserichtung zeigt. Lasse dich im Vorübergehen von jemandem beobachten, um zu sehen, wie geschmeidig die Stäbe reisen. Binde dir zur Unterstützung des Beobachters bunte Fähnchen an die Stäbe. Befestige eine Taschenlampe oder Kerzenlaterne in der Nacht (siehe Abbildung Seite 244).

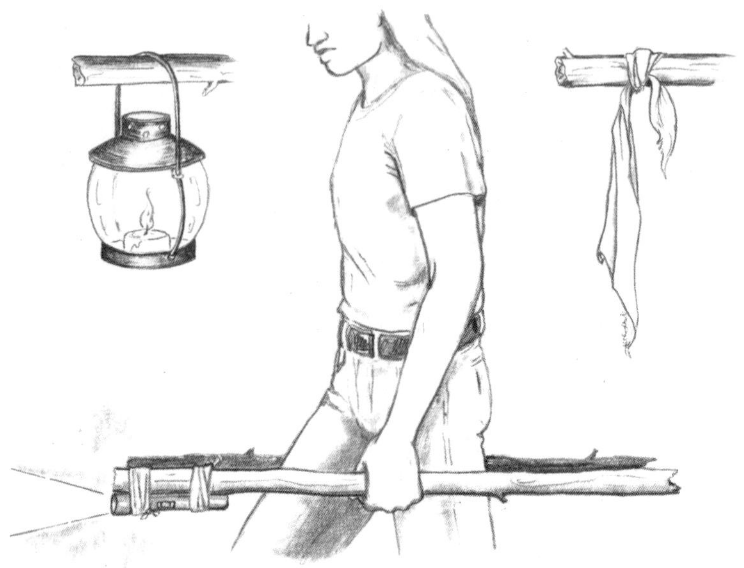

6. **Übe auf lockerem Erdreich,** sodass wir unsere Fährten bewerten können.
   - **Wenn die Ferse eingebuchtet ist,** gehen wir eher mit der Ferse als mit dem Vorfuß.
   - **Wenn ein Erdhaufen hinter der Einbuchtung des Vorfußes ist,** stoßen wir uns ab, bevor unser Gewicht vollständig auf unserem anderen Fuß zentriert ist.
   - **Wenn es ein seitliches Muster eines Haufens gibt,** drehen wir unseren Fuß auf eine Weise, die schädlich sein könnte.
7. **Trage Schuhwerk mit glatten Sohlen.** Es fordert uns heraus, mit Finesse zu gehen, und räumt wenig Fehlertoleranz ein.

Wolfsgang

Wenn du jemals ein Stück weit durch tiefen Schnee oder dichtes Unterholz gegangen bist, weißt du, wie energieraubend das sein kann. Nun stelle dir vor, dass du mit anderen unterwegs bist und jeder in der Gruppe sich ähnlich schwertut. Wölfe und viele andere große Tiere haben einen Weg gefunden, diese Schwierigkeit stark zu verringern: Sie reisen im Gänsemarsch, wobei die/der Anführende den Weg markiert und die anderen in ihre Fußstapfen treten (siehe Abbildung unten). Ich lernte diese Technik von meinem Wolfsrudel. Deswegen bezeichne ich sie ihnen zu Ehren als Wolfsgang.

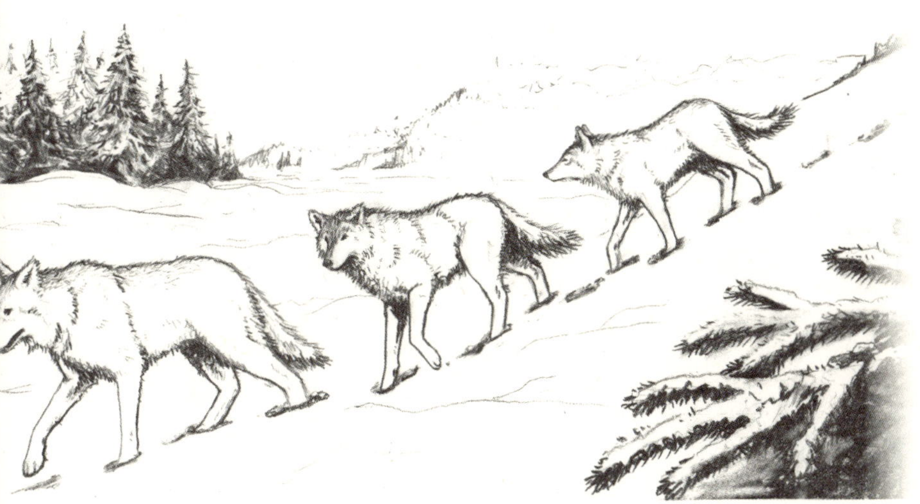

Die Vorteile von Wolfsgang

- **Das Rudel verbraucht insgesamt entscheidend weniger Energie,** was es befähigt, schneller und weiter zu reisen, als wenn es nicht im Wolfsgang unterwegs wäre.
- **Der Anführer wählt den Weg** und agiert als Hauptkundschafter, was dem Rest des Rudels ermöglicht, sich zu entspannen.
- **Alle kommen beim Anführen dran,** was allen Führungstraining verschafft.
- **Es verdeckt die Größe des Rudels,** da sich nur ein Satz von Fußabdrücken zeigt.

Meine Lernenden und ich praktizieren den Wolfsgang aus den oben genannten Gründen, unabhängig von Schnee oder dichter Vegetation. Der Wolfsgang ist eine kraftvolle Übung zum Schattenwerden (siehe Schritt 6). Außerdem ist er eine gute Möglichkeit, das Zertrampeln von Vegetation und kleinen Tieren, wie es üblicherweise auftritt, wenn sich eine Gruppe durch ein Gebiet bewegt, deutlich zu vermindern. Wann immer du mit ein oder zwei Personen draußen bist, möchte ich dich anregen, den Wolfsgang zu nutzen.

Waldkurzsichtigkeit

Es gibt eine Angewohnheit, die vieles von dem zunichtemacht, was natürliches Gehen zu bieten hat: Unsere Augen an den Boden zu heften. Dabei ist verständlich, dass wir beobachten wollen, wohin wir gehen, da es Stöckchen, Steine, Wurzeln und wer weiß was noch gibt, das allerorts darauf wartet, uns zum Stolpern zu bringen.

Unsere Aufmerksamkeit darauf zu fokussieren, wo wir hintreten, hat zur Folge, dass wir nicht viel Aufmerksamkeit darauf richten, durch was wir gehen. Ich bezeichne das als Waldkurzsichtigkeit, und diese hat ihren Ursprung darin, dass wir nicht mit natürlichen Landschaften vertraut sind. Für viele von uns ist es eine Krücke, auf die wir uns so stark zu verlassen lernten, dass wir vergaßen, wie gut wir als Kinder ohne sie auskamen.

Glücklicherweise verhält es sich mit ihr wie mit den meisten anderen Gewohnheiten, und sie kann leicht über Bord geworfen werden.

Fünf Schritte, Waldkurzsichtigkeit zu kurieren

1. **Entschleunige:** Reduziere Erwartungen darüber, wie weit und schnell du reisen wirst.
2. **Bleibe in deinem Bauch zentriert:** Denke daran, mit deinen Füßen zu sehen.

3. **Schaue nur alle paar Schritte hinunter,** wobei das mehr oder weniger vom Terrain abhängt, und behalte ein mentales Bild von dem, was auf dich zukommt.
4. **Höre, rieche und berühre bewusst,** was um dich ist, um die Beschäftigung mit dem Umfeld anzuregen.
5. **Übe regelmäßig,** da jeder Rückfall zum alten Muster dieses nur verfestigt.

Vergiss nicht, dass die Übungen in diesem Abschnitt nur genutzt werden, bis unser natürlicher Gehrhythmus zurückkehrt. Wie lange das dauern wird, ist direkt damit verknüpft, wie oft wir üben. Glücklicherweise erzielen diese Übungen im Allgemeinen schnell Ergebnisse, sodass wir starke positive Verstärkung haben werden, es durchzuhalten.

Schattenkanufahren

Auge in Auge Kanufahren

Im Feuchtgebiet des Quellareals von Wisconsins wildem Eagle River kundschaften Wölfe und Bären die Uferstreifen aus. Biber, Bisamratte und Fischotter tummeln sich in den Gewässern, und Scharen von Vögeln schmücken die Szenerie mit Gesang und Farbe. Weite Flächen von Moorgräsern, Wildreis und Rohrkolben bedecken die seichte Zone, während goldene Seerosen die Oberfläche tieferer Gewässer tüpfeln.

An diesem Morgen gönne ich mir die Zeit, mit dem Kanu auf Nebengewässern des Flusses zu pirschen, ohne eine Absicht, außer mit meinem Lieblingshabitat eins zu sein. Knapp vor einer Biegung treffe ich auf eine Nase und ein Paar Augen, die über die Wasseroberfläche gleiten, mit einigen Riedgrasblättern im Schlepptau. Das Gefüge zieht zwei Kanulängen vor mir vorüber und hinterlässt ein per-

fektes V in seinem Kielwasser, das sich auf dem spiegelglatten Wasser ausbreitet.

Vor und zurück, vor und zurück bewegen sich Nase und Augen und packen Blätter in den Bau unter den Wurzeln einer vom Ufer ins Wasser gestürzten Birke.

Mein erster Impuls ist, in Pirschmanier zu dem Baumstamm zu paddeln, mich über dem Eingang niederzulassen und ein Teil des Baumes zu werden, um heimlich das Kommen und Gehen der Bisamratte zu beobachten. Möglicherweise würde ich meine Hand über ihr baumeln lassen. Dann würde ein Finger im Vorbeischwimmen ihr Rückenfell streifen, wie ein überhängender Zweig.

Diesmal möchte ich etwas Intimeres. Geräuschlos lasse ich mich bis zum Eingang des Baus dahintreiben und positioniere mein Fahrzeug so, dass sie, wenn sie herauskommt, direkt neben mir schwimmt.

Mein Timing ist perfekt: Gerade als ich am Platz bin und mich über den Rand des Bootes lehne, um auf ihr Niveau zu kommen, taucht sie auf und schwimmt auf mich zu. Just in dem Moment, als ich meine Hand vorstrecken und sie hätte berühren können, blickt sie auf. Unsere Augen treffen sich, und sie taucht schneller ab, als ich mir je vorstellen könnte.

Ich überlasse die Bisamratte ihrer Arbeit, kurve um die nächste Biegung und nähere mich langsam einem Kopf, der auf einem langen, sich wölbenden Körper sitzt. Ich würde eine größere Störung verursachen, wenn ich meinen Kurs verändern würde, somit lasse ich mich einfach zu ihm hintreiben.

Mit noch drei Kanulängen zwischen uns, wird er nervös und schlüpft unhörbar unter die Oberfläche. Eine halbe Minute später taucht er wieder sieben oder acht Kanulängen flussabwärts auf. Er sieht, dass ich noch immer da bin, taucht wieder ab und wölbt seinen geschmeidigen Rücken aus dem Wasser wie ein auftauchender Wal.

So wie ich den Fischotter kenne, denke ich mir, dass seine Neugier ihm nicht erlauben wird, sich weit zu entfernen. Indem ich zu ihm werde, sehe ich eine große Gestalt langsam zu mir flussabwärts treiben. Obwohl es sich einschüchternd anfühlt, ist es nicht bedrohlich, da sie keine Ablenkungs- oder Pirschtaktiken anwendet. Trotzdem muss ich vorsichtig sein, da der Bursche groß ist!

Zugleich bin ich neugierig. Ich tauche nahe am Ufer um die Biegung, komme hoch, um Luft zu holen, und warte ein bisschen, um zu sehen, was geschehen wird. Wenn ich keine Warnzeichen bemerke, schwimme ich zurück flussaufwärts und wage einen weiteren Blick.

Ich kehre zu mir selbst ins Kanu zurück, strecke meine Hand hinunter in das tanninverfärbte Wasser und sehe, dass sie schnell unsichtbar wird. Ich muss keine Sorge haben, einen alarmierenden Unterwasserschatten zu werfen. Ich paddele diskret, ohne die Wasseroberfläche zu durchbrechen, kleine Wellen zu verursachen oder an die Bootsseite zu stoßen. Langsam treibe ich dahin, wo ich mir vorstelle, dass er wieder auftaucht, um zu atmen und sich zu orientieren, bevor er um die Flussbiegung schwimmt.

Ich lehne mich über den Bootsrand. Er taucht auf, und wir blicken einander in die Augen. Einander überraschend, zucken wir beide zurück. Er führt sein klassisches Tauchmanöver mit gewölbtem Rücken aus, nur diesmal im Schnelldurchlauf, und mein Boot schickt Stoßwellen der Erschütterung über das Wasser.

Wie bei der Bisamratte hätte ich einen Coup (siehe Schritt 12) versuchen können, als der Fischotter an die Oberfläche kam. Aber ich wollte ihn nicht so erschrecken, bloß um zu beweisen, dass ich es kann. Auch war es nicht die beste Anordnung, da ich nicht bloß in der ungefähren Nähe seines Auftauchens hätte sein müssen, sondern genau an Ort und

Stelle. Nur so hätte ich ihn in dem kurzen Augenblick, als er den Kopf aus dem Wasser streckte, berühren können.

Darüber hinaus erkannte ich, dass es erfüllender für mich sein würde, ihm von Angesicht zu Angesicht zu begegnen und in seine Augen zu blicken, als ihn zu übertreffen. Letzten Endes geht es um Beziehung: Die Seele eines Tieres zu umfassen, während es meine umfasst. Jeder von uns wollte wissen, was der andere dachte und fühlte, und in diesem Moment des Augenkontakts haben wir das erreicht.

Von dort paddele ich eineinhalb Kilometer einen klaren Seitenfluss aufwärts und lasse mich in eine kleine seichte Bucht treiben. Damit ich nicht die Oberfläche durch ein Manöver stören muss, lasse ich mein Paddel im Wasser. Wassertiere reagieren sehr sensibel auf Unterwasservibration, die sogar von kleinsten Bewegungen verursacht werden können. Ich habe allerdings herausgefunden, dass ich mir ziemlich viel Störung erlauben kann, solange es in die Erfahrungswelt des Tieres passt, etwa wenn ich meine Bewegungen so klingen lasse wie die eines Schwans, der Wasser verspritzt, oder eines Hirsches, der durch das Wasser watet.

Auf der gegenüberliegenden Seite der Bucht, ungefähr drei Kanulängen entfernt, schwimmt ein junges erwachsenes Biberweibchen. Die entwurzelten Pflanzen, die an der Oberfläche treiben, sagen mir, dass sie sich an Wurzeln und Knollen labt. Ich lasse mich bis auf eine Kanulänge zu ihr hinübertreiben, sie bemerkt mich, und mit einem heftigen Schlag ihres Schwanzes ist sie verschwunden.

Indem ich zu ihr werde, erkenne ich sofort, wie sehr ich es genieße, mir den saftigen neuen Wuchs schmecken zu lassen. Ich bin nicht bereit wegzugehen, also ducke ich mich in die nahen Rohrkolben und warte, bis der Eindringling weggeht.

Indem ich zu mir selbst zurückkehre, erkenne ich, dass

ich genau da bleiben kann, wo ich bin, und dass sie möglicherweise zurückkommt. Wenn sie keine weitere Störung wahrnimmt – die sie eher fühlen als sehen würde – wird sie wahrscheinlich ziemlich rasch wieder auftauchen.

Ich bin abgelenkt durch das Beobachten eines Paares Kanadareiher, gefolgt von einem Paar nordamerikanischer Rohrdommeln, die im Moorgebiet auf der anderen Seite des Flusses landen, und schließlich den Rotschulterstärlingen, die ihr ker-tschii-Ständchen darbringen. Ich wuchs mit ihrem Ruf auf, und jedes Mal, wenn ich ihn vernehme, fühle ich mich in die Feuchtgebiete und Heufelder meiner Jugend zurückversetzt. Noch einmal fange ich Schmetterlinge und ergründe, wie ich die Stärlingsnester vor dem Heumäher des Bauern schützen kann.

Nordamerikanische Rohrdommeln waren lange Zeit meine Lieblinge wegen des Rufes des Männchens, der nicht im entferntesten dem eines anderen Vogels ähnlich ist. Mein Nachbar Ken nennt Rohrdommeln Plunja-Vögel, aufgrund ihres Rufes, der wie „ker-plunk" klingt. Stelle dir einen tiefen, resonanten Schluck vor, laut genug verstärkt, um in einem nahezu Quadratkilometer großen Moor widerzuhallen, und du hast den Ruf eines Plunja-Vogels.

Ker-spläsch! Ich zucke zurück und drehe mich schnell genug um, um gerade noch den sich unter die Oberfläche rollenden Rücken des Biberweibchens zu sehen. Wie beim Fischotter wäre ich vielleicht imstande gewesen, einen Coup zu landen, vorausgesetzt ich wäre gegenwärtig gewesen und hätte sie kommen gesehen, als sie direkt zu mir herschwamm. Meine Vermutung ist jedoch, dass ich mich wieder entschieden hätte, es nicht zu tun. Sogar ohne Interaktion ist meine Sehnsucht nunmehr gestillt, eben diese Neugier und diesen Hunger zu erfahren. Unser verwandtschaftliches Gefühl kommt daher, dass wir die gleiche Klarheit und das gleiche Vertrauen haben, um Entscheidungen zu treffen und spontan auf sie zu reagieren, genauso wie unser Lernen durch Erfahrung.

Als ich weiterpaddele, spüre ich, dass das Teilen mit Bisamratte, Fischotter und Biber über die Gefühle von Euphorie und Erfüllung, auf denen ich reite, hinausgeht. Klar, jeder Tag, an dem ich erfahre, was es bedeutet, ein anderes Tier zu sein, ist ein Tag, den ich schätze. Aber warum? Vielleicht ist es, weil wir modernen Menschen uns selbst als eine Art komischer Vogel betrachten – wir passen einfach nicht in die Natur. Oder ist es das Mitgefühl, das ich für einen Wildling empfinde, das mich einen Schritt näher an die Auflösung jener Grenze bringt? Schließlich gibt es da noch das unbezahlbare Wissen und die Verfeinerung der Fertigkeiten. Alles, was ich eindeutig sagen kann, ist, dass es ein guter Tag ist, am Leben zu sein.

Der Zauber des Kanufahrens

Wir leben in einer Wasserwelt. Um das Land und ihre Geschöpfe wahrhaftig zu kennen, müssen wir die Flüsse, Seen und Moore sowie die Geschöpfe kennen, die dort leben. Wir Erdbewohner kommen aus dem Wasser, und du und ich können dorthin zurückkehren, um Wurzeln zu entdecken, die in die Nebel der fernen Zeit gehüllt sind.

Das Reich des Wassers ist ein magischer Ort, der nach seinen eigenen Gesetzen funktioniert. Aber wie Nacht und Tag ergänzen Land und Wasser einander nicht nur, sondern sind lebenswichtig für die Existenz des jeweils anderen. Auf dem Wasser dahinzugleiten und ein Geschöpf des Wassers zu werden, bedeutet, ein tiefes Verständnis der überlebenswichtigsten Domäne im Kreis des Lebens zu erhalten.

In der obigen Geschichte inszeniere ich die Parallele zwischen der aquatischen Fortbewegung und dem natürlichen Gehen, indem ich mein Kanu als meine Haut und mein Paddel als meine Füße betrachte. Ich kann mich wie ein Schatten auf dem Wasser bewegen, genauso wie ich es auf dem Land vermag, nur viel leichter. Ich bestärke dich aus ganzem Herzen, dem leisen Paddel und dem wendigen Kanu zu erlauben, zu dir zu werden, da es für dich Wunder auf deiner Reise Natur zu werden bewirken könnte.

Einssein mit einem Kanu bedeutet Einssein mit allem, was es berührt und erlebt, allen seinen Reisen und Entdeckungen. Es bedeutet Einssein mit allen, die ein Paddel in Berührung mit dem Wasser gebracht haben, seit sich die ersten Menschen in ihrem ersten Einbaum vorwagten. Alle Führung, die wir benötigen, erwartet uns im Wasser. Alle Stichpaddelschläge sind im Paddel, und das Kanadier-Kanu weiß bereits, wie es sich zu bewegen hat. Alles, was wir tun müssen, ist, zu spüren, was geschehen möchte, und es ins Sein zu tanzen.

Ein Kanu auswählen

Was Kleidung, Unterkunft, Werkzeug und die meisten Outdoor-bezogenen Dinge betrifft, komme ich gern mit so wenig wie möglich aus. Das erlaubt mir, mich so innig auf die Natur einzulassen, wie ich kann. Den gleichen Zugang habe ich bei meinem Kanu, das für mich Kleidung, Unterkunft und Werkzeug darstellt.

Auf langen Ausflügen verwende ich manchmal ein Kanadier-Kanu für zwei Personen wegen der Kapazität und Effizienz, die es mir bietet. Aber seine Sperrigkeit und Größe begrenzen ernsthaft das Erforschen, dem ich mich gerne widmen würde. Ich bevorzuge ein kurzes und leichtes Kanu: Kurz für präzises Manövrieren und leicht für den einfachen Transport an Land über raues Terrain. Mit ungefähr einem Drittel des Gewichtes eines üblichen Zweier-Kanus gewährt das Einer-Kanu Zugang zu typischerweise unzugänglichen Gewässern. Ich habe besonders Freude an kleinen Flüssen, die im Allgemeinen als nicht kanubefahrbar gelten. Sie machen die Mehrzahl der Flüsse aus. Ich habe sie für mich allein, und sie bringen mich nahe an Tiere heran.

Die meisten Indigenen würden ein viereinhalb bis fünf Meter

langes Zweier-Kanu, das wir üblicherweise in der Freizeit benutzen, als Frachtkanu betrachten. Solche Boote haben hohe Seitenwände und sind schwer, mit bis zu einer halben Tonne Lastgewicht. Ich kenne eine ansässige indigene Familie, die zu viert, zusammen mit Hund und Ausrüstung, in einem Fahrzeug solcher Größe zum Sommerlager fuhr. Für zwei Personen mit wenig oder keiner Ausrüstung ist der Gebrauch eines solchen Bootes zu viel des Guten. Aufgrund der Einbußen bei der Manövrierfähigkeit und den Scherereien beim Herumschleppen (was die Zeit auf dem Wasser verkürzt), schrecken einige manchmal davor zurück, überhaupt wieder hinauszufahren – besonders alleine.

Mein Fiberglaskanu ist drei Meter und zwanzig Zentimeter lang und wiegt etwas über acht Kilo. Es ist einem Boot aus Zedernstreifen nachempfunden, das im späten 19. Jahrhundert von J. H. Rushton gebaut wurde und als *Wee Lassie* bekannt ist. Ich kann es nach Belieben mit einer Hand auf meine Schulter heben und es unten am Teich hinter meinem Haus absetzen, oder ich kann es schnell in den Bus laden und losdüsen. Wenn zwei von uns hinausgehen, bevorzugen wir trotzdem zwei Einer-Kanus gegenüber einem Tandem, aufgrund der persönlichen Freiheit und des Gefühls von Intimität mit der Wasserwelt, die das kleine Boot bietet.

Aufgrund seiner Wendigkeit und Reaktionsfähigkeit ist der Einer-Kanadier einem Kajak sehr ähnlich. Man sitzt auf dem Boden, was einen niedrigeren Schwerpunkt ergibt und das Boot ziemlich stabil macht (siehe Abbildung auf Seite 260). Das Boot wird sowohl mit Körperbewegungen als auch mit dem Stechpaddel manövriert. Niedrig genug zu sitzen, um leicht in das Wasser zu schauen und es zu berühren, vermittelt ein Gefühl von Intimität. Ob zur Beobachtung, zur Ernte oder um Netze und Fallen auszulegen, es klappt besser auf Wasserniveau, als von einem erhöhten Sitz aus.

Auf Inlandsgewässern hat der Einer-Kanadier Vorteile gegenüber einem Kajak, da er kürzer ist, besser auf Kurs bleibt und offen ist, was ihn geeigneter für den Transport von Waren, das Sammeln und die Jagd macht. Die Algonkin-Indigenen meiner Gegend verwendeten Einer-Kanadier für Reisen ebenso wie für die Jagd, und bei Forschenden und Ausflüglern wurden sie schnell populär. Allerdings wurden sie im frühen 20. Jahrhundert unbeliebt, und es gibt jetzt nur noch wenige Hersteller. Um einen zu finden, erkundige dich bei deinem lokalen Kanugeschäft und recherchiere online.

Ein Paddel auswählen

Das geringe Gewicht und die leichte Manövrierbarkeit eines Solo-Bootes gestatten, dass das Paddeln wenig anstrengend ist und ein kurzes, leichtes Paddel verwendet werden kann.

Worauf bei einem Paddel zu achten ist

- **Holz:** Es fühlt sich bei Berührung warm an, könnte auf dem Kanuausflug repariert werden, ist biologisch abbaubar und reflektiert nicht. Wähle ein Stichpaddel mit gerader und klarer Maserung.
- **Aus einem Stück:** Vollholz aus einem Stück ist aufgrund der Holzfasern besonders stabil. Vermeide Laminate, die anfällig für Brüche sind.
- **Flexibel:** Verringert Ermüdung, da es einiges an Erschütterung dämpft, die andernfalls auf Arme und Schultern übertragen würde.
- **Naturbelassen:** Eine raue Oberfläche verringert die Schlüpfrigkeit, die Blasen an den Händen verursacht.
- **Dünne Blattkante:** Schneidet ruhig und effizient durch das Wasser.
- **Keine Rippe:** Ein geripptes Blatt (siehe Abbildung auf Seite 256) schafft geräuschvolle Wirbel, wenn das Blatt durch das Wasser schneidet.

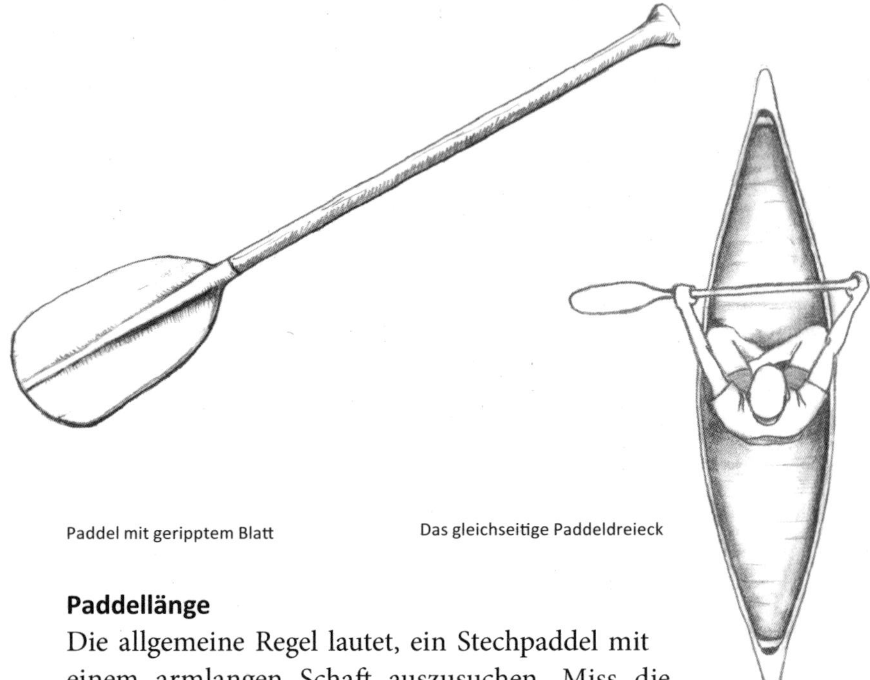

Paddel mit geripptem Blatt

Das gleichseitige Paddeldreieck

Paddellänge

Die allgemeine Regel lautet, ein Stechpaddel mit einem armlangen Schaft auszusuchen. Miss die Armlänge von Schultergelenk bis zur Mitte deiner Handfläche und die Paddellänge von der Spitze des oberen Handgriffes bis zur Mitte des unteren Handgriffes (was knapp über dem Blatt sein sollte). Wenn wir ein Paddel in der Paddelposition halten, sollten unsere beiden Arme und das Paddel ein gleichseitiges Dreieck (siehe Abbildung oben) bilden, was effizienten Energietransfer gewährleistet.

Wir brauchen ein längeres als das empfohlene Paddel, wenn wir das Blatt nicht ins Wasser tauchen können, ohne uns vornüberbeugen zu müssen.

Formen des Paddelblattes

Es gibt grundsätzlich drei Formen, wobei jede für eine spezifische Art zu paddeln (siehe Abbildung unten) konzipiert ist.

1. **Fischotterschwanz (Ottertail):** Am besten bei tiefem Wasser. Seine schmale Breite ermöglicht es, nahe an der Seite des Fahrzeugs zu paddeln, wo der Krafttransfer am effizientesten ist und sein langes Blatt maximale Schubkraft bietet.
2. **Biberschwanz (Beavertail):**
   Für seichtes Gewässer. Sein kurzes und breites Profil greift im Wasser gut, wodurch leicht um Hindernisse herummanövriert werden kann, die in Bächen, seichten Flüssen und Feuchtgebieten verbreitet sind.
3. **Mit Spitze:** Für Stromschnellen und steiniges Flachwasser. Diese vielseitige Kombination ermöglicht es, über Felsen und andere Objekte zu staken und sich abzustoßen, unter Beibehaltung der Vorteile eines Paddels.

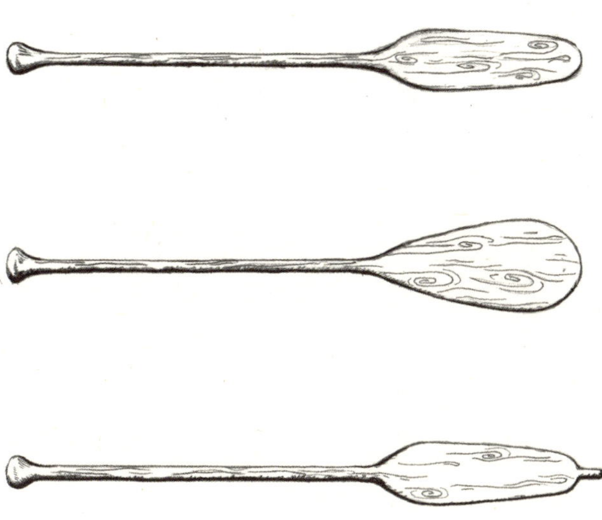

Fischotterschwanz-Paddel (oben), Biberschwanz-Paddel (mittig), Paddel mit Spitze (unten)

Das beste Holz

Ich bevorzuge ein Paddel, das aus Kiefern- oder Fichtenholz gefertigt ist, was gewöhnlich leicht, flexibel und ziemlich witterungsbeständig ist. Diese Weichhölzer lassen sich einfach reparieren und verändern (ich schnitze die Blätter gern zu einer dünnen Kante zu). Allerdings sind auch Esche und andere robuste Harthölzer gut für Paddel geeignet.

Paddelpflege

- **Prävention ist alles.** Lagere dein Paddel nicht am Boden (bei Stachelschweinen sind sie beliebte Knabbereien) und verwende sie für nichts anderes als zum Paddeln.
- **Halte sie von Sonnenlicht fern,** besonders wenn sie feucht sind. Damit verhinderst du, dass sie sich verziehen und Risse bekommen.
- **Öle sie regelmäßig** zur Pflege und Abdichtung. Jedes leichte Öl wird seinen Dienst tun. Gib zehn Prozent Terpentin dazu (schützt und unterstützt die Durchdringung) und wende die erwärmte Mischung bei einem warmen Paddel an.

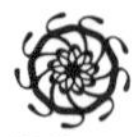

Ein- und Ausstieg bei einem Einer-Kanu

Wenn du eine Lektion in Demut möchtest, dann versuche, ohne Unterweisung in ein Solo-Kanu einzusteigen. Wenn du bereits demütig bist, lies weiter.

Eine sichere und leichte Einstiegstechnik

Beginne damit, das Kanu parallel zum und wenige Zentimeter vom Ufer entfernt in Position zu bringen. Das Paddel liegt auf dem Boot. Folge den Abbildungen auf Seite 260 und schaue dir das Video mit dem Namen *Solo Canoe Workshop** unter **http://teachingdrum.org/becoming-nature** an.

1. **Steh am Ufer neben dem Zentrum des Kanus** und blicke in Richtung Bug.
2. **Steige mit dem ufernahen Fuß ins Zentrum des Bootes.** Halte deine Knie leicht gebeugt. Wenn dein Fuß nicht im Zentrum ist, könnte das Boot kippen.
3. **Lehne dich über das Boot und halte dich an beiden Süllrändern fest.** Für mehr Stabilität lege deine uferseitige Hand auf den Boden neben deinem Fuß am Ufer oder halte dich an etwas in der Nähe fest, wie in der Abbildung unten auf Seite 260.
4. **Hebe deinen zweiten Fuß in das Boot und setze dich langsam nieder.**
5. **Sitze entweder mit gekreuzten Beinen oder mit ausgestreckten Beinen.** Bleibe mit deinen Knien im Kontakt mit den Seiten des Bootes, um die Manövrierbarkeit zu erleichtern.

Um auszusteigen, führe die Schritte 1 bis 4 (nächste Seite) in umgekehrter Reihenfolge durch.

Dem Kanu zuliebe

Anstatt den Bug beim Ausstieg auf das Ufer auflaufen zu lassen, fahre mit der Breitseite heran, was leise vor sich geht und den Rumpf vor Beschädigung bewahrt.

---

* Einerkanu-Kurs (Anm. d. Übers.)

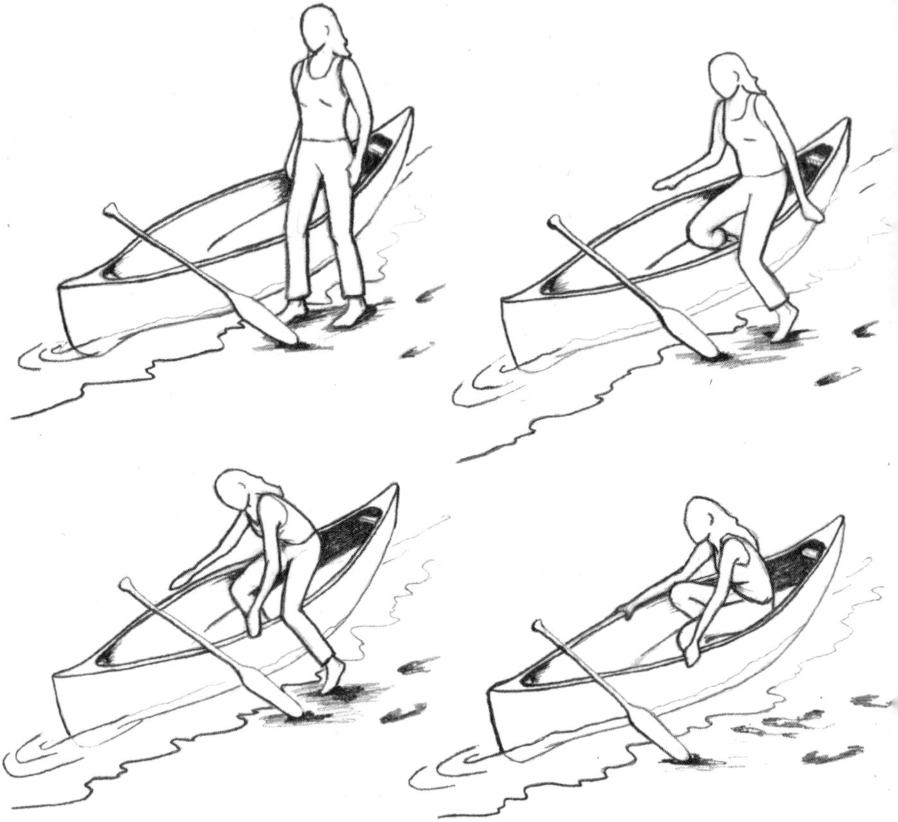

Einstieg in ein Einer-Kanu

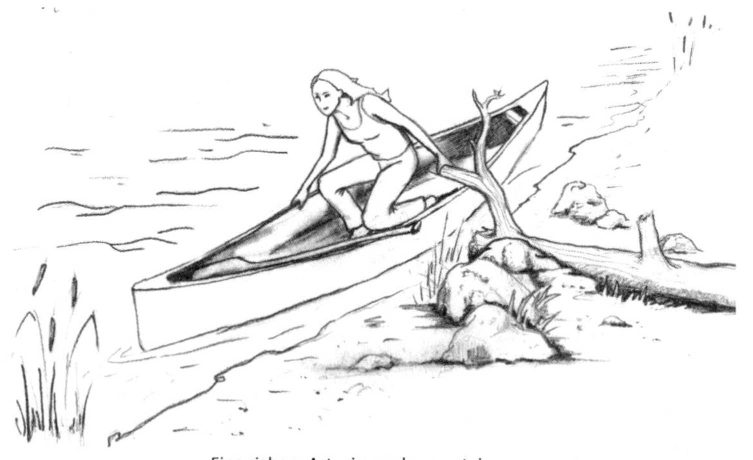

Eine sichere Art, ein- und auszusteigen

Paddeln

Stelle dir dich selbst in der Mitte des Kanus als den Drehpunkt des Fahrzeugs vor (siehe Abbildung unten). Soweit möglich, führe die Paddelschläge direkt neben dem Boot durch, aus Gründen der Effizienz und um ein stromlinienförmiges Profil beizubehalten. Obwohl rechtshändige Menschen am besten auf ihrer linken Seite paddeln und umgekehrt, empfehle ich dir zu lernen, auf beiden Seiten gleich gut zu paddeln. Das vermindert die Ermüdung und verschafft dir die meisten Manövriermöglichkeiten.

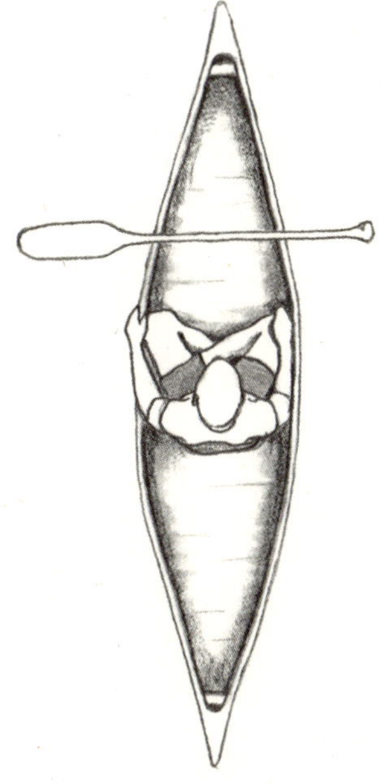

Du, der Drehpunkt

Nutze deinen Körper

Anfänger neigen dazu, mit gebeugten Armen zu paddeln, was einen festen Griff erfordert sowie Bizeps, Vorderarme und Handgelenke beansprucht. Halte stattdessen deine Arme gestreckt und verleihe deinem Paddelschlag Kraft durch deinen Oberkörper und deine Schultern, wie im Video und in der Abbildung unten gezeigt. Das bringt einen entspannteren Griff und ein wirksameres Paddeln bei geringerer Ermüdung und einer erfreulicheren Paddelzeit.

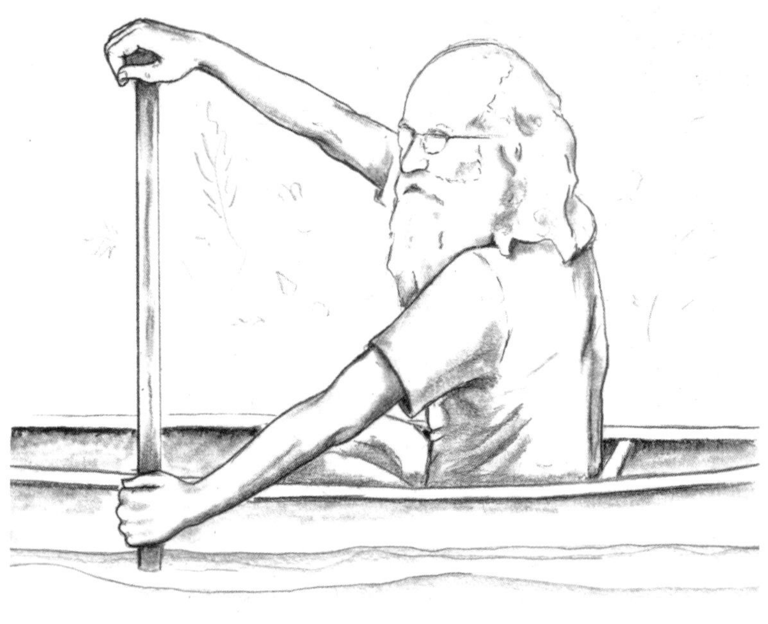

Paddeln mit Oberkörper und Schultern

Daumen weg

Wenn wir an den Punkt gelangt sind, an dem Kanufahren ein Tanz mit dem Wasser wird, beginnen wir naturgemäß damit, das Paddel seinen eigenen Schwung finden zu lassen. Wir werden es mit weniger Kraft und mit mehr Finesse führen.

Das größte Hindernis zu diesem Übergang ist unser unterer Daumen. Wir neigen dazu, ihn um den Paddelschaft zu verschließen, was die sensible Kommunikation zwischen Paddler und Wasser stört. Den Daumen auf derselben Seite des Schaftes zu belassen wie die Finger (wie im Video und in der Abbildung unter „Paddellänge“, Seite 256 gezeigt) spielt das Paddel frei, um rasch auf den Paddler wie das Wasser zu reagieren.

Zuerst denken wir wahrscheinlich, dass wir Sensibilität auf Kosten von Kontrolle erhalten. Wenn allerdings die Verbindung zwischen Fahrzeug und Selbst abgeschlossen ist, werden wir herausfinden, dass die Kontrolle, die uns unser Griff gab, bloß ein Ersatz für den Fluss war, der bislang außer Reichweite lag.

Ein anderer wichtiger Vorteil des Daumen-weg-Griffes ist der Schutz vor Verletzung unseres über alle Maßen wichtigen Daumens. Paddeln kann leicht das Gelenk am Ansatz des Daumens verletzen, zusammen mit dem benachbarten Bindegewebe. Hinzu kommt, dass ein umgreifender Daumen anfällig für Verstauchungen durch einen Ruck des Paddels ist.

Sei vorbereitet

Führe ein Extrapaddel mit und binde es an dein Boot. Wenn du das erste Mal dein Paddel bei einem Transport über Land verlierst oder beobachtest, wie es flussabwärts treibt, wirst du verstehen warum. Plane eine Rolle Klebeband für Reparaturen am Kanu ein und etwas Tauwerk, um gebrochene Paddel zu reparieren (siehe Abbildung nächste Seite) ein.

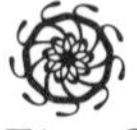

Grundschläge

Ein Gutteil meines Paddelns besteht aus Kombinationen aus Steuerschlägen und Bewegungen, die sich jeglicher Kategorisierung entziehen. Trotzdem ist es gut, mit dem Erlernen der Basisschläge zu beginnen, um eine Basis zu haben, aus der wir schöpfen können.

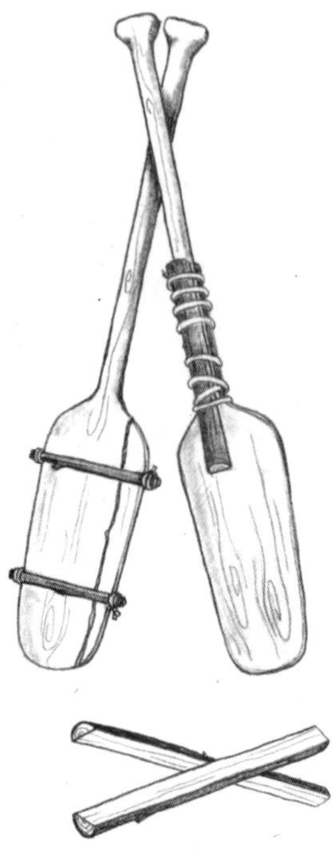

Reparaturen an unterwegs gerissenem oder gebrochenem Paddel

Steuerschlag

Der grundlegende Paddelschlag gewährt sowohl Schubkraft als auch Steuerung. Er ist eine Variation des traditionellen J-Schlages und wird normalerweise immer dann angewendet, wenn nicht gerade eine spezielle Manövriertechnik erforderlich ist.

1. **Strecke dich entlang des Bootes nach vorn** mit völlig ausgestreckten Armen und senkrecht gehaltenem Paddel (siehe Abbildung Seite 265).
2. **Senke das Paddel,** bis das Blatt völlig eingetaucht ist.
3. **Ziehe das Paddel am Boot entlang zurück,** soweit du reichen kannst.

4. **Drehe deine untere Hand auswärts und drehe dabei** das Paddel um 90 Grad, sodass das Blatt senkrecht im Wasser steht.
5. **Um das Boot nach links zu wenden,** wenn du links paddelst (wie in der Abbildung unten), rotiere die obere Kante des Blattes auswärts um 45 Grad.
6. **Um nach rechts zu wenden, tue das Gegenteil.**

Wenn wir langsam paddeln, brauchen wir dem Paddel bei jedem Schlag nur eine leichte Drehung zu geben, um auf Kurs zu bleiben. Wenn wir schnell sind, besonders mit einem spurtreuen Kanu, werden wir nur jeden dritten oder vierten Schlag rudern müssen.

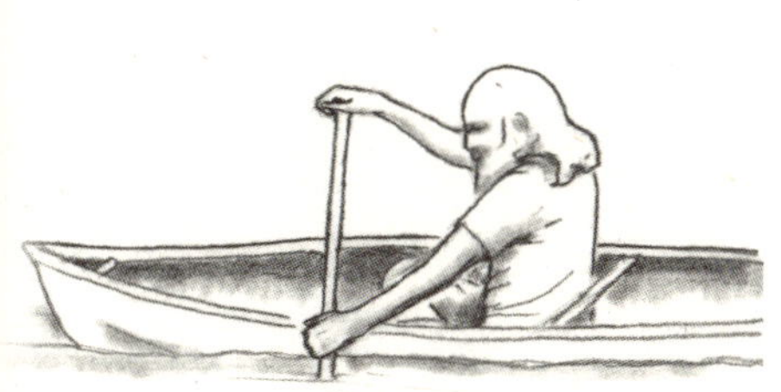

1. Vorwärts strecken; 2. Paddel absenken

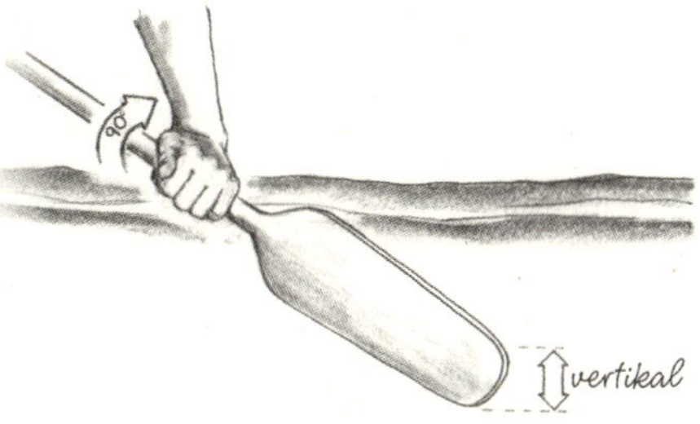

4. untere Hand um 90 Grad ausdrehen

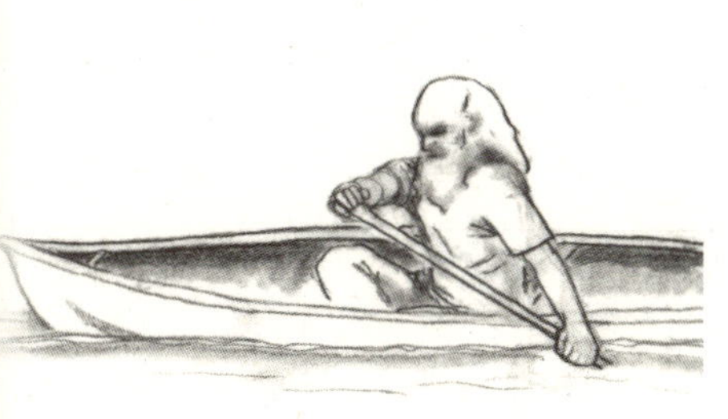

3. Paddel gerade nach hinten ziehen

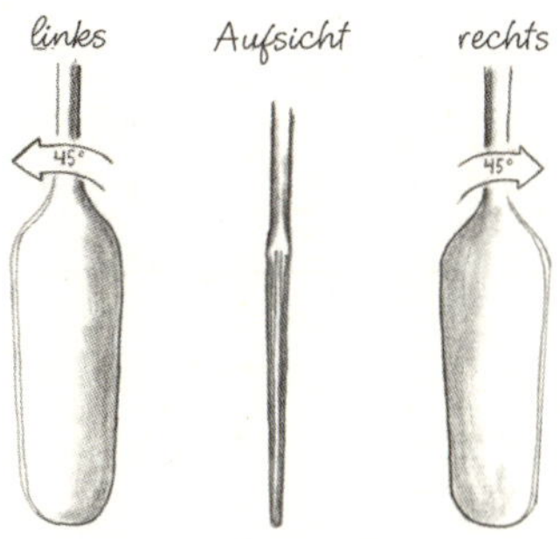

5. Um zu wenden, wird das Paddel 45 Grad nach rechts oder links rotiert

Schritte beim Steuerschlag

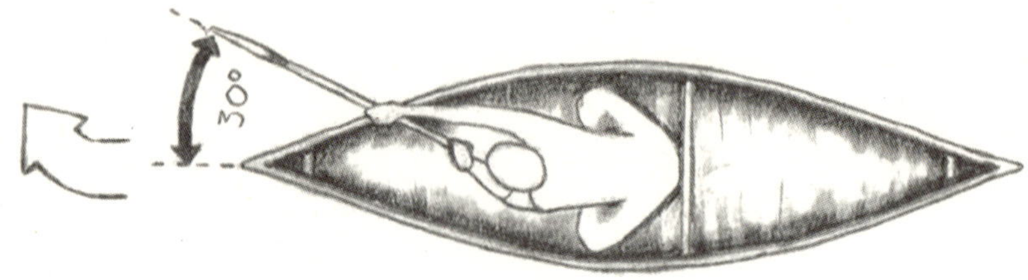

Bugwende

Mit diesem Paddelschlag verursachen wir wenig Lärm, während wir geschmeidig um die Kurve fahren und die Geschwindigkeit halten. Die folgenden Schritte gelten für eine Rechtsdrehung, wenn auf der rechten Seite gepaddelt wird.

1. **Lehne dich soweit du kannst nach vorne und greife den rechtsseitigen Süllrand** mit deiner ausgestreckten rechten Hand (siehe Abbildung oben).
2. **Klemme den Paddelschaft eng an den Süllrand,** um die Stabilität und die Kontrolle zu erhalten.
3. **Richte das Paddel etwa 30 Grad nach rechts** in Fahrtrichtung, während du das Blatt senkrecht über das Wasser hältst.
4. **Senke das Paddel in das Wasser**, indem du das Griffende anhebst.

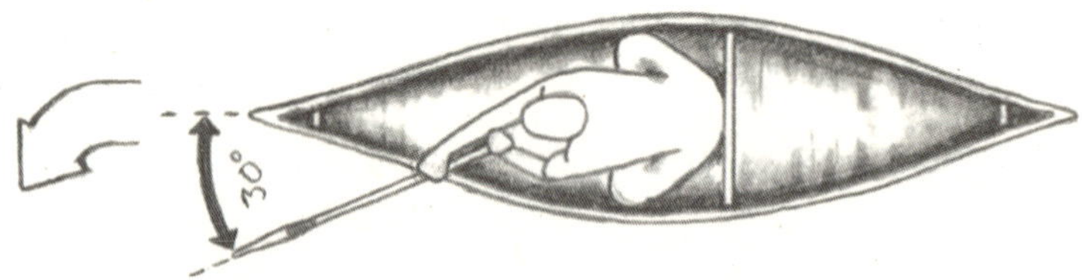

Überkreuzbugwende

Um in die entgegengesetzte Richtung abzudrehen:

1. **Greife den linken Süllrand mit einer rechten Hand,** wie in Schritt 1 oben (siehe Abbildung oben).

2. **Folge Schritt 2 bis 4 von oben** und passe sie an die linke Seite an.

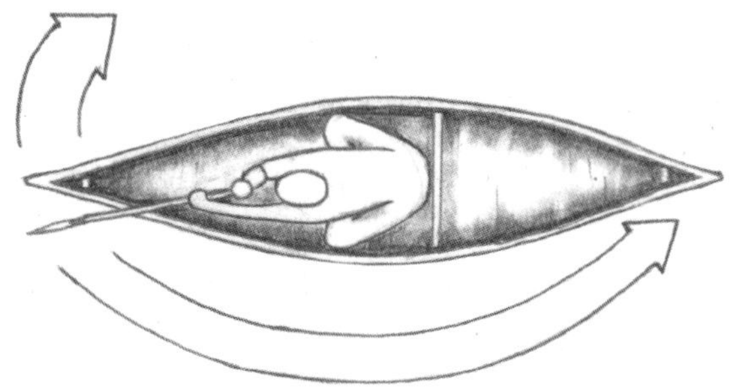

Bogenschlag

Um bei Stillstand das Boot zu drehen, kann der Bogenschlag auf beiden Seiten des Bootes ausgeführt werden.

1. **Strecke das Paddel nach vorne** wie bei der Bugwende, nur greife nicht an den Süllrand (siehe Abbildung oben).
2. **Tauche das Paddel ins Wasser.**
3. **Ziehe das Paddel in einem weiten Bogen** die ganze Strecke bis zum Heck des Bootes. Je weiter du ausholst, umso effektiver der Paddelschlag.

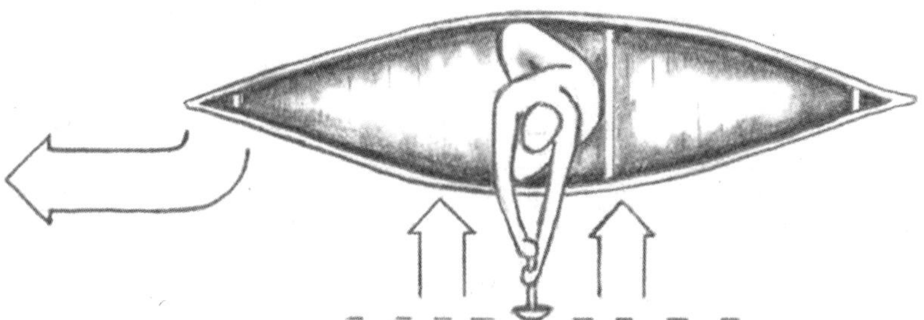

Ziehschlag

Der Ziehschlag bewegt das Kanu nach rechts oder links, während dieselbe Fahrtrichtung beibehalten wird. Er ist besonders nützlich, um Hindernissen in schnellem Gewässer auszuweichen und um breitseitig an etwas heranzufahren, wenn sich das Kanu gerade nicht nach vorne bewegt.

1. **Tauche das Paddel senkrecht eine Armlänge von der Bootsseite entfernt und lotrecht dazu in das Wasser.** Halte dabei die Paddelfläche parallel zur Seite des Bootes (siehe Abbildung Seite 267).
2. **Ziehe das Paddel direkt zum Boot heran,** was das Kanu zum Paddel hinzieht.

Sich rückwärts bewegen

Alle Paddelschläge können auch andersherum ausgeführt werden, mit dem gegenteiligen Effekt. Du benötigst zusätzliche Übung und Vorsicht, da du das Boot aus dem Gleichgewicht bringen könntest.

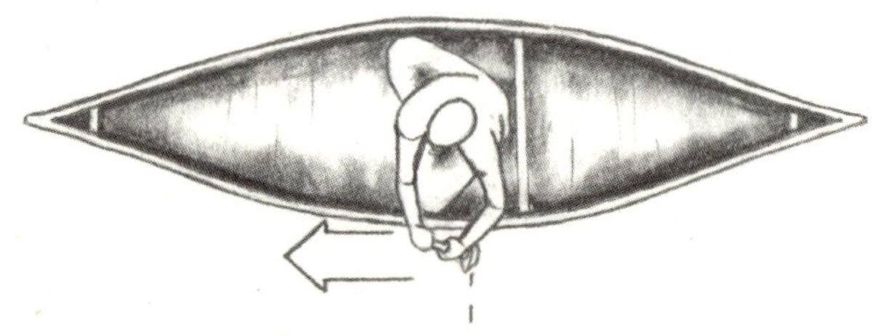

Anhalten

Hier ist die effektivste Methode, um anzuhalten.

1. Tauche dein Paddel auf der Seite ins Wasser und ziehe es zum Boot hin (siehe Abbildung oben).
2. Bringe das Paddel so weit wie möglich unter das Boot, damit sich das Boot beim Anhalten nicht dreht.
3. Drücke die untere Hand nach vorne.

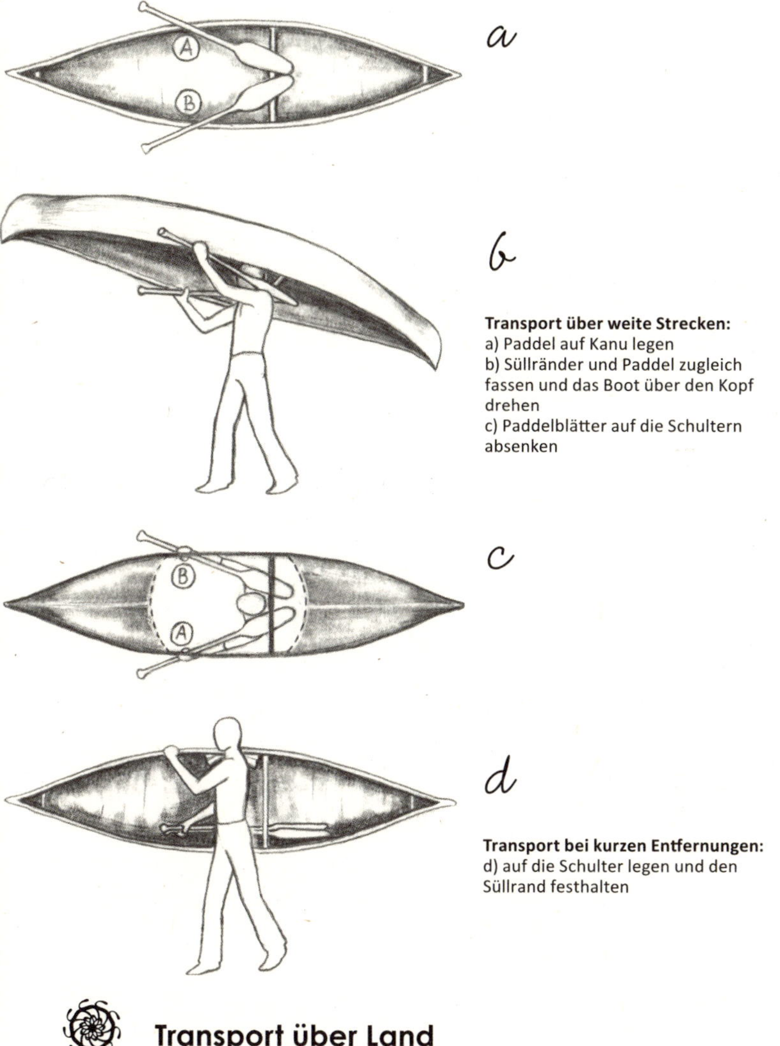

Transport über weite Strecken:
a) Paddel auf Kanu legen
b) Süllränder und Paddel zugleich fassen und das Boot über den Kopf drehen
c) Paddelblätter auf die Schultern absenken

Transport bei kurzen Entfernungen:
d) auf die Schulter legen und den Süllrand festhalten

Transport über Land

Weite Entfernung

1. **Lege zwei Paddel auf das Kanu** (siehe Abbildungsreihe oben).
2. **Fasse die Paddelschäfte zusammen mit dem jeweiligen Süllrand.**
3. **Hebe das Boot mit dem Bug nach oben über deinen Kopf.**

4. **Senke das Boot, wobei die Paddelblätter auf deinen Schultern** und die V-Gabelung der Paddel, um deinen Schaft zu liegen kommen.

Das ergibt einen bequemen Transport über Land, da die Blätter das Gewicht gleichmäßig über die Schultern verteilen. Polsterung erhöht das Komfortniveau. Wenngleich manche Menschen die Paddel an die Ruderbank binden, lasse ich sie lose, sodass ich sie justieren kann, ohne anhalten und das Boot herunternehmen zu müssen.

Kurze Distanzen

Hebe das Kanu einfach auf deine Schulter, wie in der Abbildung auf Seite 269 und stabilisiere es, indem du den Süllrand während des Gehens festhältst. Um deine Schulter zu polstern, kannst du entweder deine Schwimmweste oder ein Stück zusammengelegte Kleidung nutzen.

Ein Schatten auf dem Wasser sein

Wir werden nun lernen, wie wir uns noch leiser bewegen können. Das Verursachen von Geräuschen verschwendet Energie, und wie wir durch Schritt 6 wissen, ist Stille wesentlich, um Natur zu werden.

Tipps für leises Paddeln

- **Bewege das Paddel in deiner Reisegeschwindigkeit, wenn du es in das Wasser tauchst oder es heraushebst,** sodass das Paddel unbeweglich im Wasser bleibt. Dadurch werden Spritzer und Geräusche minimiert.
- **Schlage nicht mit dem Paddel an das Boot,** da das eine Schockwelle durch das Wasser sendet. Zu viele Male habe ich eine lautlose Pirsch durch das Anschlagen des Paddels ruiniert. Wenn ich mich nun am Süllrand abstütze,

weil ich einen Steuerschlag durchführe oder einfach das Paddel für eine Rast ablege, nutze ich meine Hand oder mein Bein als Polster.

- **Lasse das Paddelblatt im Wasser,** wann immer möglich. Jedes Mal, wenn wir die Oberfläche durchbrechen, riskieren wir, feine Ohren aufmerksam zu machen.

Leise Schläge

Das höchste Ziel beim Schattenkanufahren ist, zu paddeln, als ob wir lediglich durch das Wasser glitten. Mit den folgenden Schlägen, die Variationen des Steuerschlages sind, wird das Paddel nicht aus dem Wasser gehoben, sodass weder ein Geräusch aufgrund tropfenden Wassers noch infolge des Durchbrechens der Wasseroberfläche entsteht. Diese Paddelschläge sind am besten für langsames Reisen geeignet.

Kanadischer Schlag

Dieser einfache Paddelschlag bietet präzise Kontrolle, indem er Manövriermöglichkeiten gibt zu Beginn, am Ende und ebenfalls während der Ruhephase.

1. **Beginne mit dem Steuerschlag,** jedoch eine kurze Distanz vom Boot entfernt (siehe Abbildung auf Seite 272)
2. **Ziehe das Paddel zu dir her,** was das Boot leicht zu der Seite hinzieht, auf der du paddelst. Es kompensiert den übrigen Schlag, der das Boot in die andere Richtung zieht.
3. **Fahre fort mit den Schritten 3 bis 5 unter „Steuerschlag“** (S. 264f.)
4. **Ruhe dich aus, indem du das Blatt eingetaucht lässt und vorwärtsschneidest,** um den nächsten Paddelschlag einzuleiten. Um zu vermeiden, dass der Schaft geräuschvoll durch das Wasser schneidet, halte den obersten Teil des Blattes über Wasser.

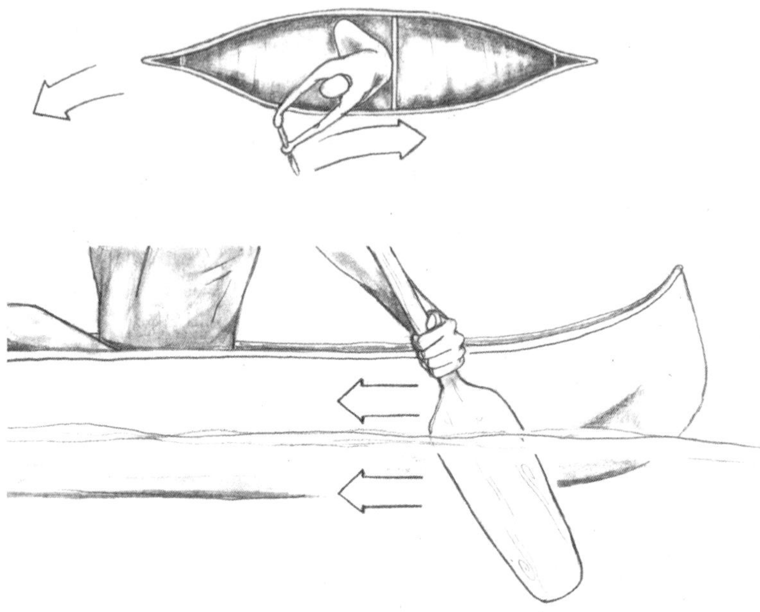

(oben) 1. Das Paddel ein Stückweit entfernt vom Boot einstechen 2. Zu sich herziehen
3. Bewegung weiter beibehalten
(unten) 4. Vorwärts schneiden, wobei fast das ganze Paddelblatt in das Wasser getaucht bleibt

Wriggen

Wenn sogar Armbewegung zu viel ist, kannst du das Wriggen verwenden. Es ist die unauffälligste Paddelbewegung, die ich kenne.

1. **Positioniere das Paddel längs dem Boot, wobei das Blatt vertikal im Wasser liegt,** wie in der Steuerschlag-Position von Schritt 4 (siehe Abbildung auf Seite 273).
2. **Verdrehe den Paddelschaft, indem du die Spitze des Blattes um 45 Grad zu dir rotierst und drücke mit deinem hinteren Arm** etwa 30 Zentimeter weit nach außen, während dein vorderer Arm in Position bleibt.
3. **Kehre die Bewegung um,** indem die Spitze des Blattes um 45 Grad von dir wegrotiert und das Blatt einwärts gezogen wird.

4. **Wiederhole Schritte 2 und 3, um die Hin-und-Her-Bewegung fortzusetzen,** was dazu führt, dass Wasser über die Spitze deines Blattes fließt.
5. **Um zu wenden, bringe das Paddel am Ende eines der beiden Paddelschläge zum Stillstand,** was Schritt 5 des Steuerschlages gleichkommt.

(oben) Das knapp unter Wasser gehaltene Paddel wird vor und zurück bewegt.

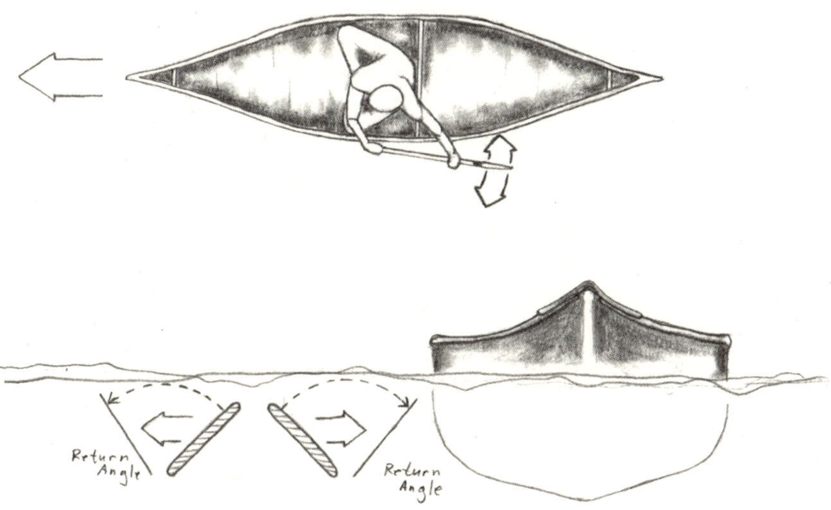

(unten) Die Rotation des Paddelblattes erfolgt abwechselnd, wie abgebildet.

Herabhängenden Hindernissen ausweichen

Wenn wir uns nach vorn statt nach hinten lehnen, um uns unter umgestürzte Bäume, Brücken oder andere Hindernisse zu ducken, behalten wir besser unsere Stille und unseren Schwerpunkt bei. Zudem sind wir in Paddelposition, sobald wir das Hindernis passiert haben.

Nach einer bestimmten Übungsdauer mit einer neuen Fertigkeit erreichen wir gewöhnlich eine Schwelle, wo Reflexe automatisch werden und die Fertigkeit zu uns wird. Es gibt jedoch einen Schleier über der Schwelle: Wir können sie nicht sehen und wissen auch nicht, wann wir sie erreichen werden, bis es geschieht.

Beim Kanufahren sind wir an dieser Schwelle angekommen, wenn nur das Paddel mit dem richtigen Gewicht sowie der richtigen Ausgewogenheit und Flexibilität infrage kommt. Vertrautheit zwischen Paddler und Boot ist zu einem wechselseitigem Vertrauen in die Fähigkeiten des anderen gewachsen. Wir können unsere Energie nun woandershin richten als auf die Basisfertigkeiten, beispielsweise auf das Erlernen davon, sich wie ein Schatten auf dem Wasser zu bewegen.

Während wir die Fertigkeiten in diesem Schritt praktizieren, tun wir gut daran, uns daran zu erinnern, dass wir uns zum Schattenwerden hinentwickelt haben: Diese Fertigkeiten sind in unserer DNS verankert. Für Millionen von Jahren streiften unsere Vorfahren als Schatten umher, während sie unterwegs auf Nahrungssuche waren. Wie eine Hirschkuh im Wolfsgang unterwegs zu sein oder durch die Augen eines Fischotters zu sehen, derweil wir nahtlos über das Wasser gleiten, hat mehr mit dem Verlernen zu tun als mit der Anwendung neuer Fertigkeiten. Lasse uns den Kindern der Natur vertrauen, die uns helfen, uns daran zu erinnern, was unser Tierverstand bereits weiß – was unter Jahren von kulturellen Normen und moderner Annehmlichkeit begraben liegt.

Eine dieser Normen ist der Glaube, dass wilde Tiere naturgemäß Angst vor uns haben. Wovor sie tatsächlich Angst haben, ist die kulturelle Maske, die wir tragen. Im nächsten Schritt werden wir lernen, wie wir hinter dieser Maske hervortreten. Wenn die Tiere nicht länger in Furcht flüchten, hat es den Anschein, wir wären abgetaucht. Das Einzige jedoch, was tatsächlich fort ist, ist die Art und Weise, wie wir uns normalerweise definieren.

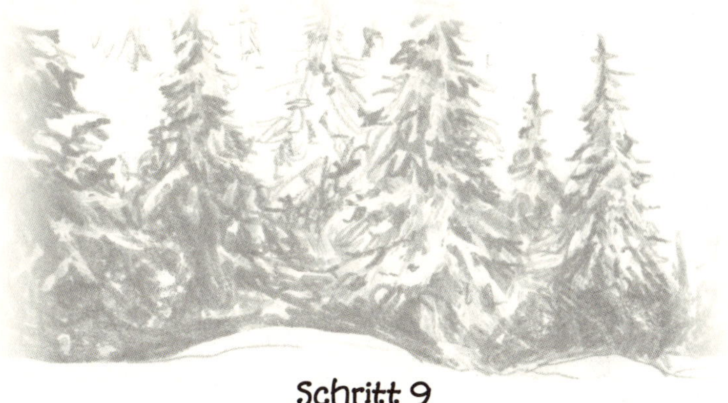

Schritt 9

Werde unsichtbar und löse keine Angst aus

Das süße Lied eines Blauhähers

Eines Nachmittags ging ich alleine zu meinem alten Camp in der Wildnis, das unter einer riesigen Espe eingebettet auf der Spitze eines Felsvorsprungs mit Blick über einen See lag. Um dorthin zu gelangen, waren eine lange Wanderung und das Überqueren des Sees nötig – eine Reise, die ich sehr schätzte. Es gab mir die Gelegenheit, die Seele baumeln zu lassen und zum Hirschpfad zu werden, zum getüpfelten Sonnenschein auf meinen Schultern und zum erdigen Geruch der großen zerbröselnden Baumstümpfe, über die ich schritt.

An diesem besonderen Tag erreichte ich das Lager, ohne ein Projekt im Sinn zu haben oder zum Kundschaften hinausgehen zu wollen. Ich war zufrieden damit, schlicht eine feinstoffliche Präsenz zu sein, ohne Form oder Ausrichtung. Eine Aufgabe allerdings führte ich aus: Ich entschied mich, unter welchem Baum ich mich niederließ. Innerhalb von Minuten hörte ich etwas über mir, so gefällig und flüsterzart, dass es mir zuerst egal war, von wem und woher es kam.

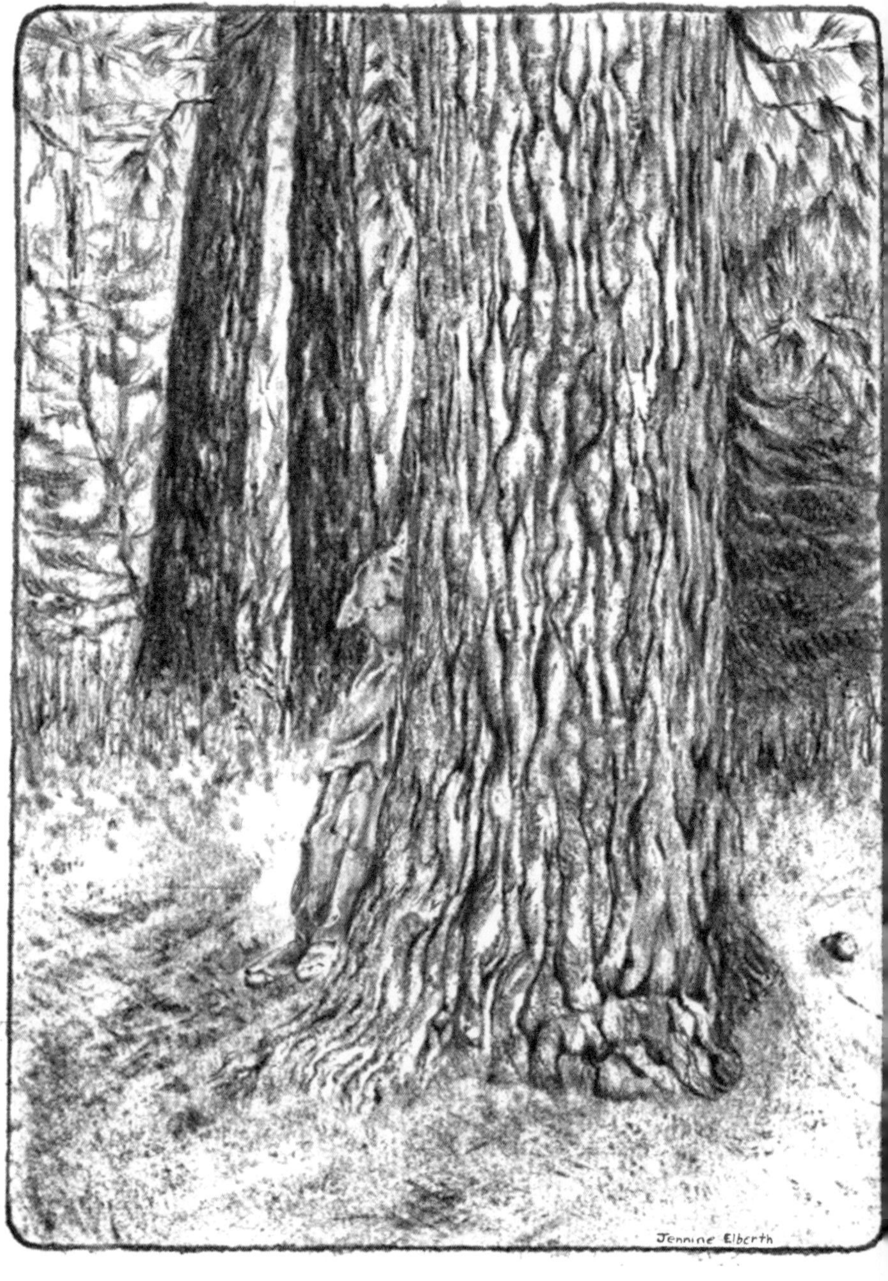
Jennine Elberth

Aber das hielt nicht lange an. Es war zu anderweltlich, um nicht meine Neugierde aufs Äußerste herauszufordern. Dem Lied mangelte es an der Intensität eines Waldsängers, und es hatte auch nicht den flötengleichen Nachklang einer Drossel. Es widersetzte sich der Kategorisierung.

Nach einer kurzen Pause ging der Gesang weiter. Ich blickte hoch und sah ein Blauhäherweibchen. „Nein, das kann nicht sein", dachte ich. Dann breitete sie teilweise ihre Schwanz- und Schwungfedern aus, so wie ein singender Rotschulterstärling, und brachte nochmals die himmlische, pastellige Melodie zur Aufführung. Es war der sanfteste und süßeste Vogelgesang, den ich jemals vernommen hatte. Sehen bedeutet glauben, doch mein rationaler Verstand argumentierte weiterhin: Es ergibt keinen Sinn, dass die Sängerin ein krachmachendes Häherweibchen ist. Außerdem war ich der Meinung, mich nicht unsichtbar gemacht zu haben. Warum sollte mich also ein Häherweibchen an einem so sanften Teil ihres Lebens teilhaben lassen?

Sogar trotz dieser Rationalisierung hätte ich auf der Stelle sterben können und hätte mein Leben als vollständig betrachtet. Das Aufwallen der Emotion erzeugte das Gefühl, als ob ich dahinschmelzen würde. Ich wollte die Erfahrung mit allen, die ich kannte und die mir lieb waren, teilen. Aber wer würde mir glauben?

Ich sehe nun ein, dass in Wirklichkeit ich es war, der es nicht glauben konnte – ich konnte nicht glauben, dass andere Menschen unsichtbar werden konnten.

Seit diesem Tag bin ich mir bewusst geworden, dass Blauhäher Krach machen, wenn ich Krach mache: Wenn ich eine Störung verursache, greifen sie diese auf und spiegeln sie mir. Wenn ich mich andererseits selbst verliere und zum Wald werde, werde ich eingeweiht in ihre komplexen Persönlichkeiten und die Bandbreite der Emotionen, die sie ausdrücken können.

Wie wir bereits bei den vorherigen Schritten gesehen haben, ist alles verbunden. Unsere Beziehung mit dem Selbst und mit unserer Außenwelt kommt unserer Beziehung zur Natur gleich. Wenn wir uns dem Reich der Natur als passive Beobachtende annähern, werden wir auch nur Beobachtende bleiben. Wenn wir uns der Natur jedoch annähern, wie wir es bei jeder ganz besonderen Beziehung tun würden, und uns dabei demütig daran erinnern, dass wir nur ein Teil des Ganzen sind, werden uns die Wildlinge als einen der ihren akzeptieren und ihr Zuhause wird auch zu unserem.

Die vier Vorteile der Unsichtbarkeit

- **Wir stören die Tiere nicht mehr,** da wir keine Störung erzeugen.
- **Tiere „verstecken" sich nicht mehr vor uns.** Wir erkennen, dass ihr Verschwinden nichts weiter war als unsere Blindheit.
- **Wir werden in die Geheimnisse der** Natur **eingeweiht,** da Unsichtbarkeit das Zuhören verbessert.
- **Wir verstehen und akzeptieren, was Tiere uns sagen,** da Unsichtbarkeit unseren Tierverstand belebt.

Nun können wir das, was wir in den ersten acht Schritten erworben haben, anwenden, und können damit die vier Vorteile erfahren, die der Verlust des Selbst an die Natur mit sich bringt.

Unsere größten Scheuklappen durchschauen: Vorurteil und Angst

Wir haben bereits über Vorurteil und Angst in Bezug auf die vorigen Schritte gesprochen. Hier werfen wir einen Blick darauf, wie sie uns auffällig machen, und was wir tun können, um das zu verändern.

Wenn wir Natur werden, sind wir eins mit unserer Umgebung. Wir bewegen uns unter den Tieren und Pflanzen, als ob der Wald unser Zuhause wäre. Unser Gefühl für Gewahrsein rührt von der Erkenntnis her, dass unser Selbst ein Teil des bereits existierenden Ganzen ist. Eine Reaktion oder Angst sind nicht nötig, da wir in den uns umgebenden Fluss des Lebens eingetaucht sind – wir sind im Beziehungs- statt Touristenmodus.

Wenn ich allerdings nachts eine unbekannte Straße in der Stadt entlangginge, wäre ich wachsam. Alles wäre mir unbekannt, und ich hätte keine Beziehung mit jenen, die dort leben. Alles, was ich über diese Stadt wüsste, hätte ich aus den Nachrichten über Verfall und Kriminalitätsrate – Wissen aus zweiter Hand, das mir Angst eingeflößt hätte. Ich würde in die Schatten schauen und mich bei jedem Geräusch verkrampfen, das ich vernähme.

Eine Person, die in diesem Stadtteil aufgewachsen wäre, würde sich eher wohl fühlen als ich. Sie hätte Beziehungen zu jenen, die dort leben, und sie wäre vertraut mit seinem Erscheinungsbild und seinen Geräuschen. Sie wüsste, was eine tatsächliche Bedrohung darstellte, im Gegensatz zu den Bedrohungen, die meine Phantasie mir aufgrund meiner Angst vor dem Unbekannten vorgaukelt.

Ob wir in der Stadt oder in der Wildnis aufgewachsen sind, es wäre für uns natürlich, unsere Wahrnehmung der Wirklichkeit auf unseren Erfahrungen und den Überzeugungen zu gründen, die uns beigebracht wurden. Überzeugungen können zu Vorurteil und Angst führen, was uns in unserem Bewusstsein von Ego-Rational-Verstand zurückhält. Obwohl der Ego-Verstand uns dienlich sein kann, um unsere Sicherheit zu gewährleisten, wird unsere Fähigkeit, zur Natur zu werden, behindert, wenn wir von unserer Umgebung getrennt gehalten werden.

Um zu verstehen, wie der Ego-Verstand Überzeugungen schürt und unsere Verbindung zur Natur untergräbt, lasse uns einen Blick auf die Faktoren werfen, die die Erschaffung unserer Wirklichkeit unterstützen.

Unsere Wahrnehmung von Wirklichkeit gründet sich auf dem:

1. **Was wir *fähig* sind zu sehen, zu hören und zu riechen.** Beschränkungen schließen Seh- und Hör-Behinderungen ein, ebenso wie Umweltfaktoren.
2. **Was wir *denken* zu sehen, zu hören und zu riechen.** Wenn wir ein schwimmendes Stück Holz für einen Alligator halten, ist es ein Alligator, und wir gestalten unsere Handlungen dementsprechend.
3. **Was wir uns *erlauben* zu sehen, zu hören und zu riechen.** Wir sind subjektive Geschöpfe. Trauma und Stress verursachen das Abschalten einiger unserer Wahrnehmungsfähigkeiten, um eine sensorische Überfrachtung abzuwehren. Überzeugungen leisten einen Beitrag zu diesen Abschaltvorgängen. Wenn ich erzogen wäre zu denken, dass Nacktheit böse ist, würde ich meine Augen beim kleinsten Anzeichen einer nackten Person abwenden. Aus Angst könnte ich das Erlebnis verleugnen oder sogar aus meinem Gedächtnis löschen.

Wenn du und ich dieselbe Überzeugung teilten, würden wir sie nicht als Vorurteil erkennen, da es unsere gemeinsame Wirklichkeit wäre. Nur wenn wir *unterschiedliche* Überzeugungen haben, heben sie sich voneinander ab. Dasselbe gilt, wenn wir mit einem Glaubenssystem in die Natur eintreten.

Wie wir in Schritt 7 entdeckten, verstärken wir unsere Wahrnehmung, dass wir getrennt von allem anderen in der Natur sind, wenn wir in unserem Ego-Verstand sind. Wir glauben dann, dass wir uns tarnen müssen, um uns einzufügen.

Wenngleich wir Tarnung vielleicht als eine Art sich einzufügen sehen, ist es, genau genommen, eine Art sich zu verstecken. Viele von uns Jagenden nutzen Tarnung, um sich einen Vorteil gegenüber der Beute zu verschaffen. Diese Überzeugung beschränkt unsere Wahrnehmung und, was noch wichtiger ist, unsere Kenntnis dessen, wer wir sind und wozu wir fähig sind.

Ohne zu wissen, dass es eine andere Art des Seins gibt, verankert sich das, was uns beigebracht wurde, in unserem Bewusstsein und bildet unsere Wahrnehmung von der Wirklichkeit. Dies einfach nur zu wissen, kann uns helfen, uns rund um unsere Überzeugungen und Konditionierung zu entspannen. Das müssen wir tun, um zu lernen, wie wir unsichtbar werden. Andernfalls maskieren wir bloß unsere Anwesenheit, indem wir auf irgendeine Art von Tarnung zurückgreifen.

Die beste Verteidigung

Vor einigen Jahren sprach ich mit Robert Wolff, dem Autor von *Das Lächeln der Senoi*, darüber, wie Indigene danach streben, unsichtbar zu sein, indem sie sich wie ein Schatten bewegen, anstatt Schatten zu werfen. Mit Bezug auf das Beispiel der malaysischen Senoi-Ureinwohner, mit denen er gelebt hatte, sagte er: „Wenn sie keine Konfrontation wollten, wurden sie unsichtbar – genau wie viele Tiere scheinbar ‚verschwinden' können."[71]

Wie wir unsichtbar werden

Absolut betrachtet, bedeutet *unsichtbar*: *Nicht gesehen werden können*. Hier verwenden wir das Wort jedoch in einem relativen Sinn. Damit ist gemeint, dass jemand zwar sichtbar ist, aber tatsächlich nicht gesehen wird.

Zwei Wege, wie das Sichtbare ungesehen bleibt

- **In physische blinde Flecken treten.** Alle Tiere, uns eingeschlossen, haben unterschiedliche Gesichtsfelder, was blinde Flecken erzeugt. Meiner ist ein vertikaler Streifen im Zentrum meines Gesichtsfeldes. Wenn wir die blin-

den Flecken von anderen Geschöpfen herausfinden, können wir in diese eintreten und in der Folge verschwinden.
- **Emotionale und psychologische blinde Flecken erzeugen.** Unser Gehirn erzeugt, was wir denken zu sehen, und zwar auf der Basis unseres Betriebssystems, das durch vorherige Erfahrungen und Überzeugungen programmiert ist. Eine Eule könnte direkt an mir vorbeigleiten, aber ich würde sie nicht sehen, sondern denken, sie sei ein Geist.

Indem wir uns diese beiden Erkenntnisse zu Nutze machen, können wir ohne die Hilfe von Tarnung unsichtbar werden, oft während wir in voller Sicht bleiben. Wenn uns diese Sensibilisierung fehlt, greifen wir auf Methoden wie Camouflage und Tarnung zurück.

Nachteile von Tarnung und Täuschung

- **Sie erfordern zusätzlichen Energieaufwand,** wohingegen Unsichtbarkeit ein integraler Bestandteil des Werdens ist.
- **Sie rufen nach ständiger Wachsamkeit,** da die kleinste unbewusste Bewegung eine Person entlarven könnte.
- **Sie sind nur kurzzeitig verlässlich.** Je länger die Dauer, desto größer die Gefahr der Entdeckung.

Wenn ich mich in den Wäldern niedersetzen und ungesehen bleiben möchte, könnte ich mich selbst tarnen, sodass ich wortwörtlich unsichtbar wäre, oder ich könnte ein Baumstumpf werden. Mich selbst zu tarnen, würde mich Einsatz kosten, und es könnte meine Fähigkeit zu sehen und zu hören einschränken. Dahingegen könnte zu einem Baumstumpf zu werden so einfach sein wie sich niedersetzen oder einen Arm über meinen Kopf heben, wie in der Abbildung unten. Ich kann vollkommen sichtbar bleiben, und jemand könnte direkt zu mir herschauen und nur einen Baumstumpf sehen.

Wer vermag zu sagen, dass ich nicht wirklich ein Baumstumpf bin? Wenn wir zu etwas anderem geworden sind (siehe Schritt 11), sind wir nicht länger wir selbst. Also haben wir nichts mehr zu verstecken und somit keinen Grund, *uns* zu verstecken. Mehr noch als eine Möglichkeit, unsichtbar zu werden, ist Werden eine Möglichkeit, sich in Natur zu verwandeln. Wir schließen uns an, anstatt uns zu verkleiden. Wir schwelgen in unserer Gleichheit, statt unsere Unterschiede zu verfestigen.

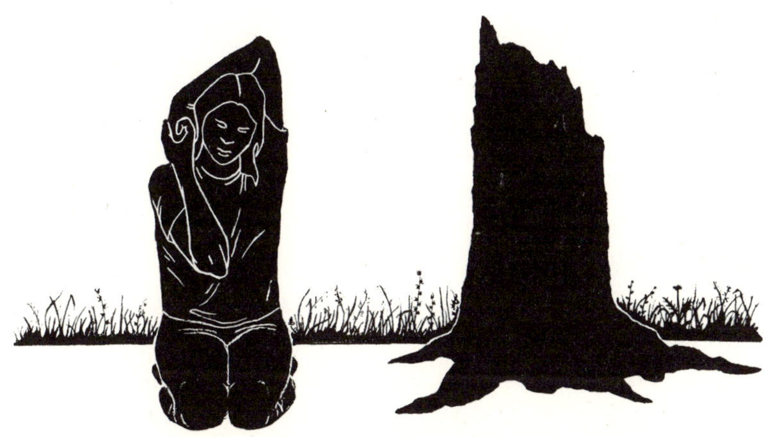

Ein Baumstumpf werden

Werde ein beweglicher Baumstumpf

Um nicht gesehen zu werden, wenn eine Person an dem Baum vorbeigeht, hinter dem wir uns verstecken, platzieren wir unsere Füße fest auf dem Boden und bewegen lediglich den Oberkörper um den Stamm. Dabei bleiben wir auf der der vorübergehenden Person abgewandten Seite des Baumes (siehe Abbildung unten). Wenn wir unsere

Füße nicht bewegen, erzeugen wir kein Geräusch. Wenn doch ein Fuß sichtbar wird, wird er wahrscheinlich für einen Teil des Stammes oder für eine freiliegende Wurzel gehalten.

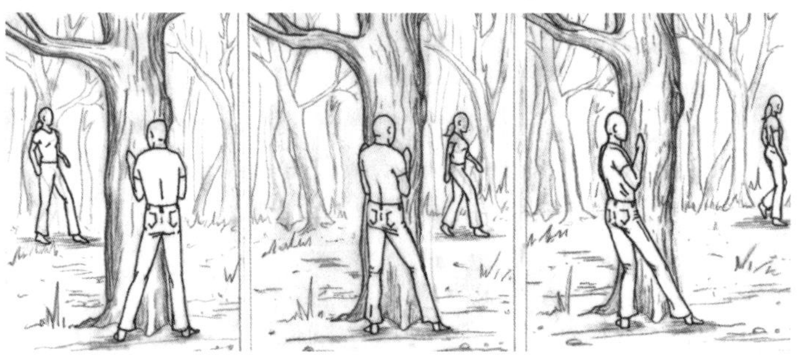

Unsichtbarkeit in der Sichtbarkeit

Angenommen, jemand steht als Clown verkleidet in einer Schlange, um ein Konzertticket zu kaufen. Er würde auffallen. Sein Ego hätte sich entschlossen, ein Clownskostüm zu tragen. Gleich, was sein Grund für das Anstehen in der Schlange wäre, würde er für sein einzigartiges Erscheinungsbild Beachtung finden.

Vergleiche dies mit einer Person, die zu ihrer Umgebung geworden ist. Sie versucht weder herauszustechen noch sich zu verstecken. Da sie nicht von ihrem Ego-Verstand aus agiert, ist sie imstande, der Gehsteig, die Gebäude, der Himmel darüber und die Ticketschlange selbst zu werden. Auch wenn unser Blick sie streifen würde, wären wir wahrscheinlich nicht imstande, uns an ihre Gegenwart zu erinnern. Sie ist transparent geworden.

Wenn wir im Reich der Natur transparent sind, brauchen wir uns nicht zu tarnen, um unsichtbar zu sein. Ebenso wenig wie die Person in der Ticketschlange, die zu ihrer Umgebung geworden ist. Warum für den Wind und die Bäume unsichtbar werden, wenn wir der Wind und die Bäume *sind*?

Unsichtbar werden in der Nacht

Der Schein von Taschenlampe und Stirnlampe stellt uns ins Zentrum der Aufmerksamkeit, da er direkt auf uns zeigt. Nebenbei macht er uns blind für alles, was außerhalb davon liegt. Wenn wir das Licht ausschalten, verschwinden wir in die Dunkelheit. Unsere Augen passen sich der Dunkelheit an, und unsere Sinne werden lebendig. Sie erlauben uns zu sehen, zu hören, zu riechen und zu fühlen, und zwar weitaus mehr, als wenn die nächtliche Welt durch den Lichtschein definiert wird.

Unsichtbarkeit ist Bewegung

Unsichtbarkeit erfordert neben dem Loslassen unseres Ego-Verstandes, dass wir wissen, wie wir uns innerhalb der Natur bewegen. Wie wir uns bewegen legt – wie im vorigen Schritt besprochen – fest, wie gut wir uns einfügen und vom Reich der Natur akzeptiert werden. Wenn wir durch den Wald gehen wie wir den Gehsteig in einer Stadt entlanggehen, werden wir herausstechen wie Cowboys auf einer Star Trek Convention. Wenn wir andererseits gegenwärtig sein und uns unsichtbar bewegen wollen, müssen wir wie ein Schatten denken und handeln, dürfen wir keine Wellen schlagen und keine Spur unserer Anwesenheit hinterlassen.

Unsichtbarkeit bedeutet nicht Reglosigkeit. Wie T. S. Eliot sagt: „Wir müssen still sein und dennoch vorangehen."[72] Es verdient wiederholt zu werden, dass wir herausstechen, wenn wir uns nicht im Rhythmus der größeren Bewegung bewegen.

Wie ich direkt vor einer Schnappschildkröte verschwand

Ich erinnere mich, wie ich eines frühen Morgens am oberen Ende eines flachen Beckens in einem winzigen Bach stand und eine große Schnappschildkröte dabei beobachtete, wie sie am unteren Ende in das Becken glitt. Ich bemerkte, dass ich genau auf ihrem Weg stand, vergaß sie und begann wieder zu lauschen. Als ein Windstoß an den neben mir stehenden Sträuchern zerrte, bog ich mich ebenso.

Indem ich sie hin und wieder am Rande meines Sichtfelds wahrnahm – was einfach war, weil das Wasser so seicht war, dass es ihren Panzer nicht bedeckte – verfolgte ich ihr Vorankommen. Mein Blick schlenderte von hier nach dort, angezogen von Verschiedenem. Als sie mein Ende des Beckens erreichte, ging sie an mir ohne ein Zucken vorbei, obwohl ich in vollem Sonnenlicht stand und so nah war, dass ich mich hätte bücken und sie aufheben können.

Kriterien, um unsichtbar zu werden

- **Bewege dich *innerhalb* der Strömung,** anstatt nur *mit* ihr. Es geht darum, die Bewegung nicht lediglich zu beschatten, sondern sich im Schatten der Bewegung zu bewegen.
- **Sei im Bewusstsein des Tierverstandes.**
- **Agiere als lebenswichtiges Organ in einem dynamischen Organismus.**
- **Erlaube, dass unsere Gefühle das größere Gefühl,** in das wir eingetaucht sind, **sowohl berühren als auch widerspiegeln.**

Bewusstsein ist alles

Vor einigen Jahren hatten wir ein mittwinterliches Tauen, das allen Schnee schmolz und alles braun hinterließ – ausgenommen die komplett weißen Schneeschuhhasen. Ich erinnere mich an eine Häsin, die immer ganz regungslos dasaß, wenn ich vorbeikam, obwohl ich nur einige Schritte neben ihr vorüberging. Sie fiel sofort ins Auge, nahm aber an, sie sei unsichtbar. Für sie war Unsichtbarkeit ein Instinkt, wohingegen sie für uns eine bewusste Komponente hat.

Schmeiß die Tarnausrüstung weg

Hier ist eine Geschichte, um der bereits begonnenen Diskussion zu Tarnkleidung und -ausrüstung Leben einzuhauchen. Dieses Thema zu verstehen, ist nicht genug – es muss in unserem Tierverstand Nachhall finden, wenn wir es leben und atmen möchten.

Wenn sich Schwarzkehl-Nachtschwalben zu Stein verwandeln

Früher wohnte ich in einem Gebiet von Granitaufschlüssen, wo massenhaft Blaubeeren wuchsen. Zufälligerweise mag ich gern Blaubeeren, also verbrachte ich einige Zeit während der Beerensaison dort.

Auf einer meiner Beerentouren durchquerte ich eine kahle Anhöhe in der Hoffnung auf blauere Weiden auf der anderen Seite. Ich hatte etwa ein Drittel des Weges zurückgelegt, als eine Schwarzkehl-Nachtschwalbe bis auf ein paar Schritte Entfernung zu mir her flatterte. Sie sah so aus, als hätte sie einen gebrochenen Flügel, und rief so laut, als ob sie fürchterliche Schmerzen hätte. Ich kannte das Spiel und erstarrte sofort, mein linker Fuß mitten in der Luft.

Zugleich bemerkte ich die beiden faustgroßen Granitsteine, auf die ich im Begriff war zu steigen. Sie waren zu symmetrisch, zu identisch, um zufällig nebeneinander zum Liegen gekommene Steine zu sein. Ich wusste, was sie waren, aber mein rationaler Verstand konnte es nicht annehmen – sie sahen nicht aus und verhielten sich nicht wie Vögel. Sie waren Granit auf Granit: Der Glanz auf ihren Augen waren Glimmersplitter und die Punkte ihres Gefieders sowie die verstreuten Losungen waren Stückchen milchigen Quarzes, die im Felsen eingeschlossen waren. Sie hatten keinen Geruch, und sie hatten kein Nest. Wenn sie sich bewegten, war ich mir nicht sicher, ob sie es taten, da sie unverzüglich wieder zum Felsen wurden, sobald sie unbeweglich dasaßen.

Sie waren an einem dermaßen auffälligen Platz „eingenistet", dass mir niemals eingefallen wäre, dort Ausschau nach ihnen zu halten. Wenn hie und da ein Vagabund wie ich die Anhöhe überquerte, würde die Mutter dessen Aufmerksamkeit umlenken, wenn nicht sogar dessen Weg.

Bis die Nachtschwalbe mein Nichtwissen in Bezug auf Tarnung aufzeigte, dachte ich, es ginge hauptsächlich darum, nicht gesehen zu werden. Neben dem atemberaubenden Moment, den ich wiedererlebe, wann immer mir die Geschichte in den Sinn kommt, bin ich noch mehrfach mit Einsichten zu Unsichtbarkeit bereichert worden.

Tipps für die Unsichtbarkeit

- **Alles wird von seiner Umgebung geprägt,** aber nur bis zu dem Grad, als es ein Teil dieser Umgebung ist. Unsichtbar zu werden, ist nicht so sehr ein Verkleiden als ein Werden.
- **Geruch und Bewegung sind genauso wichtig wie Sichtbarkeit.** Wenn wir Nahrung aus der jeweiligen Region essen, lösen unsere Körpergerüche kaum Alarm aus.

Stimulierende Lebensmittel hingegen bringen unseren Rhythmus aus dem Einklang mit dem Rhythmus der Natur (siehe „Um es leichter zu machen“ in Schritt 4).

- **Verwende Tierrufe für akustische Unsichtbarkeit.** Ich kann *Stopp, Komm, Schau hoch, Schau hinunter, Osten, Süden, Norden, Westen* und mehr mit einem Satz von Vogelrufen sagen.
- **Kleidung in Erdfarben ist alles, was es braucht.** Gescheckte oder karierte Muster sind besser als Streifen.

Aufgrund unserer visuellen Orientierung neigen wir dazu, viel Betonung auf das Verkleiden unserer sichtbaren Gegenwart zu legen. Tatsächlich sind Tiere gewöhnlich unserer Gegenwart lange bevor sie uns sehen gewahr, aufgrund der hörbaren und olfaktorischen Signale, die wir aussenden.

Tarn-Krimskrams zu verwenden, um uns ein Gefühl von Zugehörigkeit zu vermitteln, ist in etwa so, als würden wir unser Auto lackieren lassen und erwarten, dass es jetzt ein anderes Gefährt ist. Wenn wir uns selbst tarnen, versuchen wir uns zu verstecken. Wir sagen: „Ich bin nicht gut genug, um gesehen zu werden. Ich bin nicht gut genug, um akzeptiert zu werden. Ich bin nicht eingestimmt genug, um ich selbst zu sein.“ Wir erreichen damit, dass wir Wildtiere ganz ähnlich beobachten wie Tiere im Zoo. Wir erzeugen die Illusion, mit Wildtieren zu sein, ohne zu lernen, *wie* wir mit ihnen sind.

Alles, was uns verkleidet, ist die Antithese von Werden. Wenn wir nicht da sind, um das zu berühren, zu schmecken und zu fühlen, was das Tier berührt, schmeckt und fühlt, kommen wir der Natur nur als Beobachter näher. Können wir das Tier riechen und atmen hören? Lernen wir es kennen durch das Fühlen seiner Energie und Kontakt von Angesicht zu Angesicht? Beziehung erfordert Kommunikation. Es ist wie bei allen Beziehungen, je näher wir einander kommen und je weniger Grenzen zwischen uns sind, desto leichter ist die Kommunikation.

Der Vergrößerungseffekt

Tarnausrüstung verstärkt auf künstliche Weise unsere persönliche Fähigkeit. Ein gutes Beispiel ist Tarnmusterkleidung, da sie uns hilft uns einzufügen, wenn wir eigentlich nicht in der Lage dazu sind. Die Werbung verspricht uns unverzügliche Einstimmung, doch veranstalten wir lediglich eine Maskerade. Wie jedes Kostüm, ist Tarnkleidung nur eine Verkleidung. Sie gestattet uns die Vorstellung, etwas zu sein, das wir nicht sind. Das Ergebnis ist, dass unser kurzzeitiger Gewinn ins Auge geht und zu unserem längerfristigen Verlust wird: Wir tendieren dazu, selbstgefällig zu werden, und eignen uns nicht die Fertigkeiten der Unsichtbarkeit und des Werdens an.

Herauszustechen bedeutet, sich einzufügen

Wenn wir lernen, was Unsichtbarkeit bedeutet, können wir nicht nur unsichtbar werden, sondern wir können auch andere sehen, die für uns vormals unsichtbar waren. Es gibt zwei scheinbar einander diametral gegenüberstehende Herangehensweisen zu Unsichtbarkeit, die Adler und Eule für uns veranschaulichen werden.

Die Verschwinde-Tricks von Eule und Adler

Adler ist ein Kind des Tages, wohingegen die Nacht das Reich von Eule ist. Das Sehen ist Adlers schärfster Sinn, und Eule kann sehr gut hören. Adler ist direkt und sichtbar, während Eule in den Schatten lauert. Adler erhebt sich hoch und sieht Dinge im Überblick, Eule sitzt tief und konzentriert sich auf Details.

Mit Weißkopfseeadlers auffallendem Farbmuster und seinem Hang, an auffälligen Plätzen zu sitzen, scheint er ein schwaches Beispiel für Unsichtbarkeit zu sein. Aber als ich vor zwei Tagen zu einem Baumstumpf in der Mitte eines Sees paddelte, gelangte ich bis auf drei Kanulängen vor ein großes, ausgewachsenes Adlerweibchen, die ich nicht gesehen hatte, bis sie vor mir abhob. Sie flog knapp über der Wasseroberfläche, gewann an Höhe und landete auf einem hohen Aststumpf, von dem aus man einen guten Blick auf das Ufer hatte.

Gestern geschah es wieder, als ich am Ufer entlangpaddelte. Ich sah ein Adlerweibchen vor mir, die auf einem knorrigen Stück Treibholz saß. Wie gewöhnlich ging ich meinem Geschäft nach und schenkte ihr keine Aufmerksamkeit. Nur gelegentlich nahm ich sie am Rande meines Sichtfeldes wahr, um sie nicht zu beunruhigen. Ich ging an ihr vorbei, und sie hob nicht ab, was gar nicht so überraschend war. Was mich jedoch schon beunruhigte, war, dass sie so stoisch schien, nahezu als wäre sie eine leblose Attrappe.

Unglücklicherweise konnte ich mich nicht einmal damit trösten, von einem Plastiknachbild getäuscht worden zu sein – es war bloß ein bizarr verdrehter Ast.

Der Kontrast von weißem Kopf und Schwanz und dunklem Körper des Adlerweibchens bricht ihren Umriss auf, besonders vor einem hellem Hintergrund. Ein Adler kann komplett sichtbar sein, aber unser Verstand kann seinen Körperumriss nicht zusammensetzen. Der Verstand registriert dann entweder nichts oder macht etwas anderes daraus. In beiden Fällen ist der Adler bei freier Sicht so gut wie unsichtbar.

Dasselbe gilt für Eulen. Ich hasse es zuzugeben, wie viele Male ich eine Eule angestarrt habe – manchmal auf sehr kurze Entfernung – und alles, was ich sah, war Baumrinde. Federfärbung, Muster und Textur, die Rinde simulieren, sind entscheidende zuträgliche Faktoren. Hinzu kommt, dass eine Eule stillsitzt und für einen abgebrochenen Ast des Baumes gehalten werden kann, da ihre Körperform diesem oftmals ähnelt.

Sei die Landschaft

Genau wie Tiere in der Wildnis, *können wir manchmal am besten unsichtbar werden, indem wir uneingeschränkt sichtbar sind. Der einfachste Weg liegt darin, Tieren zu erlauben, sich an unsere Gegenwart zu gewöhnen.* Ich fühle mich von Biberdämmen besonders angezogen, und ich halte mich manchmal lange in ihrer Nähe auf, damit sich die Biberkolonie so an mich gewöhnt und mit ihren Geschäften fortfährt, als würde ich dazugehören, genau wie die Enten und Wasserlilien. Dasselbe habe ich mit Hirschen, Eichhörnchen, Raufußhühnern und anderen Tieren erlebt, die mir mit der Zeit erlauben, völlig gegenwärtig mit ihnen zu sein.

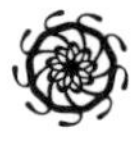

Um Tiere mit unserer Gegenwart vertraut zu machen

1. **Bewege dich anmutig,** im Rhythmus mit der Umgebung.
2. **Gehe deinen Geschäften nach,** ohne auf die Tiere zu achten.
3. **Komme langsam näher, ohne in deiner Fortbewegung ein Muster erkennen zu lassen.**

Obwohl wir uns uneingeschränkt sichtbar machen, müssen wir doch der Schatten unserer Umgebung werden. Wir können das tun, indem wir Beeren pflücken, Kanu fahren, ein Lager errichten oder einer anderen Aktivität nachgehen, die zeigt, dass wir, wie jedes andere Tier, mit unserem Leben beschäftigt sind. Wenn wir uns verhalten, als wären wir in einem Zoo, indem wir Wildtiere passiv beobachten und analysieren, stechen wir wie ein stählerner Zaunpfosten in einem Meer wogenden Grases heraus. Wenn wir uns vom Wind zusammen mit dem Gras bewegen lassen, werden wir unsichtbar und sind zugleich sichtbar. Eine weitere Schicht des zuvor ungesehenen Lebens erscheint dann vor uns.

Tiere, die in einem Chor ununterscheidbarer Stimmen miteinander singen, so wie viele Frösche und Insekten, sind eine dramatische Veranschaulichung dessen, wie überwältigende Sichtbarkeit Unsichtbarkeit schaffen kann. Inmitten eines Meeres potenzieller Beute tun sich Beutegreifer schwer, einen einzelnen Sänger zu erfassen.

Sichtbarkeit: Eine Überlebensstrategie

Tiere können sich durch Geschwindigkeit, Größe, Tarnung, Anzahl, Abschreckungsmaßnahmen (wie Stacheln und giftige Hautdrüsen) und hohe Sichtbarkeit schützen. Letzteres wird von männlichen Vögeln verwendet, um die Aufmerksamkeit von ihren Gefährtinnen im Nest abzuziehen. Einige Insekten und Amphibien mit giftigen Eigenschaften, die zudem unter freiem Himmel leben, haben eine helle Färbung und auffällige Muster, sodass ihre Beutegreifer sie leicht identifizieren können und in Ruhe lassen. Einzelne opfern sich für das Überleben der Spezies, da ein Vogel zunächst einen attraktiv gefärbten, aber beißend schmeckenden Schmetterling essen muss, um zu lernen, diese Spezies zu vermeiden.

Als ich das entdeckte, begann ich mich zu fragen, warum andere Tiere keine Fluchtstrategien oder Verteidigungsmechanismen entwickelt haben und warum ihre Beutegreifer nicht effizienter darin wurden, ihnen nachzustellen.

Nicht gänzlich unsichtbare Muscheln

Als ich eines heiteren Nachmittags Muscheln an einem ruhigen Fluss sammelte, klärten mich die Muscheln auf. Sie waren schön getarnt: Dieselbe Farbe und Textur wie der

Schlick, in den sie teilweise eingegraben lagen, ausgenommen ihre vorragenden weißen Nahrungsröhren. Sobald sie eine Störung ermittelten, zogen sie ihre Röhren ein, schlossen ihre Schalen und verschwanden aus dem Blickfeld. Um sie zu finden, musste ich mich nahe genug heranpirschen, um ihre Nahrungsröhren zu sehen, bevor sie sich wieder verschlossen.

Warum hatten ihre Fressröhren nicht dieselbe Pigmentierung wie ihre Panzer? Das würde sie weniger leicht auffindbar machen und ihnen eine höhere Überlebensrate verschaffen. Bislang hatte es eine nennenswerte Muschelpopulation gegeben, da ich gerade nahezu hundert in weniger als einer Stunde gesammelt hatte. Die Haufen von Schalen an Futterplätzen entlang des Ufers sagten mir, dass eine Menge Waschbären und Fischotter auch keine Schwierigkeiten hatten, durch das Einsammeln satt zu werden.

Wenn Muscheln schwerer zu finden wären, überlegte ich, würde das weniger Nahrung für die Beutegreifer bedeuten, somit weniger Beutegreifer. Wenn eine Muschelpopulation größer als üblich wäre, könnte das zu Platzmangel, Krankheit und Hunger führen. Möglicherweise besteht in bestimmten Kontexten ein wirklicher Vorteil darin, nicht so unsichtbar oder effizient wie möglich zu sein. Bedeutet das also, ich würde ebenfalls einen Vorteil daraus ziehen, nicht perfekt unsichtbar zu sein?

Die Vorteile unvollkommener Unsichtbarkeit

- **Hilft Beutegreifern, die Population schlank, schlau und sauber zu halten,** durch Auslese der Langsamen, Schwachen und Alten.
- **Nährt Beutegreifer und lässt sie weiterhin gesund und zahlreich sein,** sodass sie ihren Dienst tun können.
- **Stellt sicher, dass Beutegreifer nicht übereffizient werden.** Sie würden zunächst faul, bald zu zahlreich und verhungerten dann durch Ausrottung ihrer Beute.

- **Lässt die Beute aufgeweckt und aktiv bleiben** durch Herausforderung und Training.
- **Verschafft uns eine weitere herausfordernde Gelegenheit zu trainieren.**

In Schritt 6 traten wir in die Stille ein, in der Tiere verweilen. In Schritt 7 lernten wir hören und sehen wie Tiere. In Schritt 8 lernten wir, wie wir uns still bewegen, sodass wir Tiere nicht erschrecken; und in diesem Schritt lernten wir, wie wir nicht von ihnen gesehen werden. Nun sind wir bereit, Tiere zu finden und uns ihnen zu nähern. Der nächste Schritt wird uns zeigen, wie das geht. Es folgen die beiden Kernprinzipien der vorigen Schritte, die wir mitnehmen möchten.

Unsichtbar zu werden und das Unsichtbare zu sehen

1. **Wir müssen für uns selbst unsichtbar werden.** Das bedeutet zu vergessen, wer wir sind und woher wir kommen. Unsere Mutter ist nun die Erde, und unsere Geschwister sind nun die Pflanzen und Tiere um uns. Wir lassen die Sonne in unsere Augen, und die unser Gesicht berührenden Blätter helfen uns, die Vergangenheit auszulöschen und uns mit dem Jetzt zu verbinden. Wenn alles ruhig wird, werden wir uns unseres Selbst bewusst und zögern, uns zu bewegen, um den Frieden nicht zu stören.
2. **Wir benötigen aktives Engagement.** Sitzen und Beobachten verstärken nur unsere Trennung von der Natur. Eine Büffelkuh, die sich mit der Herde bewegt, bleibt unbemerkt. Aber wenn sie auf einem Hügel sitzen und die vorbeiziehende Herde beobachten würde, würde sie zum auffälligsten aller Büffel werden. Wenn wir uns der Herde anschließen, fühlen wir uns, als würden wir dazugehören, und die Tiere akzeptieren uns als eines der ihren.

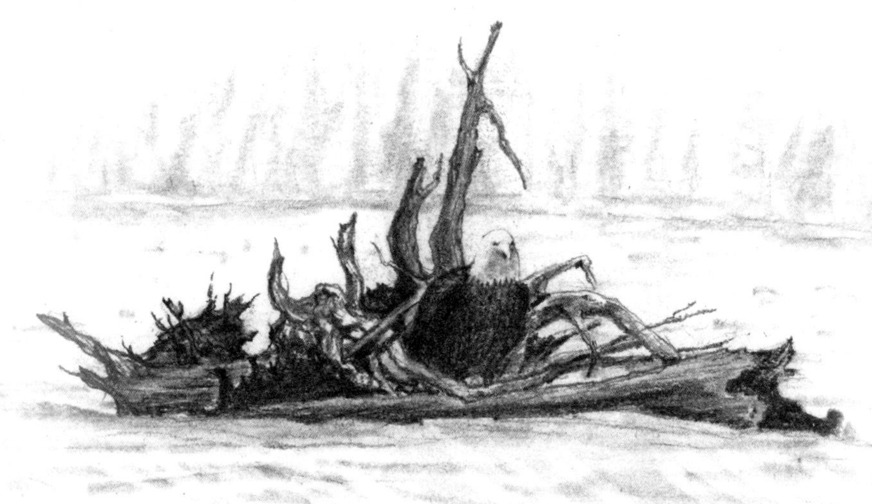
Jennine Elberth

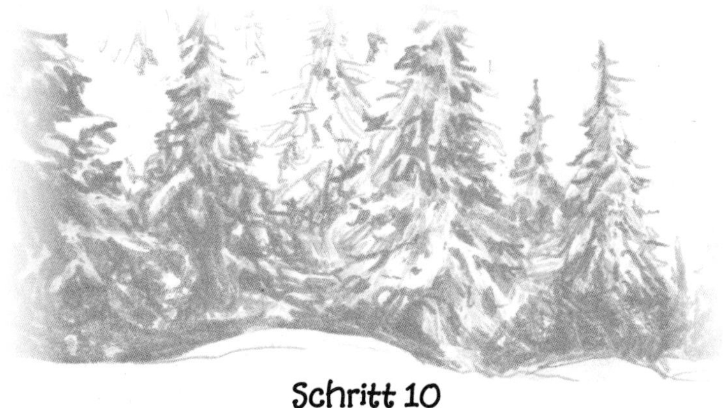

Schritt 10

Die besten Tricks, um Tiere zu sehen

Unsere Erforschung der Stille in Schritt 6 kommt nun wieder ins Spiel, da sich viele von uns an Stille gewöhnt haben, wenn wir uns durch eine natürliche Umgebung bewegen. Am Ende könnten wir fälschlicherweise denken, die Ruhe sei typisch für die Natur. Was wir nicht wissen, ist, dass das Gebiet wahrscheinlich gerade kurz vor unserer Ankunft reich an mannigfaltigen Geräuschen und Aktivitäten war.

Wie wir bereits in vorangehenden Teilen des Buches besprachen, halten sich die Tiere bedeckt, da wir Wellen der Störung aussenden, was von unserer angeschlagenen Beziehung mit der Natur herrührt. Angenommen, wir werden zu einem nicht beachteten Schatten und bleiben lange genug vor Ort, dann werden sich auch die Tiere zu rühren beginnen, und der Chor wird wieder angestimmt. Der Grund für ihr Verschwinden ist nicht, *dass* wir ins Gebiet hineingehen, sondern *wie* wir hineingehen (siehe Schritt 8 für Details).

Es folgen einige gezielt ausgewählte zusätzliche Tipps, um uns zu helfen, uns auf eine Art und Weise zu bewegen, dass wir den Tieren nahe kommen und sie sehen können. Diese Hinweise werden für jene besonders hilfreich sein, denen die Wege der Natur neu sind.

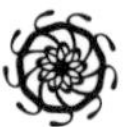

Um Tieren nahe zu kommen

- **Trage leise Kleidung.** Lasse geräuschvolles Gepäck und Wasserflaschen zurück und trage Kleidung, die geräuscharm ist, wenn du dich bewegst.
- **Nähere dich geruchlos.** Wenn wir gegen den Wind gehen, wird unser Geruch unsere Gegenwart nicht ankündigen. Vermeide es, Parfum oder duftende persönliche Pflegeprodukte zu tragen.
- **Halte dich im Schatten auf,** sodass du keinen Schatten wirfst, was gleichbedeutend damit ist, einen Zusatzkörper zu haben, den es zu verschleiern gilt.
- **Bleibe außer Sicht,** indem du Hügel, Kämme und Schluchten zur Deckung nutzt.
- **Nähere dich pirschend.** Es versetzt unsere Sinne in Alarmbereitschaft.
- **Rieche und lausche bewusst** nach allem, was aus den Hintergrundgerüchen und -geräuschen heraussticht.
- **Schaue in die Ferne.** Wenngleich die Tiere der unmittelbaren Nähe verschwinden, sind jene ein Stück weiter entfernt, vielleicht noch nicht beunruhigt.
- **Blicke sowohl flussauf- wie -abwärts.** Tiere werden mit und gegen die Strömung schwimmen, und Jägerinnen und Sammler der Uferstreifenzone können aus beiden Richtungen kommen.
- **Ziehe Vorteil aus Lärm.** Nutze raschelnde Blätter oder rauschendes Wasser, um den Lärm zu verschleiern, den du durch Bewegung verursachst.
- **Füge dich ein, wenn du anhältst.** Halte dich auf offenen Flächen bedeckt, setze dich in einem Dickicht nieder oder stelle dich neben einen Baum.

Es folgen die Tricks, die ich verwende, um Tiere zu sehen. Ich habe sie ausgewählt, um Handlungsmöglichkeiten für eine große Bandbreite an Umständen zu geben, sodass nahezu immer mindestens einer in Anspruch genommen werden kann.

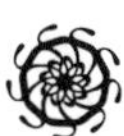 Zehn Tricks, um Tiere zu sehen

 Trick 1: Bewege dich, um Bewegung zu finden

Hiermit erreichen wir eine neue Ebene von Gewahrsein in Bezug auf Bewegung, da wir uns mit neuen Möglichkeiten bekannt machen, wie unsere Bewegungen unsere Fähigkeit, Tiere zu sehen, beeinflussen. Lasse uns beginnen, indem wir von einem uns allen bekannten Tier lernen: der Hauskatze. Beobachte sie, wie sie sehr heimlich durch ein Blumenbeet pirscht, indem sie sich zwischen und innerhalb der sie unmittelbar umgebenden Bewegungen bewegt. Auf diese Art und Weise ergänzen ihre Bewegungen die Aktivität, die bereits vor sich geht, anstatt sie zu stören.

Was die Katze geschafft hat, ist für uns hauptsächlich deshalb von Interesse, weil es der eine Trick ist, der alle anderen Tricks ermöglicht, um Tiere zu sehen.

Wie die Katze Tiere sieht

---

1. **Sie erkennt deren Tanz an** – Gewahrsein.
2. **Sie schließt sich ihrem Tanz an** – Bewegung.
3. **Sie wird deren Tanz** – Werden.

Was eine Katze tut, um Tiere zu sehen, ist genau das, was wir tun werden. Was das Gewahrsein betrifft, haben wir bereits ungemein viel dazugelernt, also lasse uns zurück zur Katze gehen, um über Bewegung mehr in Erfahrung zu bringen.

Wenn die Katze still sitzen würde, anstatt sich zu bewegen, wäre ihre Sinneswahrnehmung des sie umgebenden Lebens von wechselhaftem Erfolg. Das hat seine Ursache darin, dass absolute Stille ein zweidimensionales Sichtfeld schafft. Obwohl wir sehen können, was heraussticht, tun wir uns schwer damit auszumachen, was mit dem Hintergrund verschmilzt.

Wenn wir uns bewegen, scheinen sich Objekte – besonders unbewegliche Objekte – im Vergleich zu ihrem Hintergrund zu bewegen, was die dreidimensionale Perspektive erzeugt, um diese Objekte zu sehen. Mit jedem Schritt erweitern wir unsere Fähigkeit zu sehen, da wir uns in neue Muster und Gebiete der Strömung hineinbewegen. Es ist damit vergleichbar, ein Spiel zu spielen, anstatt dazusitzen und zuzusehen. Wer kennt das Spiel am besten: die Beobachterin oder der Teilnehmende?

Trick 2: Suche nach Mauerblümchen

In Schritt 9 brachte ich dein Gewahrsein darauf, dass, wenn sich alles bewegt, das einzelne stillsitzende Wesen heraussticht (die Ausnahme bilden jene, die absolute Stille als eine Verschmelz- oder Jagdstrategie verwenden). Alle Mitglieder des Naturreiches sind in einem Beziehungstanz miteinander, durch welchen sie ständig in Bewegung sind. Sie bewegen sich schneller oder langsamer, wechseln die oder den Partner und choreographieren neue Bewegungen. Unentwegt sind sie aktiv beschäftigt, was Mittel und Zweck ihrer Existenz betrifft. Es gibt keine Mauerblümchen – niemand steht am Rand und schaut zu.

Zumindest nicht für lange Zeit. Alle Wesen, die aus dem Rhythmus fallen, finden weder Nahrung noch Unterkunft, noch eine Gefährtin oder einen Gefährten. Sie finden hingegen – meist früher als später – einen Platz auf dem Speiseteller eines anderen Wesens.

Mauerblümchen sind üblicherweise leicht zu erspähen. Zugleich ist es für uns wichtig zu wissen, dass viele Tiere, die nicht im Gleichklang schwingen, keine Faulpelze sind. Sie könnten krank oder verletzt sein, sich bedroht fühlen oder mit sich langsam bewegendem Nachwuchs unterwegs sein. Was auch immer der Fall ist, wir sollten Vorsicht walten lassen und Distanz wahren. Ein Weibchen könnte ihre Jungen verlassen, wenn wir ihr zu nahe kommen, und verletzte oder erkrankte Tiere sind oftmals unberechenbar und könnten sich als gefährlich herausstellen.

Trotzdem möchte ich niemanden abhalten, diese Tiere zu beobachten. Sie sind ein Teil der natürlichen Ordnung, und wir können viel von ihnen lernen.

Sichere Wege, um potenziell bedrohliche Tiere zu beobachten

- **Von einem anderen Habitat aus,** wie dem Wasser, wenn das Tier an Land ist.
- **Von einer anderen Höhenstufe aus,** wie etwa hoch auf einem Kamm.
- **Von hinter einer Barriere aus,** wie einem dichten Bestand von Jungbäumen.
- **Von einem Hochsitz aus,** nur für nicht-kletternde Tiere.

Trick 3: Gehe zurück in die Zukunft

Der Pfad in die Zukunft ist bestimmt durch den Pfad, den wir in der Vergangenheit gingen. Um zu wissen, wohin wir gehen, benötigen wir das Wissen, wo wir waren. Das wird uns sagen, was uns zu diesem Punkt brachte: Unsere Bedürfnisse und Freuden, was uns abschreckt und uns anzieht und die Art und Weise, wie wir reisen. Mit dieser Erkenntnis ausgestattet, wissen wir, in welche Richtung wir weiterzugehen haben und wie wir das am besten tun. Der Prozess lässt Vergangenheit, Gegenwart und Zukunft in ein Kontinuum verschmelzen – den Fluss unseres Lebens.

Jede Bewegung hinterlässt ihre Fährte, und jede Fährte führt zur Quelle – und Ursache – der Bewegung. Die Fährte ist das Kontinuum, das uns entweder vorwärts oder rückwärts führen kann. Indem wir Fährten zurückverfolgen, lernen wir das Tier kennen und erfahren, was es an diesen Ort gebracht hat, an dem sich unsere Wege gekreuzt haben. Zugleich erkennen wir, wohin es unterwegs ist – und wie es dorthin gelangen wird.

Je mehr wir die Fährte eines Tieres zurückverfolgen, desto mehr erfahren wir über sie und werden zu ihr. Wir lernen ihre Wünsche, Freuden und Unstimmigkeiten kennen. Sagen wir, wir verfolgen ein weibliches Tier zurück und finden heraus, dass sie einen Bau mit Welpen hat. Andere Zeichen, auf die wir auf ihrem Weg stießen, ergeben nun Sinn. Wir erkennen, dass sie unterwegs ist, um ihre Welpen zu ernähren.

Vorwärtsfährtenlesen hätte uns dieses vollständige Bild ihres Lebens nicht vermitteln können. Wobei: Wenn es unser Ziel wäre, sie zu treffen, hätten wir uns dadurch weiter von ihr entfernt, wenn sie mit einem frischen Riss auf ihrem Rückweg zum Bau wäre. Durch das Zurückverfolgen der Fährte fanden wir heraus, wo sie sich schon in kurzer Zeit befinden würde. Um sie zu treffen, müssen wir lediglich etwas warten.

Trick 4: Clanwissen anzapfen

Lebenswichtige Fertigkeiten, die soziale Tiere von Generation zu Generation weitergeben, werden als *Clanwissen* bezeichnet. Wenn jemand ein neues Wasserloch oder einen neuen Weg entdeckt, das oder der sich als verlässlich erweist, wird dies Teil des Clanwissens. Das Clanwissen einer Gruppe können wir uns durch Beobachtung und Beteiligung aneignen, genauso wie junge Tiere es von ihren Ältesten lernen. Je mehr wir unser Wissen über das Clanwissen eines Schwarms oder einer Herde erweitern, desto vorhersagbarer werden ihre Handlungen und desto leichter wird es für uns, sie zu finden und zu sehen.

Jahrelang habe ich Schwärme wilder Tauben beobachtet, um herauszufinden, wo sie nisten und rasten und wo sie zum Fressen und Trinken hingehen. Sobald ich das Muster eines Schwarms erlernt hatte, konnte ich sie vier oder fünf Jahre später wieder besuchen, und obwohl alle Vögel ausgewechselt waren, kannte ich ihre Bewegungen dennoch. Wenn keine signifikante Umweltveränderung stattfindet, bleiben der Zyklus ihres Lebens und das Muster ihrer Bewegungen über die Zeit hinweg im Wesentlichen dieselben.

So viel wir auch durch Beobachtung und das Erlernen von Clanwissen gewinnen können – für unser Erwachen als Kinder der Natur ist es dennoch am besten, die direkte Erfahrung als unsere wichtigste Lehrerin zu beizubehalten.

 Trick 5: Lasse Erwartungen hinter dir

Je schmutziger der Wald, desto besser

Vor nicht allzu langer Zeit legte ein Bekannter einen Zwischenstopp bei mir ein und sagte, er sei gerade durch einen Waldabschnitt gegangen, der so dicht war, dass er Schwierigkeiten hatte, überhaupt durchzukommen. „Er war voller dürrer Jungbäume", machte er ein finsteres Gesicht, „und da war ein Durcheinander von herumliegendem Totholz. zudem waren viele Bäume verkrüppelt und krank."

„Hört sich wie ein reicher und wunderschöner Hain an, den du gefunden hast!", antwortete ich.

„Was?", war alles, was er sagen konnte. „Alles, was ich gesehen habe, war Abfall", fügte er einen oder zwei Augenblicke später hinzu, „unterentwickelte kleine Bäume, die zu nichts Brauchbarem heranwachsen. Die Hälfte der Großen sah aus, als stünden sie mit einem Bein im Grab."

„Was macht einen Wald aus?", fragte ich.

„Bäume."

„Und wie sollte ein Wald aussehen?"

„Naja, es sollte gesunde Bäume geben,
unter denen Platz ist, sodass man gehen kann."

„Mehr wie ein Park?"

„Ja, genau."

„Warum?"

„Die Bäume sind dann nützlicher. Ich habe diesen Kurs an einer Schule für Outdoor-Fertigkeiten belegt, wo sie gesagt haben, dass wir die Einstellung eines Gärtners annehmen sollten und Dinge zurückschneiden und ausdünnen, sodass das, was übrig bleibt, stärker und gerader wachsen kann."

„Warum würde der Wald damit besser dran sein?"

„Die Bäume wären nützlicher, und es würde besser aussehen."

„Von wessen Standpunkt aus?"

„Hm ... von meinem, vom menschlichen Standpunkt, denke ich."

„Hat irgendetwas anderes in dem schmutzigen Wald gelebt?"

„Naja, sicher. Ich habe Eichhörnchen und Vögel, einige Insekten, Pilze, einen Salamander, Wildblumen und eine Bärenlosung gesehen ... jede Menge Leben, denke ich."

„Waren sie alle Teil des Waldes?"

„Nun verstehe ich, worauf du hinaus willst. Ich denke schon. Aber ich habe einen Wald immer als Bäume angesehen und mir vorgestellt, dass die Tiere dort irgendwie einfach abhängen."

„Gedulde dich noch ein bisschen. Wo im Wald leben diese Tiere und Pflanzen, die du gerade aufgezählt hast?"

„Mal sehen ... Eichhörnchen leben in hohlen Bäumen und einige Vögel auch. Bären könnten unter den durch Windfall umgestürzten Bäumen ihre Baue haben. Ich fand den Salamander unter der losen Rinde von einem der verrottenden Bäume. Und jetzt, wenn ich darüber nachdenke, sehe ich Hasen und Raufußhühner meistens im Gebüsch. Vögel ebenso. Sie nisten hier überall: in Haufen von Gestrüpp, in den Beerensträuchern und Wildblumen. Die Blumen ziehen Schmetterlinge an, und überall sind Insekten zu finden. Dasselbe gilt für Moose, Farne und Pilze – überall, wo es feucht ist."

„Hört sich an, als würden die Bäume zahlenmäßig übertroffen werden.“

„Ach so! Die Wälder schauen von innen gesehen ganz schön anders aus.“

Wie Erwartungen uns vom Sehen abhalten

- **Sie betäuben unsere Sinne:** Wenn wir etwas erwarten, schenken wir ihm nur so viel Aufmerksamkeit, wie nötig ist, um der Erwartung gerecht zu werden. Wenn wir mit unseren Ohren nach dem Grunzen eines Elchbullen Ausschau halten, könnten wir den weinerlichen Ruf der Elchkuh verpassen oder den fliegenden Habicht über uns.
- **Sie beschränken unsere Sicht auf das, was zu unserer Erwartung passt:** Was jenseits davon fällt, registrieren wir oftmals nicht, obwohl wir es sehr wohl sehen. So schwer es ist, Abstand von Gedanken zu nehmen, wie Dinge sein sollten, ist genau das nötig, um die Dinge zu sehen, wie sie sind.
- **Viele Tiere wohnen dort, wo wir nicht hinzuschauen:** Weil uns das Denken nicht dorthin bringen kann, könnte jemand dorthin zeigen, wo sich ein Tier versteckt hält, und wir würden es doch nicht sehen. Im Vorhinein zu wissen, wo Tiere zu finden sind, ist hilfreich, solange wir erkennen, dass es so viel mehr gibt, als wir wissen.

Trick 6: Gehe am Rand

Die Übergangszone, wo zwei Habitate aufeinandertreffen, wie Wald und Grasland oder die Uferböschung, wird *Ökoton* oder einfach *Randzone* genannt. Viele von uns weichen Randzonen aus, da sie oftmals verbuscht sind und die Sicht behindert ist. Dadurch weichen wir auch vielen Tieren aus, die wir sonst sehen würden.

Wie die Randzone uns hilft, Tiere zu sehen

- **Sichtbarkeit:** Wir können besser aus dem Wald hinausblicken als in den Wald hinein. Zugleich bleiben wir unsichtbar.
- **Diversität der Spezies:** Aufgrund der sich überlappenden Habitate und den bereitgestellten Unterkünften besitzt die Randzone eine hohe Anzahl und Vielfalt von Pflanzen- und Tierspezies.
- **Wildwechsel:** Tiere haben Fress- und Jagdplätze in einem Habitat und Bau- und Faulenzplätze in einem anderen. Auf ihrem Weg von einem zum anderen durchqueren sie üblicherweise die Randzone. Umherstreifende Tiere haben ihre Wege oftmals parallel zur Randzone.
- **Beutegreifer:** Wölfe und Berglöwen sowie eine Vielzahl kleinerer Raubtiere wie Rotluchse, Kojoten, Füchse und Dachse nutzen die Randzone wegen der hohen Konzentration von Beutetieren.

Es ist klug, sich auch beim Paddeln an die Randzone zu halten. Die Mehrheit der Wasserlebewesen ist an den seichten Stellen des Uferstreifens zu finden, die als *Litoralzone* bezeichnet wird. Ein Nebeneffekt ist, dass, wenn es ablandige Winde gibt, das Paddeln am leichtesten nahe am Ufer gelingt, wo weniger Wind und Wellen sind als weiter draußen. Ebenfalls sind wir weniger auffällig für jemanden an oder um den See, Wildtiere eingeschlossen, als wenn wir weiter draußen sind.

Trick 7: Lasse den Hund zu Hause

So spaßig es sein kann, wilde Gegenden mit deinem Haustier zu durchstreifen – besonders wenn es das sehr genießt und es ein großer Ansporn ist hinauszugehen – es ist ein Beutegreifer. Egal wie harmlos das Haustier sein mag und sogar wenn du es angeleint hast, reagieren die meisten Tiere auf die Gegenwart eines

Beutegreifers. Wenn sie nicht sofort wegrennen und sich verstecken, werden sie in den Alarmmodus wechseln. Das bedeutet, dass du nicht imstande sein wirst, sie bei der Ausführung ihrer täglichen Aktivitäten zu beobachten. Auch Mitbeutegreifer werden reagieren, da sie ebenfalls Beute sind, und Beutegreifer untereinander im Wettkampf stehen.

Der vielleicht auffälligste Aspekt im Verhalten von Hunden ist ihr Auftreten. Da sie deutlich energiegeladener sind als ihre wilden Verwandten, erzeugen sie einen weiten Bogen der Unruhe. Sie müssen herumschnüffeln und das von Nahem sehen, was Füchse, Kojoten und Rotluchse gewöhnlich aus einiger Entfernung bemerken. Zudem scheren sich die meisten Hunde wenig darum, sich wie ein Schatten zu bewegen. In allem reicht ihre Wirkung auf die Umgebung über die eines wilden Beutegreifers hinaus. Das kann unsere Erlebnisqualität von Tiersichtungen erheblich herabsetzen.

Schattenpinkeln

Viele Tiere verwenden Uringeruch, um zu kommunizieren und Grenzen zu markieren. Wenn sie unseren Urin entlang des Weges riechen, könnten sie es als eine Bedrohung oder einen territorialen Wettkampf deuten und das Gebiet deswegen vermeiden. Wenn es ein Gebiet ist, das wir oder andere Menschen regelmäßig besuchen, ist es am besten, uns in einiger Entfernung vom Weg zu erleichtern.

Trick 8: Wissen, wohin wir schauen sollten

Um ein Tier zu sehen, ist die Kenntnis hilfreich, wo und wann sie oder er am wahrscheinlichsten zu finden ist. Alle Tiere haben bevorzugte Habitate und Nischen in diesen Habitaten sowie reguläre und vorhersagbare Bewegungsmuster. Diese herauszufinden, ist eines der hilfreichsten und zeitsparendsten Dinge, die wir tun können, um Tiere zu sehen.

Was wir fragen sollten

- Ziehen, brüten, nisten oder überwintern die Tiere?
- Was ist ihr bevorzugtes Habitat zu dieser Jahreszeit?
- Sind sie Einzelgänger oder soziale Tiere?
- Bilden sie Paare?
- Sind sie zusammen mit anderen Spezies zu finden und vermischen sie sich?
- Sind sie Beute oder Beutegreifer, Aasfresserinnen oder Jäger, Pflanzen- oder Allesfresserinnen, und wie beeinflusst jeder dieser Aspekte, wo und wann sie zu finden sind?

Wo wir Antworten finden

1. **Direkte Beobachtung:** Beginne, indem du eine kenntnisreiche und erfahrene Person bei ihren Exkursionen begleitest.
2. **Geschichten:** Lade eine erfahrene Outdoor-Person dazu ein, mit dir und deinen Freunden oder deiner Familie über ihre Abenteuer und Entdeckungen zu sprechen.
3. **Naturzentren, Parks und Schutzgebiete:** Oft haben diese Ausstellungen zu Wildtieren und bieten von Naturforschenden angeleitete Programme an.
4. **Mediale Quellen:** Bücher, Videos und Online-Ressourcen können eine Fülle an Informationen bereitstellen. Sei jedoch vorsichtig damit, sie nicht über die Maßen zu nutzen, da sie leicht zu einem unzulänglichen Ersatz für unmittelbare Erfahrung werden können.

Wie viele Male hast du dir selbst vorgeworfen, das Tier direkt vor dir nicht gesehen zu haben, bevor es Angst bekam? Die Frage- und Antwortabschnitte oben haben uns an den richtigen Platz und die richtige Zeit geführt, und nun könnten wir einige Tipps gebrauchen, wonach wir Ausschau halten können.

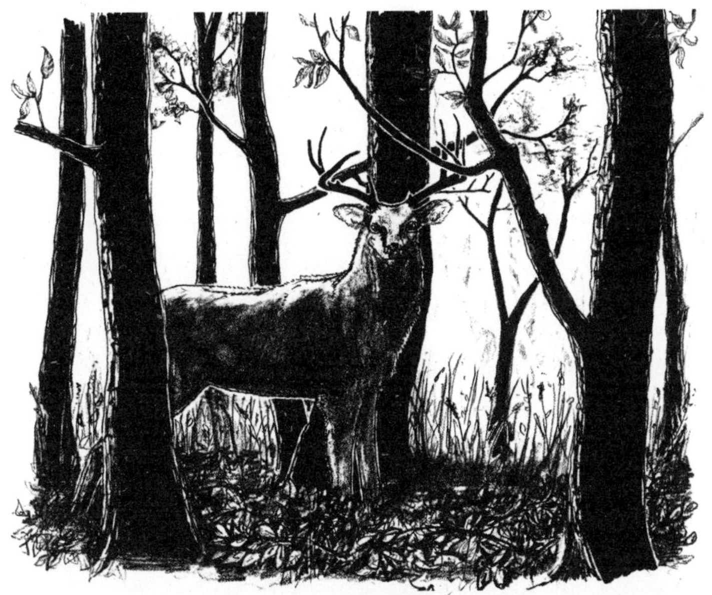

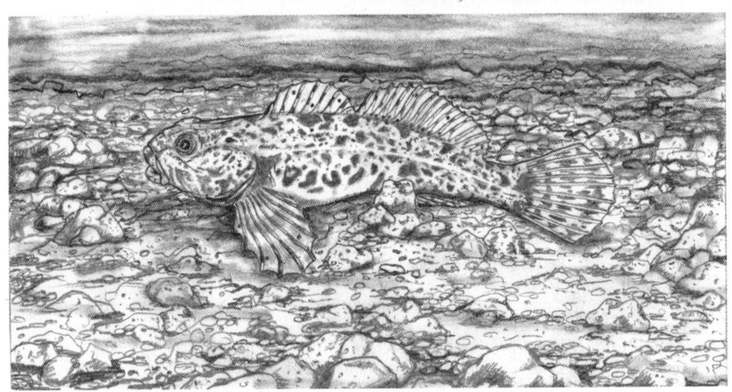

Hinweise erkennen/aufspüren/entdecken

- **Zeichen:** Angenagte Knochen, Haufen von Federn, Büschel von Fell, angekaute Vegetation, Nester, Baue, Reibstellen, Lager, Staubbetten, Krallenmarkierungen auf Bäumen und am Boden und Fährten zeigen die Gegenwart von Tieren an.

- **Farb- und Musterkontraste:** Hell gefärbte Vögel, Rotfüchse und kastanienfarbene Hirsche gegen einen grünen Hintergrund, Kojoten und andere Tiere mit ungemusterten Fellen gegen einen abwechslungsreichen Hintergrund von Zweigen und Felsen.
- **Formen und Linien, die nicht hineinpassen:** Eine waagrechte Linie in einem Hain junger Bäume könnte der Rücken eines Hirsches sein, ein undefinierbarer Fleck auf einem kiesigen Flussbett könnte ein rastender Fisch sein (siehe Abbildung auf Seite 309).
- **Gliedmaßen:** Beine, Schnauzen, Ohren oder Schwänze können herausstechen, selbst wenn der Rest des Körpers getarnt ist.
- **Bewegung:** Zuckende Ohren und Schwänze können auffällig sein, wenn ein Tier still steht. Halte nach gegenteiligen Bewegungen Ausschau, etwa wie ein sich diagonal zur Strömung des Flusses bewegendes Objekt oder ein Reiher, der unbeweglich in wehenden Riedgräsern steht.

Wonach Tiere Ausschau halten

Die oben aufgezählten Hinweise beim Spähen sind dieselben, die uns an Tiere verraten. Hinzu kommt, dass sie besonders auf aus der Reihe tanzende Formen erpicht sind. Eine verbreitete ist der krumm sitzende Mensch (siehe Abbildung auf Seite 283). Wenn wir aufrecht sitzen, können wir für einen Baumstumpf gehalten werden.

Trick 9: Verwende Wissen und Erfahrungen der Fallenstellerei und der Jagd

Wie Fallensteller und Jägerinnen Tiere finden

Ich erinnere mich an einen Tag vor fünfunddreißig Jahren, als ich mit meinem Freund Bob draußen eine Route mit Fallen auskundschaftete. Wir gingen um ein offenes Feld, folgten dem Rand einer Kiefernanpflanzung und umrundeten einen Granitaufschluss, bevor wir einen schmalen Fluss querten und in einen Zedernsumpf eintauchten.

„Wir kreuzen einige Wildwechsel", erklärte ich. „Wollen wir nicht einen herausgreifen und das Tier verfolgen?"

„Ich würde verhungern, wenn ich das täte", antwortete Bob. „Herauszufinden, wo sich ein Waschbär für den Tag in den Bau zurückgezogen hat, wird mir nicht die Pelze bringen, die ich benötige, um meine Rechnungen zu zahlen."

Ich verstand – er wollte eine Fallenroute, die so viele Wildwechsel wie möglich in kürzester Zeit kreuzte, sodass er mehrere Fallensets effizient vorbereiten und kontrollieren konnte. Und wir kreuzten in der Tat viele Wildwechsel: Ein Hirschpfad, der auf das Feld führte, die Überbleibsel eines vom Fuchs getöteten Raufußhuhnes bei der Pflanzung, ein Gebiet mit Kot und Duft-Markierungen eines Kojoten bei dem einzelnen Felsen, und Nerzfährten entlang des Flusses.

Wenn wir aber auf der Jagd wären, hätten wir das Gegenteilige getan und den Wildwechsel des Hirsches genommen, um einen vorteilhaften Platz zu finden, um entweder eine Falle zu stellen oder zu sitzen und zu warten.

Der Jäger möchte einem Weg bis zur Quelle folgen, während die Fallenstellerin so viele Wege wie möglich finden möchte. Ein Jäger wird im Allgemeinen das Tal eines Flusses durchqueren, während er einem Weg folgt, wohingegen eine Fallenstellerin das Tal hoch geht, um Pfade zu kreuzen. An einem Strand wird ein Jäger einen Pfad herausgreifen und ihm ins Inland folgen. Eine Fallenstellerin wird wahrscheinlicher am Strand bleiben, um so viele Pfade wie möglich zu kreuzen, die zum Wasser herunterkommen.

Wir können diese beiden Ansätze nutzen, um die Wildwechsel zu finden, die uns helfen werden, Tiere zu sehen. Die besten Naturschutzaufseher nutzen dieses Wissen, um Wilderer zu fassen. Ich kannte jemanden, der sich dieses Wissen zu Nutze machte, um Fallenrouten auszurauben. Das Gewahrsein hat mir bei Suchaktionen und Bergungen geholfen und dabei, Jägerinnen und Fallensteller zu vermeiden. Meistens nutze ich es jedoch aus dem Hauptgrund, warum ich es mit dir teile – um in die Welt einzutauchen, die mein Herz ruft.

Trick 10: Folge ihrem Hunger

Obwohl dies bereits erwähnt wurde, verdient es besondere Aufmerksamkeit, da es einer der erfolgreichsten Wege ist, Tiere zu sehen. Um zu essen, müssen sich nahezu alle Tiere bewegen, und dann sind sie am sichtbarsten. Wenn wir die Ernährungsmuster eines Tieres kennen, können wir sie oftmals recht leicht sehen, wenn sie zu ihrem Fressgebiet hingeht oder davon weggeht. Egal ob Pflanzen- oder Fleischfresserin; sie rührt sich üblicherweise nicht, wenn sie nicht gerade isst, was es schwer macht, sie zu erspähen.

Tiere, die gerade fressen, sind besonders ungeschützt und können dann leicht zur Beute werden. Wenn möglich, werden Beutegreifer ihre Risse zum Verzehr von der Tötungsstelle an einen sichereren Platz bringen. Pflanzenfressende Tiere sind besonders gefährdet, weil sie meist eine freie Fläche aufsuchen, um zu grasen. Zudem verbringen sie einen Großteil ihrer Zeit mit der Nahrungsaufnahme, da sie eine große Menge pflanzlicher Substanz für die Ernährung benötigen.

Der ultimative Trick

„Du musst wahre Liebe und Sympathie für [Tiere] haben und beständig und aufrichtig in deinem Umgang sein, um ihre Freundschaft zu erhalten.“[73]

Ohiyesa

Was tun, wenn wir ein Tier sehen

Nun, da wir wissen, wie wir Tiere finden und sehen, was können wir tun, um sie nicht zu erschrecken? *Vor allem möchten wir möglichst im dichtesten Schatten bleiben.* Es ist schwer, in die Dunkelheit hineinzuspähen, und leicht, ins Licht zu sehen. Es folgen einige weitere Hinweise.

Wenn wir uns bewegen

- **Bleibe in Bewegung:** Jede Veränderung der Geschwindigkeit oder Richtung könnte das Tier auf den Umstand aufmerksam machen, dass du es bemerkt hast.
- **Wende deine Augen ab:** Hast du jemals gefühlt, wie dich jemand von hinten anstarrt? Tiere haben einen hochentwickelten intuitiven Sinn – so überleben sie. Wir können uns auf etwas anderes fokussieren oder auf das fokussiert bleiben, was wir eben taten. In beiden Fällen betrachten wir das Tier aus den Augenwinkeln.
- **Nähere dich schräg an:** Um näher zu kommen, können wir uns dem Tier indirekt annähern und dabei allzeit einen beschäftigten Eindruck machen. Wenn es nervös wird, bewegen wir uns von ihm weg.
- **Rückzug:** Wenn es nervös ist, wird es sich oftmals entspannen, sobald es denkt, dass wir weggehen. Wir kön-

nen uns dann von einem anderen Quadranten annähern, da es ein Auge darauf behalten wird, wo wir verschwanden.

Wenn wir uns nicht bewegen

- **Erstarre:** Wenn das Tier uns noch nicht gesehen hat, wäre es wohl am besten, bewegungslos auszuharren, um unsichtbar zu bleiben. Wir können uns nur dann näher heranbewegen, wenn das Tier uns gesehen hat und entspannt bleibt, in eine andere Richtung schaut oder mit etwas beschäftigt ist.
- **Flach halten:** Eine Faustregel lautet: Je höher wir sind, desto sichtbarer sind wir.
- **Suche Deckung:** Durch dichte Vegetation oder um die Basis eines Felsblocks oder Baumstammes zu spähen, ist sehr effektiv.

Wie es der französische Autor Marcel Proust beschrieb: „Die wahre Entdeckungsreise besteht nicht darin, dass man neue Länder sucht, sondern dass man neue Augen hat." Wenn wir unsere Erwartungen zurücklassen und uns bereit machen für die Erforschung mit einem Herzen, das sich nach Entdeckung sehnt, öffnen wir ein großes Tor zum Reich der Natur.

Für jene von uns, die noch nicht zum Tier geworden sind oder es berührt haben, ist Folgendes wichtig: Das, was wir momentan sehen, ist beschränkt durch das, was wir momentan wissen. Um darüber hinauszuwachsen, müssen wir zuerst anerkennen, wo wir sind, und die Sehnsucht besitzen, unser Gewahrsein zu erweitern. Dieser Wandel vollzieht sich nicht auf einen Schlag, sondern Stück für Stück, während wir lernen, neu zu sehen.

Im nächsten Schritt werden wir herausfinden, wie wir durch das Hineinversetzen ein Tier werden. Indem sich unsere Linse der Wahrnehmung anpasst und das verschwimmt, was wir normalerweise sehen, gelangt all das in den Fokus, was jenseits davon liegt. Durch das Hineinversetzen können wir die Beschränkungen von Zeit und Distanz umgehen. Das gestattet uns, Dinge herauszufinden, ohne sie direkt studieren oder erfahren zu müssen.

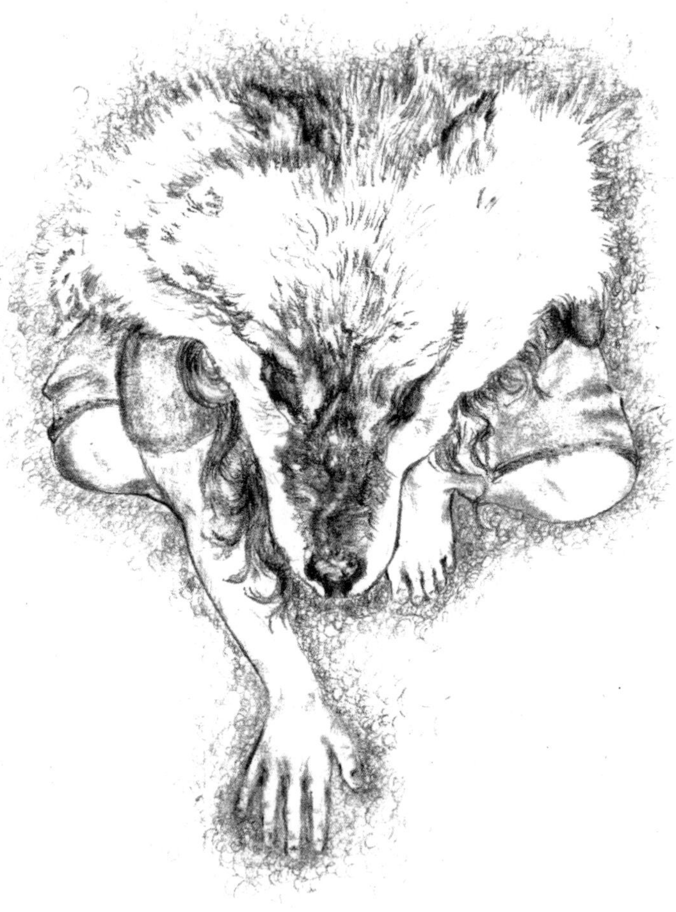

Jennine Elberth

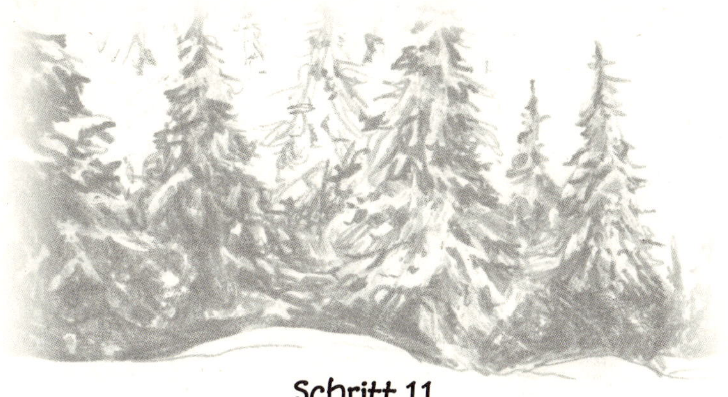

Schritt 11

Werde zum Tier

Das ist der Punkt, an dem alles, was wir bisher gelernt haben, zusammenkommt. In den ersten zehn Schritten in Richtung *Natur werden* haben wir uns wieder mit unserem Tierverstand und unserer Natursprache vertraut gemacht, wir erfuhren, wie wir in das Bewusstsein der Wildnis eintreten und verfeinerten unsere Fertigkeiten und unser Gewahrsein des Eintauchens. Nun werden wir alles in die Tat umsetzen, indem wir zu einem wilden Tier werden. Dadurch werden wir unsere Fähigkeit erwecken, das Innenleben vieler Tiere zu erleben.

Bevor wir in dieses magische Erleben tiefer eintauchen, wäre es gut, all das noch einmal für sich zu wiederholen, was vom im Buch behandelten Stoff noch nicht vollkommen verstanden wurde. Wenn wir sehen, wie sehr es uns bei diesem Schritt nutzt, werden wir dafür dankbar sein.

Stelle dir vor...

Du hüllst dich in die Haut eines Tieres und bewegst dich mit seinen Bewegungen. Du siehst durch den Lebensfunken in seinen Augen und fühlst durch die Ballen seiner Füße. Du verstehst, wie es die Welt sieht, kennst seine Gefährten und seine Feindinnen und Feinde. Wenn es hungert, hungerst du. Wenn es Schmerz fühlt, fühlst du Schmerz. Seine Lust ist deine. Sein Mut ist deiner. Höre das Schreien seiner Jungen, fühle die Belastung durch ihre Ängste, kenne das Wie und Warum all dessen, was es tut.

Um das zu erfahren, müssen wir das Tier *sein*. Die Kung San der afrikanischen Kalahari wissen, wie es sich anfühlt, ein Löwe oder Elefant zu sein. „Als ich mit [ihnen] Fährten las", erzählte mir der südafrikanische Naturschutzbeauftragte Alan Howell, „*wurden* sie sprichwörtlich zu dem, dessen Fährte sie folgten."[74]

„Eins zu werden mit dem Tier, das du suchst", sagt mein Freund und Fährtenleser für Spezialermittlungen Tony Kemnitz, „ist die Spiritualität des Fährtenlesens."[75] Zu den verfolgten Tieren zu werden, war für unsere Jäger-Sammler-Vorfahren wesentlich, wie es noch heute für Jagende und Sammelnde der Fall ist. Es ist ebenso wichtig für uns, wenn wir unseren Platz in der Natur zurückfordern möchten.

Wenn wir erstmalig ein Tier werden, führt die Erfahrung zwangsweise dazu, unsere Ansicht von natürlichen Prozessen auf den Kopf zu stellen. Wenn wir das Fischen oder Jagen aus der Perspektive eines Tieres betrachten würden, würden wir sehen, dass nicht wir den Fisch fangen, sondern dass eher der Fisch den Wurm auswählt und sich selbst fängt. Anstatt uns als jene zu betrachten, die ein Tier fangen, trifft es die Entscheidung, in die Falle zu gehen.

Zum Tier zu werden, hat tiefe Wurzeln in indigenen Traditionen rund um den Erdball. Durch Fasten, Träumen und Rituale, oftmals begleitet von Trance induzierendem Trommeln und

Tanzen, treten Menschen in den Körper eines Tieres ein, um dessen Fertigkeiten zu erwerben oder um persönliche Führung zu bitten. Manchmal suchen diese Menschen den Ort auf, wo sich bestimmte Tiere aufhalten. Andere gehen und leben eine Weile mit Tieren, wie ich mit Wölfen. Diese Menschen sind keine außenstehenden Beobachtenden – sie lernen und sprechen die Sprache der Tiere und schließen sich ihren alltäglichen Aktivitäten an. Im Wesentlichen werden sie zu Tieren.

Tier-Führer

In der oberen Region der Großen Seen, wo ich lebe, gehören die indigenen Ojibwe zu Tier-Clans wie Bär, Marder, Stör, Adler und Kranich, wobei die Clanmitglieder die Qualitäten ihres Clan-Tieres zum Ausdruck bringen. Die Ojibwe können aber auch individuelle Tierführer haben, mit denen sie ihr wesenhaftes Sein teilen.

Wir alle haben die uns innewohnende Fähigkeit, zu Tieren zu werden, was uns helfen wird, sie zu finden, ihre Sprache zu lernen (siehe Schritte 1 und 2) und sie sogar zu berühren, wenn wir uns dazu entschließen (siehe Schritt 12). Einige von uns möchten Tiere einfach auf Augenhöhe kennen lernen, statt auf unsere gewöhnlich distanzierte Sichtweise. Wir könnten etwa bessere Naturforscher werden wollen oder erfolgreichere Fährtenleserinnen. Womöglich haben wir zutiefst persönliche Gründe für das Wachstum in der Beziehung zu unserer nicht-menschlichen Verwandtschaft. Was auch immer der Grund ist, der Prozess des Werdens nimmt uns in das Herz der Existenz eines Tieres mit.

Es folgen die Phasen des Werdens zu einem Tier, die ich von indigenen Menschen und von den wilden Tieren lernte, mit denen ich mein Zuhause teilte.

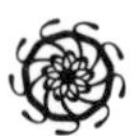 Neun Phasen des Werdens zu einem Tier

Erstens: Die Art und Weise verändern, wie wir lernen

Wir haben die Tendenz, das, was wir sehen, zu interpretieren und zu analysieren, anstatt es einfach als das zu nehmen, was es ist. Zusätzlich schaffen unsere vorgefassten Vorstellungen blinde Flecken (wie in Schritt 10 behandelt), die unsere Fähigkeit beschränken, Tiere als die zu erkennen, die sie sind, und eine Beziehung mit ihnen einzugehen.

Wenn wir das Tier werden

- **Transzendieren wir unsere Beschränkungen.** Der Pfotenabdruck oder der Vogelgesang, auf die wir uns einst konzentrierten, verlieren an Bedeutung angesichts der Informationsflut, die uns zugänglich wird.
- **Sehen wir etwas als das, was es wirklich ist.** Es ist, als würde das, was anfangs unsere Aufmerksamkeit auf sich zog, sich die Maske vom Gesicht reißen. Stelle es dir als Röntgenblick vor: Wir können das Bild durchdringen und den Grund und das Gefühl dahinter erfassen.
- **Erfahren wir den ursächlichen Zusammenhang, der ein Ereignis erzeugt.** Daher können wir das Ereignis wiedererleben, anstatt es nur zu deuten.

Für mich ist es einfach, Vögel zu verstehen, da ich mit ihnen aufwuchs und jahrzehntelang mit ihnen lebte. Dasselbe gilt für Wölfe. Was ich dadurch gewann, geht jedoch über Vögel und Wölfe hinaus. Ich muss mir nicht erst noch ein weiteres Leben lang die Lebensweisen mir nicht vertrauter Tiere aneignen. Ich kann nämlich mein Wissen direkt auf andere Tiere anwenden.
Eine indigene Person verbindet sich mit dem Lied (oder dem Wesen) eines Tieres, weil sie weiß, dass es nicht bloß das ist, was

sie von ihr hört und sieht. Es ist ein Kräuseln im Wind und die Farbe in einem Grashalm. Es ist die Dürre des letzten Sommers, die reichliche Eichelernte des Herbstes und die Art, wie die Hügel fließend in den Sumpf übergehen. Es sind die Welpen von morgen und das Gerippe von gestern. Es ist die Spiegelung in unserem Auge, es ist der Schatten, den wir werfen.

Ob sie hört, wie wir versehentlich einen Stein lostreten oder nicht, ihr Herz setzt aus und ihr Verstand greift die Gedanken auf, die wir denken. Durch das innige Kommunizieren mit diesem Lied eines Tieres können wir ihr nicht sichtbares, feinstoffliches Selbst erkennen und ein Gefühl für ihre Stimmungen und ihr Gemüt gewinnen. Das erlaubt uns, effektiver zu ihr zu werden.

Wenn wir nach einem wilden Tier suchen, wie man nach einem alltäglichen Gegenstand in einem Geschäftsregal sucht, würden wir ihr Lied verpassen – und unseren Zugang zum Werden. Es gibt keine Beziehung im Suchen-nach-einem-alltäglichen-Gegenstand. Um ein Leben zu verstehen, müssen wir dieses Leben *sein*.

Das Instrument des Lernens ist äußerst wichtig, da es das Instrument der Beziehung wird. Lernen zu werden, kann durch ein Studium nicht aufgegriffen werden, da das Studieren die Idee verfestigt, dass wir von der Natur getrennt sind. Fakten zu sammeln, spielt sicherlich eine Rolle dabei, Verständnis zu gewinnen, aber es ist bei Weitem nicht so wichtig wie unmittelbares Zur-Natur-Werden. Die Fähigkeit zu werden, kann nicht studiert werden, da sie uns bereits innewohnt. So wie eine Mutter ihr Kind erlebt, um es kennenzulernen, so müssen wir Natur erfahren. Beziehung ist Empathie, die nicht durch Studium zustande kommt, sondern durch die Erfahrung des Herzens.

Wir benötigen die klare Sicht, die vom direkten Kontakt mit dem Leben herrührt, also müssen wir durch das möglichst unmittelbarste und empirischste Instrument lernen. Übung und die Verwendung unseres gesamten Seins ist das Instrument, welches uns die klare Erkenntnis des Tieres beschert, als die sie in Wirklichkeit existiert. Dies entfaltet sich durch meditative Konzentration, Hineinversetzen und Intuition – und nicht durch Studium.

Zweitens: Sich vorstellen, ein Tier zu sein

Was mir am meisten dabei half, ein Tier zu *werden,* war sich vorzustellen, wie sich das Tier in seiner Umgebung bewegt. Ich spreche nicht vom Fährtenlesen, das uns auf Details fokussieren lassen kann, die uns davon abhalten, ein Gefühl für das größere Bild der Welt eines Tieres zu bekommen. Worauf ich mich beziehe, kann am besten durch eine Geschichte, eine der größten Lehrkräfte, vermittelt werden. In dieser Geschichte nehme ich einen Schüler namens Greg mit hinaus in die Wildnis zu einem Training für Gewahrsein.

Sich in Baummarder hineinversetzen

Die Sonne hat gerade begonnen in den nachmittäglichen Himmel zu gleiten, als wir uns den Weg hügelaufwärts durch einen Hain hoher Rotkiefern bahnen. Vom Grat aus begutachten wir das Tal unterhalb und erspähen eine kleine Sumpfgrube, umringt von Rotahorn und Zeder. Der Sumpf leuchtet wie ein grünes Juwel im dunklen Schatten der Bäume.

Eine in den Sumpf hineinragende Landzunge erregt unsere Aufmerksamkeit. Sie ist von einem Hain nahe beieinander stehender Zedern bedeckt und mit weichem Moos ausgelegt – ein perfekter Sitz- und Rastplatz.

„Wie nimmt man das Lesen der Fährte eines Eichhörnchens in Angriff?“, fragt Greg, als wir von unserem Schläfchen aufstehen und unsere Schläfrigkeit abschütteln. Die Frage ist durch den Abfallhaufen genau neben uns ausgelöst worden, der aus geschredderten Kiefernzapfen besteht, die sich unter dem Lieblingsfressplatz des ansässigen Roteichhörnchens angesammelt haben.

„Witzig, dass du danach fragst", antworte ich, „da ich gerade an das Gleiche gedacht habe. Genauer gesagt, war ich dabei, mich in einen Baummarder hineinzuversetzen, der ein Eichhörnchen verfolgt." (Baummarder sind Mitglieder der Wieselfamilie, in der Größe ungefähr zwischen einem amerikanischen Nerz und einem Fischmarder).

„Ach ja?"

„Ja. Ich begann, indem ich das Tal als eine in sich geschlossene Einheit sah, unabhängig von meiner Sichtweise. Mit meinem inneren Auge sah ich dann ein Marderweibchen, die sich den Hügel hinunter zum Moor vorarbeitete. Siehst du die große Weißkiefer an der Basis der Landzunge? Da, auf einem der niedrigeren Äste, saß ein männliches Eichhörnchen, das nervös wurde. Er machte eine Pause vom Vergrößern seines Abfallhaufens und schnatterte."

„Hm, ich frage mich, warum..."

„Genau – die Spannung baute sich auf. Marder raste hinter Eichhörnchen her, und tatsächlich ging er in die Falle und flüchtete auf die Landzunge hinaus. In einer heißen Verfolgungsjagd drängte Marder Eichhörnchen bis an den äußersten Rand, wo er einen großen Satz hinaus in den Sumpf machte. Marder stürzte sich auf ihn, bevor er die Bäume auf der anderen Seite erreichen konnte."

„Wie hast du das gemacht, ohne die Fährten oder Zeichen zu lesen? War es bloß ein Tagtraum?"

„In gewisser Weise schon", antwortete ich. „Die Szene hatte eine zeitlose Qualität, wie ein Traum. Ich sah, wie sie sich wieder und wieder über zahllose Generationen hinweg abspielt, erst durch ein Elternteil, dann das Kind, dann das Enkelkind. Es war eine unendliche Geschichte: Das Eichhörnchen war alle Eichhörnchen, die bisher in den Sumpf hinausgesprungen sind, und der Marder war alle Marder, die sich bisher auf die Eichhörnchen gestürzt haben."

„Demnach sollten hier überall Fährten von Eichhörnchen sein", sagt Greg.

„Eventuell. Kannst du welche finden?"

Nach einer sehr kurzen Bemühung gibt Greg auf. Der Boden ist moosig – eines der schwierigsten Medien für einen Neuling, um den Fährten kleiner Tiere zu folgen. Dann sind da die Bäume. Wie sieht eine Fährte auf einem Baum aus?

„Wie steht es mit Fährten von Mardern?", fragt er.

„Wo würdest du erwarten, sie zu finden?"

„Überall. Wahrscheinlich die Bäume hoch und runter, aber ich denke nicht, dass sie deutlich zu sehen wären."

„Welcher Baum?", frage ich. Es ist eine äußerst wichtige Frage, wenn du von Tausenden von ihnen umgeben bist.

In meiner Visualisierung zeigte mir das Marderweibchen, welcher Baum ihre Fährte aufzeigen würde. Sind sie tatsächlich dort? Ich bin mir nicht sicher – ich bin mir niemals sicher – demzufolge bin ich ebenso wie Greg dabei, etwas zu erforschen. Er tritt etwa ein Dutzend Schritte zurück, um sich einen Überblick zu verschaffen und sich hineinzuversetzen, wie der Marder das Eichhörnchen jagt. „Ich kann es sehen", sagt er. „Ich kann sehen, was du beschrieben hast."

Es ist Zeit, dass Greg untermauert, was er bereits gesehen hat. Ich denke auch, dass es hilfreich ist, wenn er die Kraft leidenschaftlich entbrannter Krallen sehen und das Drama der Jagd fühlen kann.

„Gab es da einen bestimmten Baum in deiner Visualisierung, den du die beiden hast hochrennen sehen?"

Er geht hinüber zu einer Zeder in der Nähe der äußersten Landzungenspitze und bemerkt etwas geschredderte Rinde, aber kein deutliches Zeichen einer Fährte.

„Kennst du die Größe eines Baummarders?", frage ich.

Er schenkt mir den Anflug eines Lächelns und erkennt unverzüglich die Muster nadelartiger Dolchstiche in der

Rinde. „Das wird immer toller!", ruft er aus, als sich ein selbstzufriedenes Grinsen auf seinem Gesicht ausbreitet. „Das ist der Hammer!"

Mit diesem Erlebnis machte Greg einen großen Schritt in Richtung Verbindung von Visualisierung und Wirklichkeit. Wenn er fähig ist, das gänzlich fertig zu bringen, wird er die Barrieren von Spezies und Zeit transzendiert haben, was ihn befähigt, das Tier zu werden.

Drittens: Da beginnen, wo wir sind

Was ist, wenn wir gerade nicht jemanden wie mich haben, um uns zu führen? Das kann beizeiten ein Segen sein, da ich im Wege stehen kann, mehr als dass ich helfe. Hier ist eine alte Zen-Geschichte, die zeigt, wie wir unsere Fähigkeit des Hineinversetzens wiedererwecken können, und zwar bei dem, was wir gerade hier und jetzt tun, ganz ohne eine geistige Führung.

Das Tier und das Messer werden

Eine Kundin kam in die Metzgerei und fand den Fleischer beim Zerlegen eines Tieres vor. „Wie grandios!", sagte die Kundin. „Der Grad deiner Kompetenz ist unglaublich – du bewegst dich so anmutig, als würdest du tanzen."

„Als ich das Handwerk erlernte", antwortete der Metzger, „lag mein Fokus komplett auf dem Tier und wie ich mein Messer benutzte. Mit der Zeit vergaß ich beides, da ich mich in das Tier und das Messer hineinversetzte. Danach war es, als ob das Messer selbst wusste, wohin es gehen musste. Es glitt mühelos zwischen Knochen und um Sehnen herum."

„Zu Beginn meiner Lehrzeit", fuhr er fort, „hackte ich mehr, als dass ich schnitt, und ich benötigte jeden Monat ein neues Messer. Als ich im Handwerk besser wurde, blieb mir das Messer ein Jahr. Dieses Messer hier und ich sind

seit zwanzig Jahren zusammen, und wir haben es lange aufgegeben, die Zahl der Tiere zu zählen, die wir zusammen zerlegt haben. Wenn eine Klinge nicht dick ist, gibt es viel Raum zwischen den Knochen. Da es keinen Widerstand fand, blieb das Messer so fein wie damals, als es auf dem Schleifstein geformt wurde.“

Viertens: Die Sichtweise eines Tieres einnehmen

Mehrfach traf ich Menschen, die anhielten, um Schildkröten von der Mitte der Straße zu retten. Überwiegend tragen die Helfer Schildkröten dorthin zurück, wo sie herkamen. Wenn ich sie nach dem Grund frage, ist die gängige Antwort, dass sie annahmen, die Schildkröten wären versehentlich auf die Straße gewandert und sollten dahin zurückgehen, wo es sicher für sie war.

Solche Überlegungen unterstellen, dass Schildkröten nicht wissen, was sie tun, und dass wir Menschen eine Art höherer Intelligenz haben und wissen, was am besten für sie ist.

Zu den Schildkröten zu werden und sich in ihre Reisen hineinzuversetzen, würde eine Brücke zwischen unserem Verständnis und ihrem bauen, wodurch ihre wahre Absicht klargestellt würde. Das Leben einer Schildkröte ist an sich bedeutsam. Wir können das deutlicher sehen, wenn wir versuchen würden, die Bedürfnisse und das Verlangen der Schildkröte nicht aus unserer eigenen Denkweise heraus zu betrachten.

Genau wie wir einen Grund hätten, die Straße zu überqueren, hat ihn eine Schildkröte. Sie hat es bereits teilweise unversehrt hinübergeschafft. Weil aber ein Mensch kam, der dachte, es besser zu wissen, und sie zurückplatzierte, muss sie jetzt ihre Schritte noch einmal tun. Damit erhöht sich die Wahrscheinlichkeit, dass sie platt gemacht wird.

Wenn wir zur Schildkröte werden, gewinnen wir automatisch Empathie und das Potenzial, ihre Absicht zu verstehen. Dann sind wir vielleicht fähig, ihr wahrhaftig zu helfen, indem wir sie den Rest des Weges über die Straße tragen.

Wann immer ich überlege, etwas für andere zu tun, ob sie menschlich oder nichtmenschlich sind, möchte ich zuerst Empathie gewinnen. Das gelingt mir, indem ich zu ihnen werde. Mit anderen Worten, wenn ich jemanden verstehen möchte, schlüpfe ich in seine Schuhe.

Was wir durch Tieraugen sehen werden

Wenn wir beginnen, Tiere zu werden, werden wir Dinge entdecken, die wir uns jetzt schwer vorstellen können. Als Adler mit der schärfsten Sehkraft von allen Tieren der Welt werden wir imstande sein, das nervöse Zucken im Gesicht eines Hasen auf 400 Meter Entfernung zu sehen. Wir könnten die Bewegungen der Brust aus bis zu eineinhalb Kilometern Entfernung wahrnehmen, wenn der Hase regungslos stillsitzt. So viel mehr erwartet uns...

Fünftens: Darauf vorbereiten, das Tier zu *werden*

Ein Tier zu werden, ist in Wahrheit eine Geschichte über Beziehungen: Das Zusammenspiel von Wind, Feuchtigkeit, Duft, Verlangen und so viel mehr. Ein Tier agiert und reagiert auf die Kräfte in seinem Leben wie eine Flipperkugel auf die Schläger, Bumper, Ziele und Rampen ihrer Welt. Manchmal sammelt das Tier Punkte, und manchmal geht es leer aus. Wenn seine Beziehungskompetenzen nicht präzise genug sind, verschwindet es im Loch – und das Spiel ist vorbei. Wenn wir zu ihm werden, haben wir Gelegenheit, das Spiel seines Lebens zu spielen.

Die vier vorbereitenden Schritte

1. **Sei hungrig.** Ein Tier bewegt sich und interagiert mit anderen Tieren hauptsächlich im Zuge der Nahrungssuche. Um die Motivation seines Hungers zu fühlen, ist es hilfreich, wenn wir ebenfalls hungrig sind. Während ein voller Bauch die Sinne betäubt, macht Hunger Tiere hochsensibel: Sie können Dinge fühlen, sehen und hören, die ihnen sonst entgehen würden. Wir sind genauso gebaut: Wir bewegen uns, um zu essen, und wir bewegen uns am besten in der Haut eines anderen Tieres, wenn wir hungrig sind.
2. **Tritt aus dem Bild heraus** und in den Schatten unserer Umgebung hinein. Alle Schatten bewegen sich, und nicht aufgrund ihres eigenen Willens. Wenn wir eigensinnig werden und eine von unserer Umgebung unabhängige Entscheidung treffen, stechen wir wie Strommasten in einem Hain sich wiegender Bäume heraus. Wenn wir uns andererseits erlauben, uns mit dem Wind zu bewegen, verschwinden wir, und eine andere Schicht des Lebens tritt vor uns in Erscheinung.
3. **Richte dein Augenmerk nicht auf das Tier.** Wir streben danach, uns selbst in einem anderen Tier wiederzufinden. Um dabei erfolgreich zu sein, müssen wir die Überzeugung loslassen, dass wir alle getrennte Lebewesen sind. Das lässt sich erreichen, indem wir Zeit damit verbringen, was in den Schritten 2, 3 und 4 angeboten wird.
4. **Lasse Erwartungen los.** So irrational und kontraproduktiv es klingen mag, erhöht das Loslassen unseres Ziels sogar die Chancen, es zu erreichen. Wenn wir völlig zum Tier werden können, fließen unsere Perspektive und die des Tieres zusammen. Die Zeit hört auf zu existieren, und der Drang, das Tier zu sehen, schwindet in dem Maße

wie die Erfahrung, es zu sein, die Führung übernimmt. Die Jägerin und der Gejagte sind eins geworden.

Sechstens: Einstimmen auf das Lied des Tieres

Hier werden wir ein solides Gefühl für Werden bekommen. Die Prägung, die ein Tier mittels seiner interaktiven Beziehung auf seine Umgebung hinterlässt, wird *Lied* genannt. Einstimmung auf das Lied bedeutet Einstimmung auf das Tier, da seine Identität durch seine Beziehungen gebildet ist.

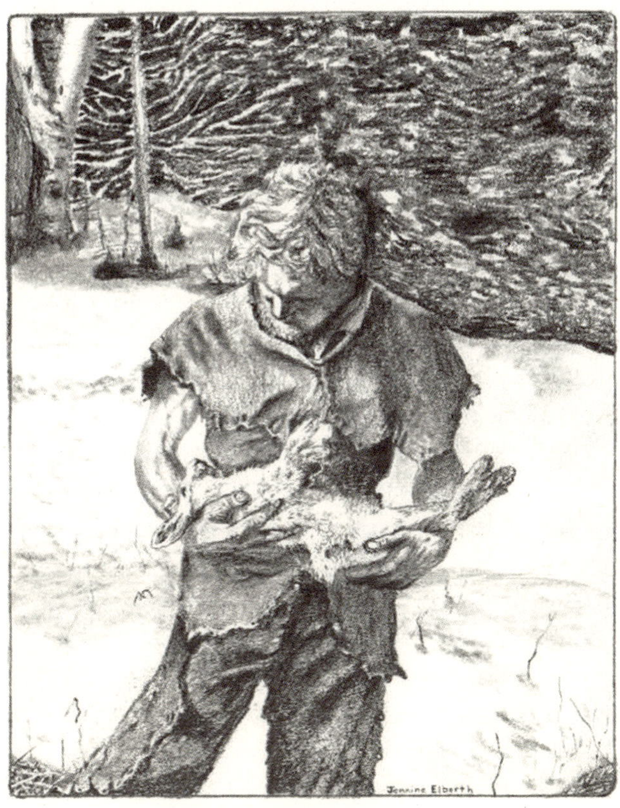

Ein im Straßenverkehr getötetes
und im Gefrierschrank aufbewahrtes Tier genügt.

Um mit etwas anderem *in* Beziehung zu stehen, müssen wir den vollen Umfang der Beziehung kennen, was in diesem Fall das Tier und seine Umgebung beinhaltet. An beidem haben wir bisher viel gearbeitet, und nun werden wir uns wieder auf das Tier konzentrieren. Für diese Übung benötigen wir ein wildes Tier, das wir in unseren Armen halten können. Es kann entweder tot oder lebendig sein. Ein überfahrenes Tier, in der Kühltruhe verwahrt und nunmehr aufgetaut, reicht aus, ebenso wie ein gezähmtes Wildtier. (Meine Absicht ist hier nicht das Zähmen wilder Tiere zu befördern, sondern vorzuschlagen, Nutzen aus einem bereits gezähmten Tier zu ziehen oder Freiwilligenarbeit bei einer Auffangstation für Wildtiere zu leisten.)

Es muss wild sein, da sein einzigartiges Lied mit seiner Körperstruktur und -form, der Farbe und Textur seines Felles, der Weise, wie seine Augen gesetzt sind, der Länge seiner Schnurrhaare, der Fülle seines Schwanzes, dem Zustand seiner Krallen und so vielem mehr in Verbindung steht. Haustiere unterscheiden sich von ihren wilden Pendants in Muskulatur, Skelettstruktur und Färbung, wie auch darin, was ihre sinnlichen Wahrnehmungsfähigkeiten und emotionalen Reaktionen betrifft.

Das Lied eines Wildtieres ist eine mitschwingende Stimme im Chor der Erde, während das Lied eines Haustieres misstönend ist. Letzteres tendiert dazu, andere Lieder aus der Harmonie zu bringen. Sobald wir uns jedoch an die Lieder indigener Tiere gewöhnt haben, werden wir imstande sein, uns rasch auf die Lieder von Haustieren einzustimmen, da sie relativ leicht zu vernehmen sind.

❀ *Eine Übung, um sich in das Lied einzustimmen*

1. Halte das Tier in deinem Schoß.
2. Lasse deine Finger durch das Fell des Tieres gleiten, fühle seine Schnurrhaare, lasse seine Krallen über deine Haut kratzen, schließe seinen Kiefer um deine Finger.
3. Stelle dir vor, in deinem Schoß zu liegen.

4. Versetze dich in deine Umgebung hinein: Das Gras reicht an dein Fell, die niedrigen Zweige berühren kaum deine Ohren, du duckst dich unter ihnen hindurch, der Boden unter deinen Pfoten ist durchnässt.
5. Stelle dir (nun als das Tier) folgende Fragen:

Körperbau

Was sind meine physiologischen Anpassungen an meinen Lebensstil?
Was ist an den Knochen und Gelenksbänderstrukturen meiner Füße einzigartig?
Wie finden meine Füße Halt auf Oberflächen?
Wie rieche ich für andere, und von wo gehen diese Gerüche aus?
Was ist die Funktion meiner Gerüche?
Auf welche Sinne verlasse ich mich meistens und warum?

Sehen

Wie sieht die Welt mit meinen Augen aus?
Was ist mein Sichtfeld?
Sehe ich in Farben?
Kann ich Bewegung leichter erkennen als Form?
Sind nahe oder ferne Objekte leichter zu sehen für mich? Warum?
Habe ich einen fokussierten Blick oder einen Panoramablick?

Hören

Worauf bin ich geeicht hinzuhören?
Welche Geräusche würden meine Neugier erwecken?
Welche Geräusche würden meine Kampf- oder-Flucht-Reaktion auslösen?
Welche Geräusche würde ich ignorieren?

Habitat

Wie sieht meine Umgebung von meiner Bewegungsebene gesehen aus?
Nutze ich regelmäßig Wege und wenn ja, welche Art von Terrain durchqueren sie?
Wie und wo beschaffe ich mir Wasser und Nahrung?
Wo schlafe ich?
Wo ist mein Aussichtsplatz?
Wohin gehe ich, um es warm zu haben oder kühl zu bleiben?
Wie und wo finde ich Schutz, wenn ich Angst habe? Bei Unwetter?
Wie gehe ich mit stechenden Insekten um?

Lebensstil

Bin ich nacht- oder tagaktiv?
Wie fühlt es sich an, wenn meine Füße Felsen, Sand, Schlamm oder Wasser berühren?
Wie reagiere ich auf Bedrohungen?
Wie putze ich mich?
Bin ich ein Ansitz- oder Hetzjäger? Welche Taktiken nutze ich?
Habe ich eine spezielle Art oder einen speziellen Ort, um mich zu erleichtern? Wenn ja, warum?
Bin ich einzelgängerisch oder gesellig? Wie und wann verbünde ich mich?
Wie, wann und warum kommuniziere ich mit meiner Art? Mit anderen Spezies?
Wann und wie suche ich eine Gefährtin?
Wann wird mein Nachwuchs geboren? Wie ziehe ich ihn groß?

Beziehung mit der Zivilisation

Wie beeinflussen mich menschliche Muster der Landnutzung?

Bin ich Beute oder werde ich von Menschen verfolgt?
Habe ich irgendeinen Vorteil durch Menschen?
Habe ich domestizierte Tiere in meinem Leben zu berücksichtigen?

Nun sind wir vollkommen in unserer neuen Form. Wir bewegen, fühlen und spüren uns in und sind vertraut mit unserem inneren Sein und unserem Kreis des Lebens.

Lasse uns in unserer neuen Haut losgehen

- Fühle, wie unser Fell (oder unsere Federn) auf unserem Körper variiert, vom Kopf bis zu den Zehen, von vorne bis hinten.
- Dehne dich, springe, hüpfe, renne, kauere dich zu einer Kugel zusammen, klettere.
- Stelle dir alle möglichen Arten vor, unser Lied zu komponieren.
- Beobachte, wie unsere vorüberziehende Anwesenheit sich in einem Spinnennetz einprägt, auf staubüberhauchtem Gras, in Flutwasserschlick.
- Fühle unsere Ohren, Augen, Schnurrhaare, Fußballen und Nervenenden bei der Ermittlung von Vibrationen, Temperaturveränderungen und jeglicher Art anderer Dinge, die uns umgeben.

Wenn wir diese Übung in regelmäßigen Abständen wiederholen, besonders nachdem einige Zeit verstrichen ist, stellen wir fest, dass unsere Fertigkeit zu werden solide wächst. Lasse uns diesen Fragen unsere größte Aufmerksamkeit schenken. Sie sind unsere Chance, durch das sich ein Tier, das lediglich eine Spur hinterlässt, zu einem empfindenden Wesen, ja sogar einem Familienmitglied transformiert.

Nutzen, was wir haben

Wenn wir einmal im Werden recht versiert sind, ist es nicht mehr nötig, lediglich mit Wildtieren zu üben. Mit unserem Hund oder unserer Katze wird es auch gut klappen, ebenso wie mit einer Freundin oder einem Kind. So wie ich es tat mit meinen Kenntnissen, die ich von Vögeln und Wölfen gewann, wirst du imstande sein, das Gelernte auf andere Tiere anzuwenden.

Siebtens: Werde zum Raubtier

Diese Übung ist optional, aber ich bestärke dich darin, sie durchzuführen, da sie dein Erwachen sehr beschleunigen könnte.

Um einem Tier nahe genug zu kommen, um es zu werden, müssen wir es kennen wie unseren Geliebten. Das bedeutet, eingeweiht sein in die intimen Details seines Lebens: Was er gerne isst, was er des Spaßes willen macht, sein Sexualleben, sein Freundeskreis, seine Routine im Badezimmer, alles. Das bewerkstelligen wir durch eine Aktion, die im Grunde ein zweitägiges *Beutegreifer-Fährtenlesen* ist. Wir werden es ohne Lehrerin oder Führer durchführen, sodass wir komplett und nach unseren Regeln in das Erlebnis eintauchen können.

Es ist in Ordnung, eine Partnerin oder einen Partner zu haben, solange er oder sie die Atmosphäre von Stille und Lauschen beibehält, wie in Schritt 2 und 3 vorgestellt. Mit mehr als einer zusätzlichen Person besteht tendenziell zu viel Ablenkung.

Für diese Übung werden wir ein ganzes Wochenende von der Dämmerung am Samstagmorgen bis zur Sonntagabenddämmerung benötigen. Um das Fährtenlesen zu erleichtern, braucht es zudem einen schneebedeckten oder sandigen Boden. Statte dich mit entsprechender Ausrüstung für die jeweilige Saison aus, da wir den ganzen Tag draußen sein werden und vielleicht die Nacht irgendwo draußen verbringen könnten. Nimm einen Notizblock oder ein Aufnahmegerät sowie eine topografische Karte für die Aufzeichnung von Beobachtungen mit.

Die Sich-Selbst-Kennenlern-Übung

1. **Finde Land,** das du betreten darfst, etwa ein öffentlicher Wald oder ein Gebiet in Privatbesitz.
2. **Beginne in der Morgendämmerung.** An einem Samstagmorgen findest du zeitig die frische Spur eines mittelgroßen bis großen Beutegreifers wie Fuchs, Kojote, Luchs oder Dachs. Vorausgesetzt, du lebst in der Nähe von einem Wolfs- oder Berglöwen-Habitat und bist in guter körperlicher Verfassung (sie bewegen sich großräumig), kannst du auch eines dieser Tiere in Betracht ziehen, da ihre Wege leicht zu verfolgen und ihre Zeichen auffällig sind. (Bevor du der Spur eines Berglöwen folgst, lies „Sicherheitstipps für Berglöwenland“ auf S. 351 meines Buches *Den Geheimnissen der Natur auf der Spur.*
3. **Dokumentiere deine Beobachtungen.** Notiere jede Aktion, ob es die Veränderung des Schrittes, das Urinieren, der Platz eines Schläfchens oder ein Wühlplatz ist. Beschreibe Jagden, Rissplätze, Nahrungsaufnahme, Zusammenkommen/Auseinandergehen von Rudelmitgliedern, Kotbestandteile und alles andere. Gib jedem Eintrag eine Nummer und verzeichne sie an der zugehörigen Stelle deiner topographischen Karte.
4. **Fasse alles zusammen und begutachte es.** Nachdem du nach Hause zurückgekehrt und erholt bist, gehe Punkt für Punkt über deine Karte und deine Notizen, während du dich hineinversetzt, wieder dort unterwegs zu sein. Aber diesmal bist du die Fährtenerzeugerin und nicht der Fährtenleser. Versetze dich in jeden Moment und jede Handlung hinein. Erlaube dir, selbst zu fühlen, was das Tier gefühlt haben könnte: Die Wissbegierde einer Erforschung, der Rausch der Jagd, die Zufriedenheit eines vollen Ma-

gens nach einem Festmahl mit frischem Fleisch, die Angst und Neugier beim Vorfinden eines Anzeichens eines größeren Beutegreifers.

5. **Erzähle deine Geschichte als wärst du das Tier.** Finde ein Publikum: Eine Freundin, einen Freund, Familienmitglieder, andere interessierte Menschen oder einfach dein Aufnahmegerät. Die Art deines Publikums ist ziemlich egal, solange du eines hast, da Geschichtenerzählen nur mit einem Zuhörerkreis lebendig wird. Dieser letzte Schritt wird die Erfahrung zum Leben erwecken. Erzähle die Geschichte in der ersten Person – „ich, der Rotluchs" oder „ich, die Kojotin" – und verleihe ihr überzeugende Gefühle und Durchgängigkeit. Du möchtest so vertieft wie in ein Buch oder einen Film sein, dass du dich selbst in der Erfahrung verlierst und zur Figur wirst.

Werden bringt Sicherheit

Lerne die Konfrontation mit potenziell gefährlichen Tieren zu vermeiden, indem du sie wirst. Unsere erste Reaktion auf ein bedrohliches Tier ist meist, auf Distanz zu gehen. Am allerbesten aber ist es mitunter, mit dem Tier vertraut zu sein. Wenn wir wie das Tier denken oder fühlen können, werden wir wissen, was zu tun ist, um friedlich zu koexistieren. Beachte zugleich, dass Bescheid zu wissen, keine Entschuldigung dafür ist, ein Risiko einzugehen.

Achtens: Die Pflege gesunder menschlicher Beziehungen

Unsere Verhaltensmuster manifestieren sich üblicherweise in ähnlicher Art über verschiedene Bereiche unseres Lebens hinweg. Ob wir co-abhängige Beziehungen eingehen oder zu Kontrolle und Opferhaltung neigen, wir gehen unsere Beziehungen mit Tieren auf dieselbe Art und Weise an. Unsere interaktiven

Muster kommen oftmals bei Tieren verschärft zum Vorschein, da sie uns ohne Heuchelei begegnen, so wie sie sind. Letzten Endes tun wir uns schwer, in echte Beziehungen mit Tieren einzutreten, da sie ihr wahres Selbst sind, während wir versuchen, uns dem anzugleichen, wie andere uns haben wollen.

Unsere dysfunktionalen Beziehungsmuster sind gewöhnlich im Laufe der Kindheit erlernt. Mit dem Heranwachsen werden sie zur Gewohnheit, sodass wir sie sogar auf andere projizieren, ohne es zu bemerken. Die erlernte Art und Weise von Beziehung wird zu unserem Modus Operandi: Wir können nicht anders, als alle unsere Beziehungen gleich zu behandeln, ob sie Menschen oder Tiere betreffen. Eine ehrliche, aufrichtige Beziehung mit einem Tier wird praktisch unmöglich.

Die gute Nachricht: Je mehr wir unsere dysfunktionalen Beziehungsmuster heilen, indem wir gesunde Beziehungen aufbauen, desto besser können wir mit Tieren in Beziehung treten. Durch persönliche Erfahrung erkannte ich, dass ich umso erfolgreicher mit der Natur in Beziehung treten konnte, je besser ich meine Fähigkeiten im Umgang mit Menschen entwickelte. Über die Jahre habe ich immer wieder festgestellt, dass ein erzielter Durchbruch in menschlichen Beziehungen sofort Nachhall in meinem Gefühl von Gegenwärtigkeit und Verbindlichkeit mit der Natur fand.

Auch wenn unsere menschlichen Beziehungen momentan problematisch sind, können wir doch gesunde Beziehungen mit der Natur eingehen. Die gute Nachricht ist, dass Heilung in beide Richtungen geschieht: In der Natur zu sein, ist heilsam, und was wir dort gewinnen, lässt sich auf unsere menschlichen Beziehungen übertragen. Lasst uns der Natur so begegnen wie wir sind. Wir wissen, dass unsere Beziehungsmuster uns vielleicht behindern, aber wir können durch die Tatsache bestärkt sein: Je mehr wir heilen, desto tiefer und reicher wird unser Werden sein.

Neuntens: In der Beziehung schwelgen

Jede Beziehung braucht ihren Lohn oder sie wird bald schal.

Wenn der Pfad des Tieres, dem ich folge, den meinen widerspiegelt, besteht meine Belohnung darin, dass ich die unmittelbare Beziehung fühle. Ein Schaudern jagt mir den Rücken hinunter – das Gefühl, dass ich von der Erzeugerin der Fährte, der ich folge, beschattet werde. Es ist, als ob ich die Hirschkuh bin, die dem Pfad folgt, den ich gerade hinterlassen habe.

Wenn du dieses Gefühl zum ersten Mal erlebst, wirst du sofort wissen, dass es das ist, was ich hier beschreibe. Die unterschiedlichen Stimmen werden alle zusammenfließen – und du wirst den Chor vernehmen. Er wird süßer sein, als du es dir je vorstellen kannst.

Hirsch werden

Ich war einmal mit jemandem draußen unterwegs, der vorschlug, einer Hirschkuh zu folgen, die wir gerade aufgeschreckt hatten. „Warum Zeit verlieren", antwortete ich. „Ich fühle innerlich, wohin sie unterwegs ist. Wir können einfach direkt dorthin gehen."

Die Hirschkuh ging Richtung Osten ein enges Tal entlang, und wir bogen Richtung Süden ab und erklommen einen benachbarten Hügel.

„Bist du sicher, dass du weißt, was du tust?", fragte mein Kumpel.

„Nicht wirklich. Ich lausche einfach."

Wir erreichten die Kuppe des Hügels und blickten auf die Niederung weiter im Süden. Es brauchte einige Minuten, bis die Hirschkuh die östliche Spitze des Hügels umrundet hatte, auf der südlichen Seite zurückkam und unter uns vorbeiging. Der Grund lag in der zurückgelegten Strecke, da sie eine wahrscheinlich fünfmal so weite Strecke zu bewältigen hatte wie wir.

Wie eine Mutter, die die Aufenthaltsorte ihrer Kinder kennt, obwohl sie sie nicht sehen kann, so weiß eine indi-

gene Person häufig über den Aufenthaltsort und die Tätigkeit ihrer tierischen Sippe Bescheid. Obwohl das Tier längst vorübergezogen ist, können Indigene oftmals noch sein Lied vernehmen.

Indigene Menschen wurden lange Zeit für ihre Fähigkeit bewundert, sich unsichtbar zu bewegen und makellos Fährten zu lesen und zu jagen. Sie haben mir erzählt, dass es keine große Sache sei, in der Haut des Tieres zu gehen, das eine Fährte angelegt hat. Viele von uns betrachten eine solche Aussage als ein Zeichen von Bescheidenheit, doch ist sie als schlichte Tatsache gemeint. Das Einzige, wofür sich Indigene einen Verdienst anrechnen, ist das Lauschen. Die restliche Arbeit erledigen nämlich die scharfen Augen von Rabe, die mitteilsamen Stimmen von Eichhörnchen und Häher und das emotionale Naturell von Hirsch.

Wenn Indigene auf Vierbeinige, Beflügelte und Beflosste als „alle meine Verwandten" Bezug nehmen, meinen sie es genauso. Das ist keine Religion oder Philosophie, es ist ihre Wahrheit, ihr Bewusstsein. Wenn wir abermals fähig sind, zu unseren Verwandten zu werden, werden wir wieder Indigene sein.

Ganz wie mit all den anderen Fertigkeiten, die in diesem Buch gelehrt werden, werden wir entdecken, dass sich die Vorteile von Werden ebenso in unser Alltagsleben hinein erstrecken. Wir werden beginnen, die subtilen Schattierungen von Farben zu sehen und Aromastoffe bemerken, die vormals unbemerkt blieben. Das einst Banale – die angenagte Pflanze, der Kot, der kommende Regen – donnert in unser Bewusstsein, während wir zu ihnen werden, ohne dessen überhaupt gewahr zu sein. Und noch wichtiger ist, dass wir jetzt fähig sind, das Tier in uns zu werden. Das ist der lebensnotwendigste Teil dieser Reise zurück nach Hause.

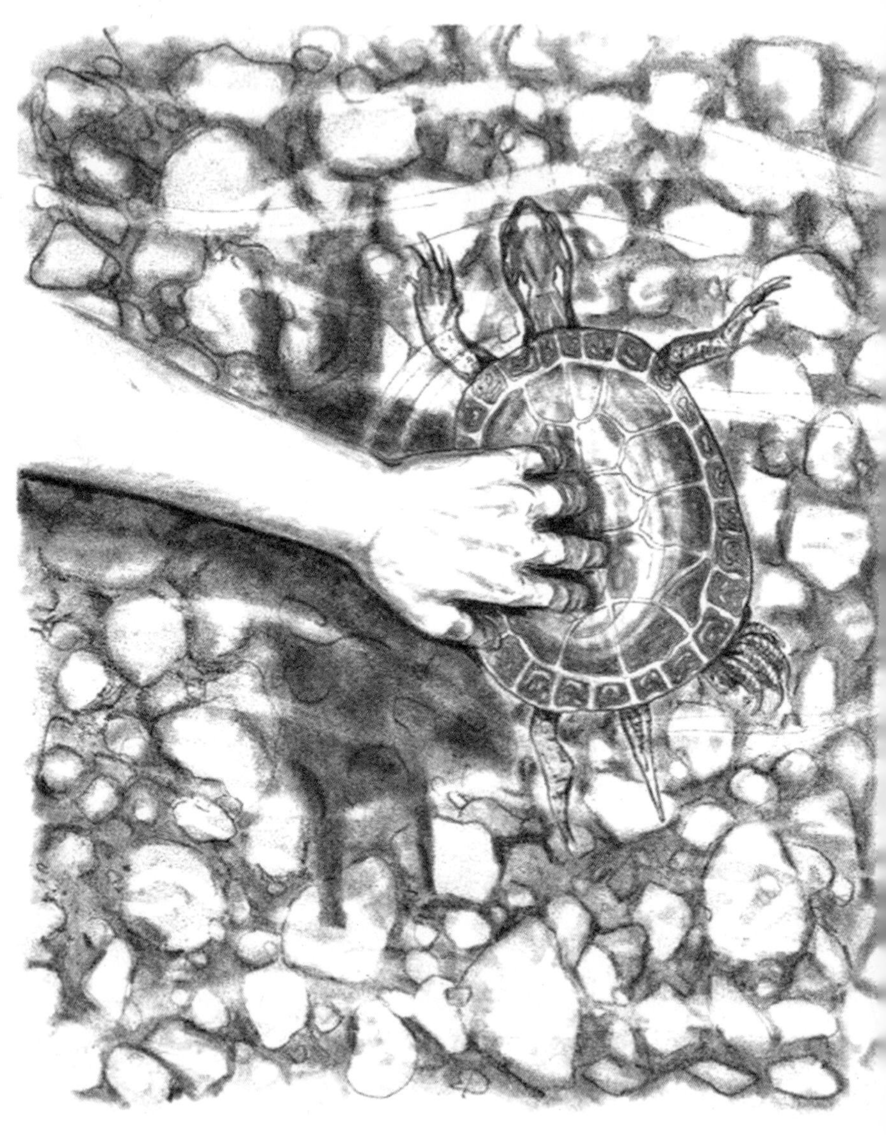

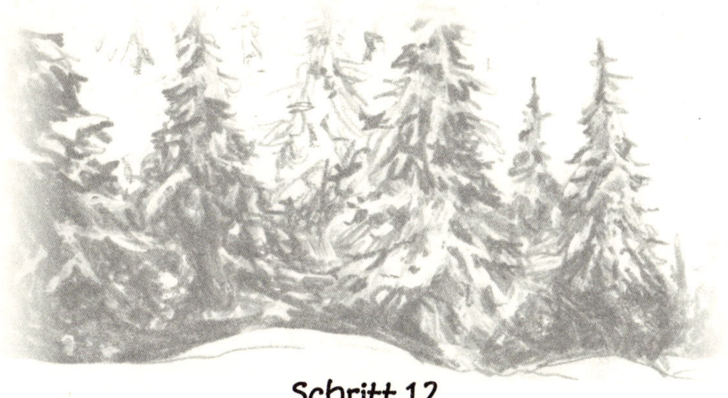

Schritt 12

Ein Tier berühren

Unaufmerksamkeit für Einstimmung

Das Lied des Wassers, welches sich zwischen den Steinen eines Waldbaches ergießt, lockt mich vom Hügel hinunter – ich möchte einen genaueren Blick darauf werfen. Mit meinen eulengleich ruhigen Bewegungen bleibe ich auf meine Umgebung eingestimmt, während ich mich langsam an das Wasser herantaste. Jeder Schritt und jeder Blick zählt. Ich fühle mich in den Wäldern erst dann so richtig zu Hause, wenn ich mich völlig unauffällig bewegen kann und nur noch ein Schatten unter Schatten bin.

Nur auf einem Gehsteig in der Stadt kann ich es mir leisten spazieren zu gehen, ohne mir viele Gedanken darüber zu machen, was vor mir liegt. Hier im Wald könnte ich stolpern oder mit dem Fuß umknicken, noch bevor ich wüsste, wie mir geschieht. Noch schlimmer wäre es, wenn ich das neugeborene Kitz übersehen würde, das genau neben mir in den Farnen liegt, oder das Baummarderweibchen, die argwöhnisch aus ihrem Bau hoch oben im alten Zuckerahorn schaut, an dem ich gerade eben vorbei ging.

Als ich mich neben eine Fichte auf der Böschung des Baches stellte, erfasst meine periphere Sicht eine Bewegung im Becken unterhalb einer Stromschnelle ein wenig flussabwärts. Da es sich gegen die Strömung bewegt, muss es etwas Lebendiges sein. Da es flach im Wasser liegt, vermute ich entweder etwas Kleines oder den Kopf von etwas Großem.

Was es tatsächlich ist, ist mir nicht wichtig. Das muss so sein, denn wenn ich Interesse bekundete, würde ich riskieren, das Tier auf mich aufmerksam zu machen. Ich habe sowieso keinen Grund, besonders aufgeregt zu sein, da ich regelmäßig Tiere im Vorbeigehen sehe. Wenn ich Tieren nahe komme, fühlen sie sich gewöhnlich wohl damit, dass ich mich in ihrem Raum aufhalte. Das liegt daran, dass die Intensität meiner Gegenwart nicht höher oder geringer ist, als sie sie durch ihre andere Waldverwandtschaft erfahren. Deswegen kann ein Kojote an einer Häsin vorbeischlendern, die dem Kojoten nicht mehr Aufmerksamkeit schenkt als jedem anderen Mitglied der Wiesengemeinschaft – solange er nicht mehr Interesse an der Häsin als an den Wildblumen unter seinen Füßen zeigt.

Ohne hinzuschauen, bin ich mir ziemlich sicher, dass das Tier noch immer flussaufwärts unterwegs zu mir ist. Beachte, dass ich „zu mir" nur sage, um ihre Reiserichtung anzugeben. Wenn ich wirklich von ihr angenommen hätte, dass sie zu mir kommt, hätte ich mich selbst in das Zentrum eines sich entfaltenden Schauspiels gestellt. Das hätte das Tier bemerkt und sich infolgedessen wahrscheinlich entschieden, nicht länger mitzuspielen. Stattdessen bleibe ich entspannt am Ufer liegen, als wäre ich der Stamm einer alten Fichte, der langsam in den nadelbedeckten Waldboden vermodert.

Warum sollte ich, oder besser noch, wie kann ich jemandem, der gerade vorbeischwimmt, Aufmerksamkeit schenken, wenn so viel anderes meine Aufmerksamkeit hat? Genau gegenüber am Bach nimmt ein Helmspecht auf dem Baumstumpf einer halbabgestorbenen Weißkiefer Platz. Gespannt lauscht er auf das verräterische Nagen einer saftigen Larve, die er vielleicht herausmeißeln kann. Ein wenig hinter ihm, versteckt im Teich hinter dem Wallberg, auf dem die Kiefer steht, höre ich das gedämpfte nasale Gespräch eines Kanadagänsepaares, das immer wieder mit Geplätscher untermalt wird. Ich kann mir gut vorstellen, was für einen Spaß sie gerade haben.

Ein Stück flussaufwärts beginnt ein Erlendickicht, das mit den Liedern der Waldsänger belebt ist, die vor Kurzem aus ihren Winterquartieren in den Tropen zurückgekehrt sind. Das Dickicht umgibt einen kleinen Teich, der ein Überbleibsel des Sees ist, der sich hinter dem Wallberg bildete, als sich der Gletscher vor zehntausend Jahren zurückzog. Ich stelle mir vor, wie der See ausgesehen haben mag, bevor er durch den Wallberg brach und die Erlen sein schwammartiges Bett besiedelten.

Die erdigen Gerüche, die dem auftauenden Boden entströmen, ziehen meine Aufmerksamkeit auf die durchwühlten Plätze, wo die Nacht zuvor langschnäbelige Waldschnepfen nach Gliederfüßer-Häppchen suchten und wo Sternnasenmaulwürfe auf der Suche nach denselben Leckerbissen Erde aus ihren Tunneln hochwarfen.

Ich hatte erwähnt, dass ich mir ziemlich sicher war, dass das Tier, das mir in meiner peripheren Sicht ins Auge gefallen war, seinen Weg flussaufwärts fortgesetzt hatte, denn wenn es von mir aufgeschreckt worden wäre, dann wohl eher durch meine Annäherung als meine Gegenwart. Ich bahnte mir langsam und vorsichtig meinen Weg hinunter zur Böschung, im Einklang mit den vom Wind bewegten Bäumen und ihren langsam tanzenden Schatten. Kein Geräusch oder Anblick unterbrach mein Fließen.

Falls Dinge tatsächlich meine Aufmerksamkeit erregten, hätte man es mir nicht ansehen können. Ein Baum antwortet auf den Lufthauch, egal was um ihn herum geschieht, und ich war da nicht anders. Wenn ich es erlaubt hätte, dass sich die Aufmerksamkeit zu Ablenkung wandelt, hätte ich vom Teilnehmer zum Beobachter gewechselt – ein kostspieliger Fehler für jemanden, der einem Tier nahe kommen möchte oder muss. Nicht länger im Einklang, hätte ich mich zusammenhanglos bewegt und riskiert, die Tiere auf einen Fremden in ihrer Welt aufmerksam zu machen.

Im Reich der Natur bedeutet Unaufmerksamkeit Aufmerksamkeit und umgekehrt. Wenn ich mich entscheide, dass ein Ding meiner Aufmerksamkeit eher wert ist als ein anderes, muss ich meine Aufmerksamkeit umlenken. Was habe ich dadurch gewonnen? Die relevantere Frage ist: Was habe ich dadurch verloren? Ich bin glücklich, wenn ich so unaufdringlich wie ein Baum eingebettet in einem Wald sein kann. Nicht, weil ich das Gefühl habe, etwas geleistet zu haben – das wäre kontraproduktiv, da es mich zur Hauptfigur der Geschichte machen würde. Das wiederum würde mich dem Risiko aussetzen, das Ergebnis zu verändern.

Ich bin glückselig hier am Ufer des Baches, da es in meiner Natur liegt, ein Teil des Kreises des Lebens zu sein: Weder zu dominieren noch mich zu verleugnen, sondern eher eine Bewegung innerhalb der größeren Bewegung zu sein, ein Bruder unter Geschwistern, zu beobachten und beobachtet zu werden, zu berühren und berührt zu werden. Ich trage Mokassins mit weichen Sohlen und trete sachte auf, sodass ich keine Zweige zerbreche oder Bodenvibrationen erzeuge. Ich beobachte mit Panoramablick, anstatt zu starren. Wenn ich mit einer zweiten Person unterwegs bin, kommunizieren wir schweigend, wie Wölfe.

Die Bisamratte schwimmt direkt an mir vorbei, wobei ihr Schwanz das Wasser teilt, als ob er eine Schlange wäre, die hinter ihr her schwimmt. Die Identität des Tieres ist für mich wie eine beiläufige Notiz, genauso wie es sein soll, um sie nicht durch meine Aufmerksamkeit zu alarmieren. Sie schaut in diese und jene Richtung, und wenn ich es nicht besser wüsste, würde ich schwören, dass sie genau zu mir herüberschaut. Ich stelle mir gerne vor, dass sie denkt, einen alten Baumstumpf statt meiner zu erblicken. Die Wahrheit aber ist, dass sie so kurzsichtig ist, dass sie ungewöhnliche Geräusche, Bewegungen oder Vibrationen feststellen müsste, um mich als potenzielle Bedrohung auszumachen.

Sie kommt auf eine Armlänge an mich heran, und ich erwäge, einen Coup zu landen. In glorreichen Zeiten der Prärieindianer bedeutete das, einen Feind zu berühren und wieder zu flüchten, ohne jemandem Verletzungen zuzufügen oder selbst welche zu erleiden. Die Bisamratte zu berühren, würde sie sicherlich aufschrecken, da ich mich vornüberbeugen müsste, um es zu schaffen. Nicht, dass etwas falsch daran wäre, sie aufzuschrecken – es könnte eine gute Lektion in Gewahrsein sein. Doch das Wissen, einen Coup landen zu können, reicht mir. Der einzige Kontakt-Coup, den ich noch lande, ist, wenn ich ihn unbemerkt ausführen kann.

Eine Körperlänge weiter flussaufwärts befindet sich ein kleiner Hügel, knapp über Wasserniveau. Die Bisamratte steuert darauf zu, schnüffelt durch die Riedgräser-Stoppeln und findet einen Leckerbissen, den sie in ihren Pfoten dreht, während sie daran knabbert. Wenn ich meinen Jagdwurfstock dabei hätte und die Nahrung brauchen würde, wäre das meine Gelegenheit. Aber auch hier ist das Wissen, dass ich es tun könnte, Befriedigung genug für mich. Ich habe keinen Grund zu töten, nur um zu beweisen, dass ich es tun kann. Obwohl ich mich nur hineinversetze zuzuschlagen und es nicht wirklich tue, praktiziere ich doch die Jagdkompetenzen, auf die ich mich verlassen könnte, wenn ich meine Familie ernähren und kleiden müsste.

Den Snack beendet, gleitet sie ruhig ins Wasser und setzt ihren Weg durch die Bresche im Wallberg fort. An dieser Stelle verlasse ich ihre Geschichte, ebenso wie jene des Helmspechts und der Gänse, und setze meinen Weg flussabwärts fort, um weitere Geschichten zu erleben.

Der Coup: das Konzept

Ich glaube, es gibt etwas beim Coup, das tief in der menschlichen Psyche verankert ist. Den Großteil unserer Existenz als Spezies waren wir Jägerinnen und Sammler und mussten zweifellos aus der Jagd emotionale Befriedigung ziehen, um sie fortzuführen. Dieses Hochgefühl, wenn wir Beute anpirschen und überlisten (was im Wesentlichen einen Coup ausmacht) hat sich in unsere DNS eingeprägt und manifestiert sich nun in unterschiedlichen Formen, angefangen bei einem guten Rätsel bis zu diversem Schabernack. Wenn ich einen Streich spiele, eine Überraschungsparty gebe oder andere Späße mache, fühle ich dieselbe Art von Vergnügen wie beim Landen eines Coups.

Die fünf Stufen eines Coups

1. **Wissentlicher Coup:** Das Wesen weiß, dass sich ihm jemand nähert und es berührt.
2. **Erschrecken-Coup:** Sich dem Tier nähern, ohne dass es davon weiß, aber das Berühren schreckt es auf.
3. **Coup, dann Erschrecken:** Gleich wie Stufe 2, nur, dass unser Weggehen es aufschreckt.
4. **Heimlicher Coup:** Das Tier berühren (oder fast berühren), dann unentdeckt wegpirschen.

5. **Mentaler Coup:** Sich hineinversetzen, das Tier berühren und sich unentdeckt entfernen.

Ein Coup erfordert Können und Sensibilisierung – beides Kompetenzen, die mit der Zeit wachsen. Demnach ist es wichtig, nacheinander durch die ersten vier Stufen zu gehen. Erst wer Stufe 4 mehrfach anstandslos ausgeführt hat, ist berechtigt, Stufe 5 zu praktizieren. Ein mentaler Coup-Versuch, ohne vorher die vier vorausgehenden Stufen absolviert zu haben, ist lediglich ein Hirngespinst. Sogar nach Erreichen von Stufe 5 müssen wir regelmäßig heimliche Coups landen, um unseren Geschicklichkeitslevel aufrechtzuerhalten.

Wegen der schieren Freude daran, lasse ich selten Gelegenheiten zu heimlichen oder mentalen Coups verstreichen, ob es mit domestizierten Tieren, Wildtieren oder Menschen ist. Während eine erfolgreiche Jagd ein bestimmtes Niveau an Expertise erfordert, verlangen Coups noch mehr. Jemand, der jagen kann, hat wahrscheinlich nicht die Fähigkeiten, einen Coup zu landen. Eine Person allerdings, die einen Coup landen kann, ist dazu bestimmt, eine gute Jägerin zu sein.

Die nordamerikanischen Indigenen praktizierten vor ihrer Unterwerfung häufig Coups. Gruppen von Jägern und Sammlerinnen lebten in einem Zustand relativen Friedens und Stabilität, mit minimalen Spannungen untereinander. Dennoch trainierten die Wächter jeder Gruppe, um sowohl im Konfliktfall bereit zu sein als auch zur persönlichen Erfüllung, die sie aus dem Perfektionieren und Ausüben ihrer Fertigkeiten gewannen. Sie initiierten Missionen, um ihr Trainingslevel zu überprüfen, wobei die ultimative Mission oftmals war, in das Innerste der Gefahr abzusteigen und sowohl unversehrt als auch unentdeckt zurückzukehren – der ultimative heimliche Coup.

Eine Trainingstechnik bestand darin, frecherweise einen Gegenstand aus der Hütte eines berühmten Wächters eines anderen Stammes zu beschlagnahmen. Ein Coup konnte auch während eines Konfliktes von Angesicht zu Angesicht als wissentlicher Coup zur Anwendung kommen. Dabei wurde etwa eine von einer Wächterin getragene Feder entfernt oder ihre Haarlocke (ein Büschel langer Haare am Scheitel, das in auffälliger und neckischer Weise getragen wird; siehe Abbildung unten) abgeschnitten, um anschließend zu fliehen, ohne von jemandem berührt zu werden – und selbst im Besitz der eigenen Haarlocke zu bleiben. Einen Coup zu landen, war der Traum eines jeden jungen Wächters in Ausbildung.

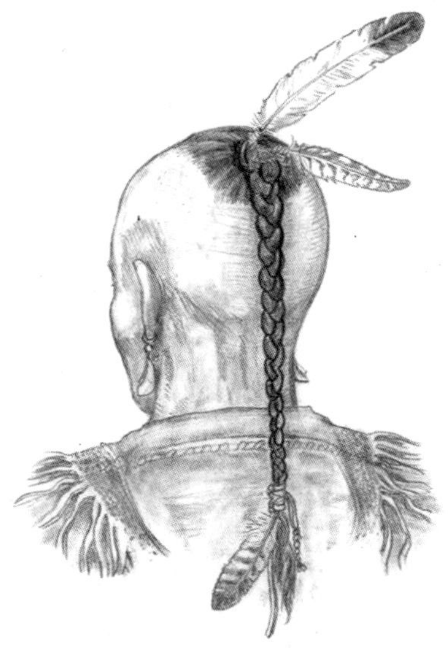

Büschel langer Haare am Scheitel und Coup-Feder

Standing Bear, ein Oglala Lakota (Sioux) des 19. Jahrhunderts, hinterließ uns diese Beschreibung dessen, was sein Volk „den Feind berühren“ nannte:

> Beim Zusammentreffen mit einem bewaffneten Mitglied des feindlichen Stammes warf ein junger Krieger seine eigenen Waffen weg und behielt lediglich sein Schild zu

> seinem Schutz. In seiner Hand führte er einen langen, mit Adlerfedern dekorierten Stab, was eine Art von Flagge oder Fahne für die Sioux war. Mit nur dem Schild auf seiner Brust und dem [Stab] in seiner Hand ritt er nahe heran [und] ... schlug mit der Spitze leicht auf den Körper des Feindes* ... danach ritt er so schnell als möglich in die Sicherheit zurück.[76]

Lernen, einen Coup zu landen

Diese Fertigkeit vereint alles, was wir bisher über Natur-werden in Erfahrung gebracht haben. Um erfolgreich einen Coup zu landen, müssen wir unsere Fertigkeiten der Einstimmung und des Gewahrseins im höchstmöglichen Ausmaß einsetzen.

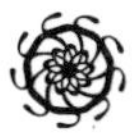

Tipps für einen Coup

- **Mache gleichförmige Bewegungen.** Tiere erfassen Bewegungen insbesondere dann, wenn sie plötzlich und abgehackt sind.
- **Gehe bewusst, halte das Gleichgewicht und bewege dich mit der Natur.** Gehe nochmals den Abschnitt zu natürlichem Gehen in Schritt 8 durch.
- **Die Richtung zählt.** Pirsche gegen den Wind, um den Geruch zu überdecken und um das Geräusch zu verschleiern, das du verursachst.
- **Sei leidenschaftslos.** Mit Adrenalin vollgepumpt zu sein, macht uns gereizt und bringt uns aus unserer Mitte. Um den Überblick zu bewahren, pflege ein Gefühl von Dankbarkeit

---

* In der Lakota-Sprache bedeutet der Begriff thóka „Fremder" oder „Mitglied eines anderen, nicht Lakota-Stammes", sowie „Feind". Siehe Ullrich, Jan F.: *New Lakota Dictionary* (Lakota Language Consortium 2011), S. 574.

für alles, was geschieht, indem du daran denkst, dass im Training (also immer) das Scheitern wertvoller ist als der Erfolg.

- **Habe keine Erwartungen.** Viele von meinen Geschichten veranschaulichen diesen Punkt.
- **Sei auf jedes Ergebnis vorbereitet.** Tiere sind komplexe Wesen, und die Natur ist voller Geheimnisse, wodurch endlose Möglichkeiten erschaffen werden.

Sicherheit geht vor

Überlege zweimal, bevor du dich an ein Tier anschleichst und es am Rücken berührst. Sogar das kleinste Tier kann heftig reagieren, wenn es überrascht wird, und halbgroße bis große Tiere könnten durch ausschlagende Hufe, Geweihe, Krallen oder Zähne ernsthaften Schaden verursachen. Sei besonders mit kranken oder verwundeten Tieren sowie jenen, die brüten oder Nachwuchs bei sich haben, umsichtig. Bei Menschen gilt es, die Grenzen und die Privatsphäre zu beachten.

Der Verschwinde-Trick

Die drei letzten obigen Punkte können nicht ausreichend betont werden. Um regelmäßig Erfolg bei der Annäherung an Tiere und Menschen zu haben und auch den Respekt ihnen gegenüber aufrechtzuerhalten, müssen wir frei von Leidenschaft, Erwartungen und Überraschungsreaktionen sein.

Tiere haben die Eigenart, unsere Erwartungen zu bemerken, sogar wenn wir uns bemühen, nicht unseren Fokus auf sie zu richten. Es ist besser, so lange wie möglich unsere Absicht nicht deutlich zu machen. Ebenso macht es Sinn, den letztmöglichen Augenblick abzuwarten, bis wir uns bewegen oder handeln, damit wir alle verfügbaren Informationen zusammengetragen haben. Andernfalls könnte das Tier plötzlich ohne augenscheinlichen Grund davonspringen, wie es in der folgenden Geschichte geschah.

Der Hirsch, der Gedanken lesen konnte

„Ich war draußen, um Hirsche auszukundschaften", sagte mir Tom, „und ich traf auf einen Bock, der ein Stück weit entfernt graste. ‚Ich denke, ich nehme den da', dachte ich mir, und sofort hob er seinen Kopf und nahm Reißaus. Es ist, als hätte er meine Gedanken gelesen. Ist das möglich?"

„Möglich ist es", antwortete ich, „aber vielleicht tat er es nicht ohne Umwege. Dein Gedanke hat sich in der Energie widergespiegelt, die du ausgestrahlt hast, was ein Störungsmuster entstehen ließ. Vielleicht ist es durch deine Haltung oder deinen Blick übertragen worden, wodurch du auffällig wurdest. In diesem Moment hat dich deine Fokussierung aus der Einstimmung herausgezogen, und du hast aufgehört, ein Schatten der dich umgebenden Bewegungen zu sein. Das mag den Blauhäher über dir dazu veranlasst haben, nervös zu zucken, was ein Roteichhörnchen dazu brachte, mit seinem Schwanz zu schnipsen, was wiederum der Hirsch bemerkte. Oder es hätte das Gegenteil sein können: Die Insel der Stille, die du erzeugt hast, indem du aus der Einstimmung herausgefallen bist, hat dich auffällig gemacht."

„Was hätte ich anders machen können?", fragte er.

„Gehe die Jagd auf eine Art und Weise an, wie es eine indigene Person machen würde", schlug ich vor. „Statt Ich will diesen Hirsch jagen *denke* Falls es so bestimmt ist, werde ich den Hirsch jagen. *Das ist der Unterschied zwischen sich selbst in das Zentrum der Erfahrung zu rücken und im Gleichgewicht mit dem Kreis des Lebens zu sein. Statt einer simplen Ursache-und-Wirkung-Beziehung eröffnet uns das Zurücktreten, die wechselseitige Beziehung zu erkennen,*

die zwischen Tieren und uns besteht. Junge Beutegreifer lernen das sehr schnell. Es ist der einzige Weg, durch den sie sich weiter selbst versorgen können."

Ein Spiel der Täuschung

Nun folgen die Ausweichtaktiken, die ich von Wölfen und – nicht wirklich zufällig – beim Fangenspielen als Kind lernte. Vergleichbar mit dem Nachwuchs der Familie der Hunde und Katzen sowie dem vieler anderer Tiere, spielen auch menschliche Kinder Fangen, und zwar überall auf der Welt. Es ist nichts anderes als ein Coup-Spiel, das instinktiv als Training für die Jagd und Wächter-Missionen gespielt wird.

Mit diesen Techniken ist es möglich, einem Tier nahe zu kommen und sogar einen Coup zu landen, während die Person ständig sichtbar bleibt. Ein Beutetier, das an den endlosen Fluss des Lebens gewöhnt ist, fühlt sich nur dann bedroht, wenn es auf sich gerichtete Aufmerksamkeit wahrnimmt. Solange Präriewölfe nicht auf der Jagd sind, können sie in Sichtweite einer Büffelherde bleiben und werden ignoriert.

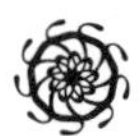

Um ein Tier zu täuschen

- **Nähere dich auffällig,** aber nicht auf direktem Wege an.
- **Sei mit etwas anderem beschäftigt.** Gib es nicht nur vor, sondern habe tatsächlich ein anderes Ziel im Sinn.
- **Habe keine Sorge, eine Störung zu erzeugen,** wodurch es unserer Störung erlaubt ist, eine Stimme im Chor der Störungen zu sein.
- **Wechsele blitzschnell** vom lockeren, vorbeigehenden Eindringling zur sinnesscharfen, angespannten Beutegreiferin. Wenn wir zögern, ist alles, was wir sehen werden, die Fährte des Tieres.

Überall Trainieren

Das Schöne beim Erlernen des Coups liegt darin, dass es jederzeit und überall praktiziert werden kann. Es erfordert keine Ausrüstung, es ist immer die richtige Jahreszeit dafür, und alles ist Freiwild, ob Mensch, Haustier oder Eichhörnchen im Park.

Lasst die Tiere zu uns kommen

Ich schreibe dies, während ich unter einem Ahorn sitze, der auf einen kleinen Waldteich blickt. Vor Kurzem machte sich eine Eichhörnchendame leise auf ihren Weg, den Stamm eines nahen Baumes hinunter, und spähte zu mir herüber. Ich bezweifle, dass sie wusste, dass ich sie bemerkt hatte. Als Nächstes kommt ein Waschbär zu mir und schnüffelt an meiner Schulter. Wir treten in eine kurze, wortlose Kommunikation ein, bevor er davontrottet.

Tiere zu uns kommen zu lassen, könnte wie das Gegenteil von Pirschen erscheinen, doch die beiden Ansätze verlangen dieselbe Indifferenz und Nonchalance. Als der Waschbär an mir schnüffelte, machten weder er noch ich eine große Sache daraus. Ich fuhr mit meinem Schreiben fort, als ob ich seine Annäherung nicht wahrgenommen hätte, sodass er nicht bedroht war. Er ging in aller Ruhe weg, genauso wie er gekommen war.

Diese Lasst-sie-näherkommen-Methode funktioniert, weil Tiere bei der Nahrungssuche im Allgemeinen auf alles neugierig sind, was aus der Norm fällt. Sie verdienen sich einen Teil ihrer Nahrung, indem sie verschiedene Nahrungsmittel, die aufgrund von Störungen auffallen, bemerken und für sich nutzen. Wir können aus diesem Überlebensmerkmal Nutzen ziehen, um Tiere zu uns zu locken.

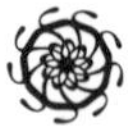

Um Tiere anzulocken

- **Wirbele Schlick im Flachwasser eines Teichs oder Sees auf,** um kleine Fische anzuziehen, die sich von den winzigen, im Teichschlamm wohnenden Lebensformen ernähren. Diese kleinen Fische werden Beutegreifer anziehen.
- **Nutze glänzende Objekte und helle Stofffetzen,** die für manche Geschöpfe unwiderstehlich sind.
- **Trage einen Haufen Strauchwerk zusammen, drehe ein Stück Holz um oder wirf Erde auf einen Haufen.** All das wird Aufmerksamkeit auf sich ziehen.
- **Stelle eine Geruchsfalle auf,** etwa eine Dose Sardinen oder ein überreifes Stück Fleisch.
- **Agiere albern oder ungewöhnlich.** Die schlaueren Wölfe sind großartig darin, dick aufzutragen und kleine Beutetiere dadurch zu fesseln.

Wie steht es damit, Tiere mit Futter anzulocken?

Wenn wir Tiere füttern – insbesondere regelmäßig – zerrütten wir ihre Bewegungs- und Zugmuster, schaffen und erhalten wir künstlich hohe Populationen (was nichtverwandten Spezies schadet) und bewirken, dass Tiere einiges von ihrer Überlebensintelligenz verlieren.

Der ultimative Test: Das Wegpirschen

Ein Grund, warum Coups für einige von uns reizvoll sein könnten, liegt darin, dass wir aus einer zielorientierten Kultur kommen. Wenn einen Coup zu landen zu unserem primären Ziel wird, werden unsere Ausflüge in die Natur zu nichts weiter als einem Erst-klingeln-dann-rennen-Spiel: Kinder klingeln an der Tür einer Nachbarin und rennen dann zum Versteck, bevor die

Tür aufgeht. Wie die irritierte Nachbarin, könnte ein Tier in Stress versetzt werden, und wir ziehen den Kürzeren aufgrund unserer Zielorientiertheit.

Wie mit vielen der Abenteuer, die ich in diesem Buch erzählt habe, suche ich mir gewöhnlich direkte und nahe Erfahrungen mit Tieren, die nichts mit Berührung zu tun haben. Neben von mir bereits erwähnten Gründen, ziehe ich ein tieferes Gefühl der Befriedigung aus der Durchführung eines heimlichen Coups. Der Grund ist, dass ich der absoluten Herausforderung begegnen möchte: Weggehen, ohne entdeckt zu werden. Das bedarf der Geübtheit im Wegpirschen, was bedeutet, die gleichen Schritte zurück zu gehen, wie zuvor beim Anpirschen in den Coup-Bereich.

So außerordentlich herausfordernd ein Coup auch sein kann, fügt Wegpirschen dem Ganzen nicht nur ein weiteres Schwierigkeitslevel hinzu, sondern eine komplett neue Dimension. Wenn wir uns zu einem Coup anpirschen, richten wir unseren Fokus hauptsächlich in eine Richtung – auf das Tier hin. Wenn wir allerdings unentdeckt bleiben und wegpirschen möchten, müssen wir sowohl auf das Tier *als auch* auf unsere Rückzugsroute in der entgegengesetzten Richtung eingestimmt bleiben.

Gemeinsam mit dem Grad an Schwierigkeit, der das Wegpirschen so lohnenswert für mich macht, betrachte ich es als eine notwendige Fertigkeit. Wenn ich Hirsche aufschrecken würde, nachdem ich einen Coup gelandet habe, wären sie umso mehr auf der Hut vor mir, und ich hätte in der Zukunft größere Schwierigkeiten, mich ihnen zu nähern. Aufgrund des Risikos, die Beziehung zu Tieren zu schädigen, pirsche ich üblicherweise nur zurück, wenn ich eine akzeptable Erfolgschance habe.

Um die Fertigkeit des Wegpirschens zu lernen, beginnen wir mit der Erkenntnis, dass einen Coup zu landen nicht mehr unser Ziel ist, sondern nur ein Teil des zirkulären Fließens, das uns am Tier vorbei und wieder zurück zu unserem Startpunkt bringt. Ohne dieses Gewahrsein ist es schwer, die Einstimmung zu bewahren. Das liegt daran, dass, sobald wir unser Coup-Ziel erreichen, wir normalerweise unsere Sinnesschärfe verlieren und uns entspannen. Das kündigt nichts Gutes für unser Wegpirschen an, wo wir *mehr* Einstimmung benötigen als beim Anpirschen.

Da wir uns auf der Rückpirsch oftmals rückwärts bewegen und nicht imstande sind zu sehen, wohin wir gehen, ist sie der Augenbinden-Übung in Schritt 7 ähnlich. Diese Übung zu praktizieren, wird uns helfen, unsere Fertigkeiten des Wegpirschens zu entwickeln.

Merke dir alle Einzelheiten der Landschaft bei der Vorbereitung einer Rückpirsch. Stelle jegliche Behinderungen und Variationen im Terrain fest, die es zu überwinden gilt. Die Tipps, die unter „Natürliches Gehen“ und „Hirschgang“ in Schritt 8 zu finden sind, werden sich hier als hilfreich erweisen. Der Rest ist Übung.

Wenn edle Speisen schwer zu finden sind

Viele von uns leben in Gebieten, wo Fischotter, Hirsch, Schnappschildkröte und ihresgleichen nicht mehr zu finden sind. Wenn es jedoch irgendeine Art seichtes Wasser gibt, ob es ein Parkteich, ein vergessener Fleck Feuchtgebiet, ein Wassergraben am Straßenrand oder sogar ein unbebautes Grundstück ist, kommen dort vermutlich Wildtiere vor. Sogar inmitten der Betriebsamkeit der Hauptballungsräume führen die Bewohnerinnen und Bewohner dieser winzigen wilden Flecken ihr Leben fort, so nichtsahnend unserer Existenz gegenüber, wie die meisten von uns gegenüber ihrer. Ich habe Schildkröten in kleinen Teichen kaum größer als mein Wohnzimmer gefunden, und viele Frösche sind mit badewannengroßen Pfützen glücklich.

Seit meiner frühesten Kindheit haben Frösche meine Vorstellungskraft erobert. Komplett stillsitzend, während sie sich sonnen, sind sie perfekt eingestimmt auf ihre Umgebung, genauer gesagt ihre unmittelbare Umgebung. Mit Augen, die dazu geschaffen sind, Beute in der unmittelbaren Umgebung zu ermitteln, ist alles in einiger Entfernung verschwommen. Sie sind aber Asse beim Bemerken von Bewegung: Wenn ihnen etwas für ihr Empfinden zu nahe kommt, reagieren sie rasch mit einem Sprung in Sicherheit.

Langsame Bewegungen festzustellen, finden sie jedoch schwierig. Ein Beutegreifer muss entweder sehr schnell sein, um sich auf sie zu stürzen, oder sehr langsam, um unbemerkt zu bleiben. Schlangen und Reiher sind meisterhaft im langsamen Pirschen geworden, wobei sie ganz zum Schluss schnell zuschnappen. Meine Brüder und ich lernten, es genauso zu machen, als wir als Kinder die Leopardenfrösche im hohen Gras hinter der benachbarten Schule fingen. Es war eine Herausforderung, sie zu schnappen, da sie es verstanden, genau in dem Moment wegzuhüpfen, wenn wir lossprangen. Leopardenfrösche sind Meister im Großsprung, was uns ziemlich lächerlich aussehen ließ, wenn wir ihnen hinterhersprangen.

Sechzig Jahre später bin ich immer noch hinter Fröschen her. Nur ist es inzwischen meist, um mich ihrer Welt anzuschließen und mich daran zu erfreuen, das Leben durch ihre Augen zu sehen. Ich nutze einige der Tricks, die ich als Kind gelernt habe, nämlich wie ich ihnen nahekommen und an ihnen vorbeigehen kann, ohne sie zu stören. Gelegentlich lande ich einen Coup, den ich als besonders erfolgreich betrachte, wenn es ein geheimer Coup war.

Wie bei allen Tieren, gilt mein Augenmerk vorrangig den Fröschen. Ich stelle sicher, dass sie ausgewachsen und nicht brütende Erwachsene sind, und dass eine bestandserhaltende Population besteht. Einige Spezies sind geschützt, und in vielen Gebieten nehmen Froschpopulationen aus derzeit unbekannten Gründen ab.

Die Pirschmethode, die ich meistens verwende, habe ich von meisterhaften Froschfängern gelernt, nämlich den Reihern. Sie haben die Geduld eines Baumstumpfes und bewegen sich genauso ruhig. Sie wissen, dass Frösche dazu geschaffen sind, vorwärts zu springen, und weniger fähig, die Flucht zur Seite oder rückwärts zu nehmen (was der Grund ist, warum sie sich nahe am Wasser aufhalten und es nahezu immer ansehen).

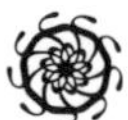

Coups bei einem Frosch an Land

1. **Nähere dich auf ungefähr zwei Armlängen,** was gewöhnlich ohne Vorsicht getan werden kann. Je wärmer das Wetter, desto sprunghafter der Frosch.
2. **Lege dich auf den Boden,** sodass deine Silhouette aus Froschperspektive mit dem unmittelbaren Hintergrund verschwimmt.
3. **Bewege dich langsam** bis in Coup-Entfernung. Währenddessen blicke jenseits des Frosches und so, dass es scheint, als würdest du an ihm vorbeigehen.
4. **Strecke deine Hand sehr, sehr langsam zum Frosch aus.**
5. **Berühre den Frosch.**
6. **Pirsche zurück,** indem du die Schritte 1-4 rückwärts ausführst, nur noch bewusster.

Um einen Frosch zu fangen (was ich noch immer gelegentlich mache, wenn ich Nahrung benötige), bewegst du deine Hand mit ausgestreckten Fingern zu seinem Gesicht hin. Knapp bevor er seinen Panikpunkt erreicht (den du durch Versuch und Irrtum herausfindest), schnappst du schnell zu und hältst ihn am Boden fest. Wenn er losspringt, bevor du ihn fest in der Hand hast, springt er wahrscheinlich geradewegs in deine Hand hinein.

Wenn Frösche im Wasser sind, können sie nicht leicht festgehalten werden. Sie sind allerdings leichter zu fangen, und ein Coup ist leichter durchzuführen, als wenn sie an Land sind.

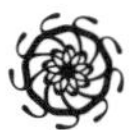

Coups bei einem Frosch im Wasser

1. **Führe Schritt 1 und 2 von oben durch,** entweder zu Fuß oder mit dem Boot (siehe Kanu-Pirsch-Leitfaden in Schritt 8).
2. **Lasse deine Hand unter den Frosch gleiten,** indem du sie ins Wasser eintauchst und langsam in Position bringst.
3. **Hebe allmählich deine Hand,** mit der Handfläche nach oben, und der Frosch wird zufrieden auf ihr sitzen bleiben, wenn du durch die Wasseroberfläche brichst. Das beeindruckt Menschen immens, wenn sie es das erste Mal vorgeführt bekommen.

Behalten wir im Kopf, dass wir bei jedem Schritt anhalten können und uns einfach freuen, in die Welt des Frosches eingetaucht zu sein. Einige von uns möchten vielleicht einfach zum Frosch werden, wie in Schritt 11 gezeigt. Festzustellen gilt noch, dass ein Coup dieselben Gewahrseins- und Einstimmungskompetenzen erfordert, egal ob es sich um einen Frosch oder ein anderes Tier handelt. Jedes Tier bietet einzigartige Herausforderungen und eine spezielle Lerngelegenheit.

Erinnern wir uns vor allem daran, dass wir noch immer Kinder sind – Kinder der Natur. Es wird uns dabei helfen, nicht so verunsichert zu sein, während wir im Seerosenteich mitten im Park oder Graben neben dem Radweg herumkriechen. Es könnte dazu führen, dass wir eine vorbeigehende Person inspirieren, sich uns anzuschließen. Welche bessere Auswirkung könnte es außer dem Erleben von amphibischem Bewusstsein noch geben, als anderen dabei zu helfen, ihre Natur zu entdecken, indem sie selbst zu Natur werden?

Die Seele berühren

Es ist unvermeidbar: Einige von uns finden den Prozess der Naturwerdung sehr überwältigend, zumindest manchmal. Das ist wundervoll, da ich mir nichts Besseres vorstellen kann, als überwältigt zu sein durch die Wiedervereinigung mit den Bäumen des Waldes, den Vögeln der Luft und jedem anderen Lebewesen in der grandiosen Gemeinschaft der Natur. Ich versichere dir: Wenn du einmal erwacht bist zu dem, was es bedeutet, völlig Mensch zu sein, wird zu Natur zu werden so leicht wie Atmen für dich sein. Und erst die Entdeckungen – das endlose Kaleidoskop von Entdeckungen, das dich erwartet!

Für uns alle wünsche ich mir am meisten, dass wir die tiefen Beziehungen mit unserer nichtmenschlichen Sippe schätzen und darin schwelgen – und zwar in einem Maße, wie wir es nie für möglich gehalten hätten. Wenn wir wahrhaftig über die künstliche Mensch-Natur-Grenze hinausgehen können und alles Leben umfassen – nicht nur bloß visuell oder poetisch, sondern sprichwörtlich – dann haben wir den Himmel auf Erden wiederhergestellt. Es sind die Verwandtschaftsbeziehungen, die Ehre und Respekt erzeugen, und es sind die wiederbelebten Verwandtschaftsbeziehungen, die nicht nur unsere eigene Spezies retten werden, sondern das gesamte uns bekannte Leben.

Aus diesen Gründen habe ich mit dir geteilt, was ich über das Wieder-zu-unserer-Welt-werden weiß. Für mich wird der Reichtum unserer Naturbeziehungen ganz lebendig, wenn wir unsere Geschichten um das abendliche Lagerfeuer erzählen. Ich möchte unsere gemeinsame Reise beenden, indem ich eine weitere Geschichte teile, die ein Echo darauf ist, was die Natur mir zum Geschenk gemacht hat. Vielleicht werden du und ich eines Tages zusammen um das Feuer sitzen, und ich darf einige deiner Geschichten hören.

Hunger auf Coups

Die Sonne hat ihren Zenit erreicht, und ich bin hungrig. Es ist zwei Tage her, dass ich meine letzte Mahlzeit hatte, doch ich fühle mich sinnesschärfer als je zuvor. Von indigenen Ältesten habe ich gelernt, dass, wenn du etwas finden möchtest, du am besten ohne eben dieses unterwegs bist. Jeder, der mit jagenden Hunden zu tun hatte, weiß, dass eine hungrige Hündin am besten jagt. Das Gleiche gilt für Menschen: Hunger schärft die Sinne und führt uns zu höchster Aufmerksamkeit.

Das ist der Hauptgrund, weswegen ich hungrig losziehe. Ich hätte mich leicht ausstatten können, und es gibt überall um mich hier in der Wildnis Nahrung. Am glückseligsten bin ich jedoch, wenn ich leicht reise und völlig eingestimmt bin, im Gegensatz zum faulen Herumliegen mit einem vollen Bauch und einer Ladung an Vorräten.

Als ich im Weiterpaddeln über solche Themen nachdenke, blicke ich nach unten. Dort schwimmt eine Schildkröte vorbei, die die perfekte Größe für eine Mahlzeit hat. Sie scheint nicht zu bemerken, dass ich über ihr schwebe. Ich bin wahrscheinlich nur ein weiterer Baum im Fluss für sie, da ich pirschpaddle (siehe Schritt 8) und sehr wenig Störung erzeuge. Ich bewege mich im Rhythmus mit der Strömung und dem Windhauch und vermeide es, sie direkt anzuschauen.

Meine Hand baumelt im Wasser wie der Seitenzweig eines Stückes Holz, und meine Fingerspitzen berühren kaum merklich ihren glatten Panzer. Sie schwimmt weiter, meiner Existenz nicht bewusst.[77]

Einige Paddelzüge nach der Schildkröten-Begegnung treibt der Schatten meines Kanus über einen großen Saugkarpfen, der sich auf dem Strombett ausruht. Während ich meine Hand über ihn hinweggleiten lasse, als ob sie ein launisch in der Strömung treibender Ast wäre, stelle ich mir vor, meinen Daumen und Zeigefinger in seine Kiemen zu verhaken, wenn ich ihn als Nahrung benötigen würde. Ich ziehe vorüber, und er bewegt sich nicht.

Als ich vom Wasser aufschaue, erkenne ich schnell, dass ich mich – obwohl ich nur mit einer Hand am Paddel langsam rudere – schneller bewege, als es die aktuelle Situation rechtfertigt – weil nämlich eine Kollision mit der Breitseite einer Hirschkuh unmittelbar droht. Um den Beißfliegen zu entkommen, steht sie mitten im Fluss, wo das Wasser am tiefsten ist. Ich überlege, mein Messer zu ziehen und es kaum merklich ihren Bauch berühren zu lassen, um sowohl einen Coup zu landen als auch meine Jagdfertigkeiten zu trainieren.

Stattdessen pfeife ich den tiw-tiw Beutegreiferalarm des Rotschulterstärlings. Die Hirschkuh stellt die Ohren auf und blickt sich um, wobei ihr Blick scheinbar direkt über mich hinwegzuzielen scheint. Sieht sie mich nicht oder ist sie so schockiert darüber, wie nah ich bin, dass sie sich entschließt, am besten die Unbeteiligte zu spielen? Sie flitzt die Böschung hinauf, wo sie die Ohren gespitzt und den Schwanz nervös zuckend stehen bleibt, was typisches Verhalten für Hirsche ist, die vor Gefahr gewarnt wurden, aber nicht wissen, was oder wo diese ist. Sie zögern zu flüchten, da sie Sorge haben, direkt in die Bedrohung hineinzulaufen.

Als ich vorbeipaddele, blickt sie über ihre Schulter zu mir herunter. Unsere Augen treffen sich flüchtig, was mir genügt, da ich sie nicht noch mehr aufschrecken möchte. Ich bin zufrieden damit, mein Lächeln und anerkennendes Nicken für mich zu behalten.

Danksagung

Es ist bedauerlich, dass mein Name der einzige ist, der auf dem Einband dieses Buches erscheint, da es ein kollektives Projekt war. „Es braucht unser aller Zusammenarbeit in der Widmung eines größeren Zweckes, dem dieses Buch dient", stellte ich gegenüber den Mitarbeitenden fest, als wir anfingen. Von Beginn an standen sie hinter dem Buch, und es war eine pure Freude, mit ihnen zu arbeiten.

Ohne die acht Monate der Mühe, die Projektredakteurin Julie Plumitis in die Gestaltung steckte, um meinen Rohentwurf zu etwas Kohärentem zu machen, gemeinsam mit der Arbeit an allen anderen Produktionsaspekten, hätte ich immer noch ... naja, einen Rohentwurf. Lektorin Margaret Traylor gab dem Manuskript früh eine kritische Durchsicht, die Inkonsistenzen herausfilterte und half, das Buch zu strukturieren. „Sei herzlos", flehte ich Endredakteurin Rebecca Lill an. „Sorge dich nicht darum, mein Ego zu verletzen – ich möchte, dass dieses Buch das Beste wird, wozu es imstande ist." Zum Zustand meines Egos kann ich keinen Kommentar abgeben, aber ich werde schon sagen, dass sie alles andere als herzlos war, wie du am honigartigen, geschmeidigen Textfluss sehen kannst.

Das Übersetzungsteam, das die deutsche Ausgabe dieses Buches anfertigte, verdient eine besondere Anerkennung, da das Übersetzen sowohl eine Kunst als auch ein Handwerk ist. Übersetzerinnen benötigen poetisches Feingefühl, um sicherzustellen, dass der Geist eines Textes im Zuge der Umwandlung nicht verloren geht. Irene Tischler, die hauptverantwortliche Übersetzerin, brachte die erwünschte Mischung aus Kunst, Geschick und lyrischer Anmut in den Text ein. Kai Petra Stich und Elisabeth Demeter besorgten mit ihrem sprachlichen Geschick und

Feingefühl das Lektorat, Moritz Krämer las Korrektur und Eva Densing sowie Wolfgang Pappa arbeiteten bei anspruchsvollen Begriffen und Konzepten mit.

Ich habe mir dieses Werk nicht als visuell ansprechendes Buch vorgestellt, aber das ist es geworden. Geschmückt mit Kunstwerken eines Kalibers, die man in einem Rahmen erwarten würde. Das ist dank der begabten Hände von Jennine Elberth und Kristine Scheiner so geschehen.

Ja, Agentinnen und Agenten vermitteln Bücher und verhandeln Verträge – was wirklich unschätzbare Dienste sind – aber das Besprechen, die Ermutigung, das weise Feedback und die Karriereberatung, die sie leisten, sind ebenso wertvoll. Wenn es Rita Rosenkranz, meine Agentin, nicht gäbe, würde dieses Buch noch immer im Regal für unbeendete Projekte liegen.

Bear & Company ein Verlagshaus zu nennen, ist eine Fehlbezeichnung, da die Belegschaft eher wie eine erweiterte Familie zusammenarbeitet. Sofort fühlte ich mich bei ihnen zu Hause, und die Qualität ihrer Buchhandarbeit – dessen Beweis du in deinen Händen hältst – erzählt von Familienstolz.

Bei all den guten Menschen, die zusammenkamen, um bei der Geburt dieses Buches zu helfen, gibt es noch eine, die in jedem einzelnen Augenblick da war, von Anfang an: meine Gefährtin Lety Seibel. Die Bandbreite ihres Wissens und ihrer Fähigkeit, zusammen mit dem Trost und der Inspiration, die nur sie bereitstellen kann, gaben diesem Projekt sowohl Substanz als auch Seele.

Den Menschen, die meine schriftstellerische Arbeit durch die *Old Way Foundation* tragen, und dir, der Leserin und dem Leser, die den Kreis vervollständigen, übermittele ich meine tiefste Dankbarkeit.

Anhang 1

Liste der Geschichten

SCHRITT 1

SCHRITT 2

SCHRITT 3

SCHRITT 4

SCHRITT 5

SCHRITT 6

SCHRITT 7

SCHRITT 8

SCHRITT 9

SCHRITT 10

SCHRITT 11

SCHRITT 12

Anhang 2

Liste der Übungen

SCHRITT 1

SCHRITT 2

SCHRITT 3

SCHRITT 4

SCHRITT 5

SCHRITT 6

SCHRITT 7

SCHRITT 8

SCHRITT 9

SCHRITT 10

SCHRITT 11

SCHRITT 12

Glossar

Ahnengedächtnis	Die Praktiken und das Verhalten unserer frühen Vorfahren, die in das menschliche Genom eingeprägt sind. Auch als *genetisches Gedächtnis* bekannt.
Alter Weg	Die Lebensführung und die Praktiken, die Jägerinnen-Sammlern angeboren sind.
Angeborene Fähigkeit	Eine Begabung, die einem Wesen angeboren ist.
Bärengang	Eine Methode des **natürlichen Gehens** (siehe Definition), bei der wir langsam gehen und den Fuß flach aufsetzen.
Bewusstseinszustand des Tierverstandes	Siehe **Einssein.**
Coup	Sich heimlich **anpirschen** (siehe Definition), um ein Tier oder eine Person zu berühren, ohne jedoch bemerkt oder erkannt zu werden. Bei den nordamerikanischen Indigenen wurde jener Person Anerkennung zuteil, die eine auffällig getragene Feder beim Gegner herauszupfen oder dessen Haarsträhne abschneiden konnte.
Ego	Jene Komponente einer Persönlichkeit, die Ichbewusstsein und eine individuelle Identität erzeugt. Die Dominanz des Egos kann die Entwicklung von Beziehungen mit anderen Wesen unterbinden.
Einssein	Ein Seinszustand, in dem wir zutiefst entspannt und stark eingestimmt in unser Umfeld sind. Der normale Zustand für empfindende, fühlende Wesen.
Einstimmung	Die Sinnesschärfe und psycho-emotionale Gegenwärtigkeit, die uns erlaubt, uns dem zu widmen, was wir wahrnehmen.
Eins zu sein	Siehe **Einssein.**
Ermöglichung	Dem dysfunktionalen Verhalten einer Person entgegenkommen, was diese blind macht für die Folgen ihrer Handlungen und den Nutzen einer Veränderung.

Fährtenlesen	Die Praxis, einem Tier oder einer Person zu folgen, das oder die nicht länger zu sehen **ist, indem** wir **Spuren und Zeichen** (siehe Definition) lesen und dem **Lied der Fährte** (siehe Definition) lauschen.
Gewahrsein	Die Kenntnis des Beziehungsnetzes, das unserer Umgebung innewohnt.
Wächter	Eine Person, weiblich oder männlich, die ihr Leben in den Dienst ihres Volkes stellt, indem sie als Versorger, Beschützerin, Gesandter, Kundschafterin und (geistiger) Führer für die Jugend fungiert.
Hineinversetzen	Mental eine Szenerie erschaffen, um ihre wesentlichen Merkmale und ihren Ausgang herauszufinden, ohne sie direkt beobachten oder erleben zu müssen.
Hirschgang	Eine Methode des **natürlichen Gehens** (siehe Definition), bei der wir auf dem Vorderfuß auftreten und die uns schnelle und wendige Bewegungen ermöglicht.
Indigene	Pflanzen oder Tiere, die ein **naturgemäßes** (siehe Definition) Leben in ihrem natürlichen Habitat führen. Auch als *Jägerinnen und Sammler* und *Ureinwohner* bekannt.
Jägerinnen-Sammler	Siehe **Indigene**.
Clanwissen	Die kollektive Intelligenz einer Gruppe, welche sich zeigt, wenn die Individuen ihre Fertigkeiten, Erinnerungen und Fähigkeiten zu denken bündeln. Befähigt eine Gruppe dazu, besser zu funktionieren als die einzelnen Gruppenmitglieder für sich.
Kreis des Lebens	Die wechselseitige Beziehung von Pflanzen, Tieren und landschaftlichen Besonderheiten in einem Gebiet. Die unmittelbare unterstützende Gemeinschaft eines dortigen Einwohners. Indigene leben gemäß der Grundannahme, dass alle ihre Bedürfnisse, ob körperlicher, beziehungsmäßiger oder spiritueller Art, innerhalb des Kreises des Lebens, sprich innerhalb einer fußläufigen Entfernung, gestillt werden können.

Lied der Fährte	Die übergeordnete Stimme eines tierischen Abdrucks, die **Spuren und Zeichen** (siehe Definition), **Ahnengedächtnis** (siehe Definition), intuitive and instinktive Führung, Vorwissen und Vorerfahrungen sowie ständiges Hinterfragen umfasst.
Natürliches Gehen	Die Fortbewegungsmethode, die von Menschen und Tieren in ihrem natürlichen Umfeld verwendet wird, und die ihnen ermöglicht, sich an immerzu wechselndes Terrain anzupassen. Ihr Merkmal ist eine fortwährend geänderte Haltung und Platzierung der Füße. Methoden wie **Wolfsgang**, **Hirschgang** und **Bärengang** (siehe Definitionen) fallen hier hinein. Auch bekannt als *Ursprüngliches Gehen* oder *Gehen wie Indianer.*
Natur-Bewusstsein	Siehe **Eins/Einssein**.
Naturgemäß	Einer Spezies oder einem System innewohnend.
Natursprache	Die Muttersprache allen Lebens und die Grundlage der Kommunikation zwischen den Spezies. Es ist das Betriebssystem unseres Geistes und die elementare Linse, durch die wir unsere Welt wahrnehmen. Sie ist die Wurzel, der unsere gesprochenen und geschriebenen Sprachen entwuchsen.
Pirschen	Sich einem Tier annähern, indem Techniken der Täuschung und **natürliches Gehen** (siehe Definition) eingesetzt werden, um die Entdeckung zu verhindern.
Rationaler Verstand	Der Sitz bewusster Gedanken und des **Egos** (siehe Definition). Hier werden Sprache und räumliches Empfinden geregelt. Findet sich nur bei Säugetieren, entwickelte sich als Zusatz zum **Tierverstand** (siehe Definition) und ist nur bei Säugetieren vorhanden, um ihnen mehr Reichweite und Spielraum für die Komplexitäten des Überlebens und der Jagd zu geben. Wird auch *Neokortex* oder *neues Gehirn* genannt.

Schattenwerden	Die Praktik, einer Person zu folgen und ihr Spiegelbild zu werden, und zwar indem wir uns wie sie bewegen und wie sie denken und fühlen.
Spuren und Zeichen	Hinweise, die ein Tier beim Vorbeigehen und bei seinen Aktivitäten hinterlässt, und die beim **Fährtenlesen** (siehe Definition) gelesen werden. Primärzeichen beinhalten Trittsiegel, Exkremente, Fell, Kratz- und Fraßspuren. Sekundärzeichen (auch *Umweltabdruck* genannt) beinhalten zerstörte Spinnennetze, veränderte Vegetation und Wellen im Wasser. Unsichtbare Zeichen beinhalten die Rufe und Verhaltensmuster von Tieren, die durch das Vorbeigehen des Tieres verursacht wurden, dessen Fährten (das sind aneinandergereihte Trittsiegel) gelesen werden.
Stille	Der Zustand des aktiven Zuhörens, der frei von konzentrierter Aufmerksamkeit, auf Gedanken gegründetem Denken und dominanten Stimmen ist.
Tierverstand	Das limbische System des Gehirns, das der Sitz des Bewusstseins ist, und soziale Prozesse, das Langzeitgedächtnis, Schmerz und Lust, die Motivation und die Kampf-oder-Flucht-Reaktion regelt. Wer im Tierverstand zentriert ist, kann ohne Gedanken denken und ohne zu urteilen handeln.
Unsichtbar	Nicht sichtbar, egal ob es dem Blick verborgen oder exponiert ist.
Ureinwohner	Siehe **Indigene**.
Werden	Eine andere Identität annehmen, um die innige Kenntnis der Gefühle, Gedanken, Beweggründe und Umstände eines anderen Wesens zu erlangen.
Wegpirschen	Das Gegenteil der **Pirsch** (siehe Definition). Sich von einem Tier entfernen unter Zuhilfenahme von Tarnungstechniken und **natürlichem Gehen** (siehe Definition), um die eigene Entdeckung zu verhindern.

Wolfsgang	Eine Methode, in einer Gruppe unterwegs zu sein, bei der eine Anführerin die Spur bahnt und die anderen in ihre Fußstapfen treten. Die Anführerin lässt sich zurückfallen, wenn sie müde wird, um einem neuen Anführer Platz zu machen. Dieser Gang wird verwendet, um bei hohem Schnee Energie zu sparen, die Störung in ökologisch sensiblen Gebieten zu minimieren und die Anzahl der Reisenden in der Gruppe zu tarnen.
Zirkadiane Rhythmik	Der biologische Zyklus des Körpers mit einer Länge von ca. 24 Stunden. Er wird von einer biologischen Uhr gesteuert, die körperliche, mentale und Verhaltens-Aktivitäten reguliert, Ruhe- und Schlafzyklen eingeschlossen. Die Rhythmik wird außerdem vom Licht-Dunkel-Rhythmus der Umgebung gesteuert.

Bibliographie

Barks, Coleman: *The Essential Rumi*, HarperCollins 2010.

Bartels, Laurie: „Neuroplasticity and the Brain that Changes Itself", in: *Sharp Brains: Tracking Health and Wellness Applications of Brain Science*, 12. November 2008. http://sharpbrains.com/blog/2008/11/12/neuroplasticity-and-the-brain-that-changes-itself.

Begley, Sharon: „Your Child's Brain", in: *Newsweek*, 18. Februar 1996. www.newsweek.com/your-childs-brain-179930.

Biss, Renee/Hasher, Hasher: „Happy as a Lark: Morning-Type Younger and Older Adults are Higher in Positive Affect", in: *Emotion* 12, Nr. 3 (Juni 2012), S. 437-441.

Blofeld, John (Übers.): *Zen Teaching of Huang Po. On the Transmission of Mind*, New York 1958.

Bongiorno, Peter: „Your Unhappy Brain on Television", in: *Psychology Today: Inner Source*, 6. Oktober 2011. www.psychologytoday.com/blog/inner-source/201110/your-unhappy-brain-television.

Boone, J. Allen: *The Language of Silence*, Harper & Row Publishers 1970.

Bouwman, Karen/van Dijk, René/Wijmenga, Jan/Komdeur, Jan: „Older Male Reed Buntings Are More Successful at Gaining Extrapair Fertilizations", in: *Animal Behaviour* 73, Nr. 1 (Januar 2007), S. 15-27.

Calaprice, Alice (Hg.): *The Expanded Quotable Einstein*, Princeton University Press 2002. http://assets.press.princeton.edu/chapters/s6908.html.

Carothers, John Colin: „Culture, Psychiatry and the Written Word", in: *Psychiatry* (November 1959), S. 308-311.

Cornell, Joseph B.: *The Sky and Earth Touched Me*, Crystal Clarity Publishers 2014.

Deloria, Vine: *Gott ist Rot*, Lamuv 1996.

Dement, William: „The Effect of Dream Deprivation", in: *Science* 131, Nr. 3415 (10. Juni 1960), S. 1705-1707.

Eastman, Charles Alexander: *Indian Scout Craft and Lore*. Dover 1974.

———: Die Seele des Indianers, Insel-Verlag 1938.

Einstein, Albert: *Cosmic Religion. With Other Opinions and Aphorisms*, Covici-Friede 1931.

Eliot, T. S.: *The Complete Poems and Plays*, Harcourt, Brace and Company 1952.

Farrer, Claire R.: *Living Life's Circle: Mescalero Apache Cosmo Vision*, University of New Mexico Press 1991.

Fisher, C.: „Psychoanalytic Implications of Recent Research on Sleep and Dreaming, I: Empirical Findings", in: *Journal of the American Psychoanalytic Association* 13 (1965), S. 197-270.

Goines, Lisa/Hagler, Louis: „Noise Pollution: A Modern Plague", in: *Southern Medical Journal* 100 (März 2007), S. 287-294.

Goleman, Daniel/Braden, Greg/Lipton, Bruce H./Pert, Candace/Small, Gary: „*Measuring the Immeasurable: the Scientific Case for Spirituality*", Sounds True 2008.

Hasselquist, Dennis/Sherman, Paul: „Social Mating Systems and Extrapair Fertilizations in Passerine Birds", in: *Behavioral Ecology* 12, Nr. 4 (2001), S. 456.

Horvath, Gabor/Farkas, Etelka/Boncz, Ildiko/Blaho, Miklos/Kriska, Gyorgy: „Cavemen Were Better at Depicting Quadruped Walking than Modern Artists: Erroneous Walking Illustrations in the Fine Arts from Prehistory to Today", in: *Public Library of Science* ONE 7, Nr. 12 (2012).

Innis, Harold A.: *The Bias of Communication*, University of Toronto Press ²2008.

Ivins, William M. Jr.: *Art and Geometry: A Study in Space Intuitions*, Dover Publications Inc. 1964.

—: *Prints and Visual Communication*, The MIT Press 1969.

Jeffres, Leo, and Jean Dobos. „Separating People's Satisfaction with Life and Public Perceptions of the Quality of Life in the Environment", in: *Social Indicators Research* 34, Nr. 2 (1995), S. 181-211.

Jones, Shirley Ann (Hg.): *Simply Living: The Spirit of the Indigenous People*, New World Library 1999.

Kantra, David S: „Lost in the Tube", in: *Psych Digest*, Januar 2010. http://psychdigest.com/is-television-harmful.

Kuszewski, Andrea: „You Can Increase Your Emotional Intelligence: 5 Ways to Maximize Your Cognitive Potential", in: *Scientific American*, 7. März 2011. https://blogs.scientificamerican.com/guest-blog/you-can-increase-your-intelligence-5-ways-to-maximize-your-cognitive-Potenzial/

Luther Standing Bear: Land of the Spotted Eagle, University of Nebraska Press 2006.

———. *My Indian Boyhood*, University of Nebraska Press 1988.

McLuhan, Marshall: *Die Gutenberg-Galaxis. Das Ende des Buchzeitalters*, Addison-Wesley 1995.

Mednick, Sara/Nakayama, Ken/Cantero, Jose/Atienza, Mercedes/Levin, Alicia/Pathak, Neha/Stickgold, Robert: „The Restorative Effect of Naps on Perceptual Deterioration", in: *Nature Neuroscience* 5 (28. Mai 2002), S. 677-681.

Michelon, Pascale: „Brain Plasticity: How Learning Changes Your Brain", in: Sharp Brains: Tracking Health and Wellness Applications of Brain Science, 26. Februar 2008. http://sharpbrains.com/blog/2008/02/26/brain-plasticity-how-learning-changes-your-brain.

„Napping May Not Be Such a No-No" Harvard Health Letter, *Harvard Health Publications*, besucht im November 2009. www.health.harvard.edu/newsletters/Harvard_Health_Letter/2009/November/napping-may-not-be-such-a-no-no.

Nerburn, Kent (Hg.): *The Wisdom of the Native Americans*, New World Library 1999.

Ong, Walter J.: *Oralität und Literalität. Die Technologisierung des Wortes*, Westdeutscher Verlag 1987.

Oulasvirta, Antti/Rattenbury, Tye/Lingyi, Ma/Eava, Raila: „Habits Make Smartphone Use More Pervasive", in: *Personal and Ubiquitous Computing* 16, Nr. 1 (2012), S. 105-214.

Palahniuk, Chuck: Das letzte Protokoll, Wilhelm Goldmann Verlag 2005.

Platon: *Der Staat. Politeia*, Artemis & Winkler 2000, S. 831.

Price, Michael: „The Risks of Night Work." *Monitor on Psychology* 42, (Januar 2011), S. 38. www.apa.org/monitor/2011/01/night-work.aspx.

Reitzki, Maria: Ist gewaltfreie Kommunikation alltagstauglich? Eine kritische Auseinandersetzung mit der GfK nach Rosenberg im Vergleich mit anderen Kommunikationsmodellen, Bachelor + Master Publishing 2014.

Reynolds, Cecil R./Fletcher-Janzen, Elaine (Hg.): *Concise Encyclopedia of Special Education: A Reference for the Education of The Handicapped and Other Exceptional Children and Adults*, John Wiley & Sons Inc. [2]2004.

Rugg, Michael/Andrews, Mark A. W.: „How Does Background Noise Affect Our Concentration?" *Scientific American*, 8. Januar 2009. www.scientificamerican.com/article/ask-the-brains-background-noise.

Sampson, Harold: „Psychological Effects of Deprivation of Dreaming Sleep", in: *Journal of Nervous & Mental Disease* 143, Nr. 4 (1966), S. 305-17.

Schur, Carolyn: *Birds of the Different Feather: Early Birds and Night Owls Talk about Their Characteristic Behaviors*, Schur Goode Associates 2013.

Song, Tamarack: Vorwort im Buch *The Sky and Earth Touched Me* von Joseph B. Cornell, Crystal Clarity Publishers 2014.

—. *Song of Trusting the Heart: A Classic Zen Poem for Daily Meditation*, Sentient Publications 2011.

„The Biology of Sleep. Circadian Rhythms, Sleep Stages, and Sleep Architecture" auf helpguide.org, besucht am 17. März 2019. www.helpguide.org/harvard/biology-of-sleep-circadian-rhythms-sleep-stages.htm.

Thoreau, Henry David: Walden oder Leben in den Wäldern, Anaconda 2009.

Torrey, Bradford (Hg.): The writings of Henry David Thoreau: Journal, Houghton Mifflin 1906.

Ullrich, Jan F.: *New Lakota Dictionary*, Lakota Language Consortium 2011.

Ware, Deann: „Neurons that Fire Together Wire Together." *Psychologists Guide to Emotional Wellbeing*, Oct. 8, 2013. www.dailyshoring.com/neurons-that-fire-together-wire-together.

Webster's Third New International Dictionary of the English Language, ungekürzt, Band 2, herausgegeben von Philip Babcock Gove, Merriam Webster 1993.

Westneat, David: „Polygyny and Extrapair Fertilizations in Eastern Red-winged Blackbirds (*Agelaius phoeniceus*)", in: *Behavioral Ecology* 4, Nr. 1 (1993), S. 49-60.

Westneat, David/Sherman, Paul: „Density and Extra-Pair Fertilizations in Birds: A Comparative Analysis", in: *Behavioral Ecology and Sociobiology* 41 (1997), S. 205-215.

Wu, Ping: *Goal Structures of Materialists vs. Non-materialists*, Ph.D. Dissertation, Ann Arbor: University of Michigan 1998.

Wolff, Robert: *Das Lächeln der Senoi. Was es bedeutet, ein Mensch zu sein*, Oneness Center 2011.

Anmerkungen

1 Nerburn: *The Wisdom of the Native Americans*, S. 53f.
2 Luther Standing Bear: *Land of the Spotted Eagle*, S. 193.
3 Horvath: „Cavemen Were Better at Depicting Quadruped Walking than Modern Artists: Erroneous Walking Illustrations in the Fine Arts from Prehistory to Today“.
4 Einstein: Cosmic Religion, S. 97.
5 Boone: *The Language of Silence*, S. 96f.
6 Westneat/Sherman: „Density and Extra-Pair Fertilizations in Birds: A Comparative Analysis“, S. 205-215.
7 Hasselquist/Sherman: „Social Mating Systems and Extrapair Fertilizations in Passerine Birds“, S. 456f.
8 Westneat: „Polygyny and Extrapair Fertilizations in Eastern Red-winged Blackbirds (Agelaius phoeniceus)“, S. 49-60.
9 Bouwman: „Older Male Reed Buntings Are More Successful at Gaining Extrapair Fertilizations“, S. 15-27.
10 Deloria: *Gott ist rot*, S. 79.
11 Goleman: *Measuring the Immeasurable*, S. 192.
12 Blofeld: *Zen Teaching of Huang Po*, S. 48.
13 Song: *Song of Trusting the Heart*, Nr. 14.
14 Ebenda, Nr. 7.
15 Ebenda, Nr. 23.
16 Boone: *The Language of Silence.*
17 Oulasvirta: „Habits Make Smartphone Use More Pervasive", S. 105-114.
18 McLuhan: *Die Gutenberg-Galaxis*, S. 19f.
19 Bongiorno: „Your Unhappy Brain on Television" www.psychologytoday.com/blog/inner-source/201110/your-unhappy-brain-television.
20 Wu: „Goal Structures of Materialists vs. Non-Materialists".
21 Jeffres: „Separating People's Satisfaction with Life and Public Perceptions of the Quality of Life in the Environment", S. 181-211.
22 Kantra: „Lost in the Tube" http://psychdigest.com/is-television-harmful.
23 Goines: „Noise Pollution: A Modern Plague", S. 287-294.
24 Rugg: „How Does Background Noise Affect Our Concentration?" www.scientificamerican.com/article/ask-the-brains-backgroundnoise.
25 Carothers: „Culture, Psychiatry and the Written Word", S. 308-11.

26 Begley: „Your Child's Brain" www.newsweek.com/your-childs-brain-179930.
27 Ware: „Neurons that Fire Together Wire Together" www.dailyshoring.com/neurons-that-fire-together-wire-together.
28 Ebenda.
29 Bartels: „Neuroplasticity and the Brain that Changes Itself" http://sharpbrains.com/blog/2008/11/12/neuroplasticity-and-the-brain-that-changesitself.
30 Michelon: „Brain Plasticity: How Learning Changes Your Brain" http://sharpbrains.com/blog/2008/02/26/brain-plasticity-how-learning-changesyour-brain.
31 Kuszewski: „You Can Increase Your Emotional Intelligence" http://blogs.scientificamerican.com/guest-blog/2011/03/07/you-can-increase-yourintelligence-5-ways-to-maximize-your-cognitive-potential.
32 Bartels: „Neuroplasticity and the Brain that Changes Itself" http://sharpbrains.com/blog/2008/11/12/neuroplasticity-and-the-brain-that-changesitself.
33 Ivins: *Art and Geometry*, S. 5.
34 Platon: *Der Staat. Politeia*, S. 831.
35 Ivins: *Art and Geometry*, S. 52 und S. 58.
36 Ong: *Oralität und Literalität*, S. 37.
37 Ebenda: S. 44f und 48.
38 Ebenda: S. 54.
39 Ivins: *Prints and Visual Communication*, S. 160.
40 Innis: *The Bias of Communication*, S. 4 und 9.
41 Ong: *Oralität und Literalität*, S. 80.
42 Luther Standing Bear: *My Indian Boyhood*, S. 69.
43 Palahniuk: *Das letzte Protokoll*, S. 14.
44 Luther Standing Bear: *My Indian Boyhood*, S. 69.
45 Thoreau: *Walden oder Leben in den Wäldern*, S. 87.
46 Torrey: *The writings of Henry David Thoreau*, S. 31.
47 Barks: *The Essential Rumi*, 36.
48 Schur: *Birds of the Different Feather*, S. 24.
49 Bliss: „Happy as a Lark", S. 437-441.
50 Ebenda.
51 Luther Standing Bear: *My Indian Boyhood*, S. 7f.
52 „The Biology of Sleep. Circadian Rhythms, Sleep Stages, and Sleep Architecture" www.helpguide.org/harvard/biology-of-sleep-circadian-rhythms-sleep-stages.htm.
53 Dement: „The Effect of Dream Deprivation", S. 1705-1707; Fisher: „Psychoanalytic Implications of Recent Research on Sleep and Dreaming, Teil I: Empirical Findings", S. 197-270; „Teil II: Implications for Psychoanalytic Theory", S. 271-303.

54 Sampson: „Psychological Effects of Deprivation of Dreaming Sleep", S. 305-317.
55 Mednick: „The Restorative Effect of Naps on Perceptual Deterioration", S. 677-681.
56 „Napping May Not Be Such a No-No," www.health.harvard.edu/newsletters/Harvard_Health_Letter/2009/November/napping-may-not-be-such-a-no-no.
57 Price: „The Risks of Night Work", S. 38. www.apa.org/monitor/2011/01/night-work.aspx.
58 Ebenda.
59 Jones: *Simply Living*, S. 35.
60 Eastman: *Die Seele des Indianers*, S. 45f.
61 Jones: *Simply Living*, S. 56.
62 Farrer: *Living Life's Circle*, S. 7.
63 Jones: *Simply Living*, S. 102.
64 Eastman: *Indian Scout Craft and Lore*, S. 152.
65 Ebenda, S. 25.
66 Reynolds: *Concise Encyclopedia of Special Education*, S. 428-429.
67 *Webster's Third New International Dictionary of the English Language*, s.v. „Look."
68 Ebenda, s.v. „See".
69 Calaprice: *The Expanded Quotable Einstein*. http://press.princeton.edu/chapters/s6908.html.
70 Reitzki: *Ist gewaltfreie Kommunikation alltagstauglich?*, S. 16.
71 Robert Wolff (Autor des Buches *Original Wisdom: Stories of an Ancient Way of Knowing*, Inner Tradition, 2001) im Gespräch mit dem Autor, 28. Juni 2010.
72 Eliot: *The Complete Poems and Plays*, S. 129.
73 Eastman: *Indian Scout Craft and Lore*, 20.
74 Alan Howell (Beamter für Naturschutz in Afrika) im Gespräch mit dem Autor, November 2010.
75 Tony Kemnitz (Fährtenleser bei Sonderermittlungen) im Gespräch mit dem Autor, März 2010.
76 Luther Standing Bear: *My Indian Boyhood*, S. 153.
77 Eine weitere Schildkröten-Coup-Geschichte finden Sie auf den Seiten 79-82 von *Entering the Mind of the Tracker*, Rochester/Vermont: Bear & Company 2013.

Über den Autor

Tamarack Song hat seine Kindheit großenteils damit verbracht, mehr mit Tieren als mit Menschen zu sprechen. Mit den Tieren des Waldes und der Feuchtgebiete war er frei unterwegs, und als junger Erwachsener lebte er mit einem Rudel Wölfe.
Derzeit lebt er im Nicolet National Forest, wo er mit den Wölfen und seinen anderen Medizin-Tieren und -Pflanzen in Kontakt bleibt. Sein Ziel ist es, allen, die das wünschen, zu helfen, die Tiersprache zu erlernen, damit auch sie in die Augen ihrer Haustiere und der Tiere der Wildnis blicken und mit ihnen sprechen können.
Er war die erste Person in seinem Staat, der das juristische Recht zugesprochen wurde, ihren Vorgarten in ein ursprüngliches Grasland und Waldgebiet umzuwandeln. Dadurch half er mit, die Bewegung der natürlichen Landschaftsgestaltung auf den Weg zu bringen. Zumindest für eine kurze Zeit jeden Tag draußen im Wald, sagt er, dass es nahezu jedem Mensch möglich ist, der Natur näher zu kommen, indem er Dinge tut wie einen Teil des Hinterhofs in ein natürliches Habitat umzuwandeln oder den Balkon der Wohnung für Vögel und Schmetterlinge attraktiver zu machen.
Als Gründer und Direktor der *Teaching Drum Outdoor School* und Mitgründer des *Healing Nature Trails* hat Tamarack Managementstrategien für psycho-emotionale Herausforderungen entwickelt, wie sie nur bei Erfahrungen in der Wildnis vorkommen. Er dient auch als Berater bei Renaturierungen und Expeditionen. Er ist Autor von Büchern über Tierfährtenlesen, Krafttiere, wahrhaftiges Sprechen, Erziehung von Kindern auf ursprüngliche Art, traditionelles Geschichtenerzählen und Zen.
Tamarack ist erreichbar unter: **tamarack@teachingdrum.org**.

Über die Künstlerinnen

Jennine Elberth

Die Zeichnungen zu Beginn der Kapitel stammen von Jennine Elberth, einer Künstlerin aus Michigan. Sie hat einen persönlichen Stil entwickelt, der reich an Details und Symbolik ist. Jennine liebt es, anderen die Welt der Natur mit ihren interpretierenden Aquarellen und Tintenstiftzeichnungen zugänglicher zu machen. Aus einer Familie von Lehrkräften kommend, ist Jennine auch eine Inspiration in ihrer Lehrtätigkeit.

Kristine Scheiner

Die Abbildungen mit anleitendem Charakter wurden von Kristine Scheiner kreiert, einer Autorin und Künstlerin, die in Brooklyn, New York, wohnt. Ihre Arbeit umfasst Buchcover, Malbücher und Comics. Aufgrund ihres ausgeprägten Interesses für Biologie und Entomologie verfasst sie Artikel zum städtischen Insektenleben. Außerdem schätzt sie das Makabre und Absurde. Ihre Arbeit ist hier zu sehen:
https://www.flickr.com/photos/18279334@N08

Index

N

O

P

R

S

T

U

V

Ebenfalls von Tamarack Song

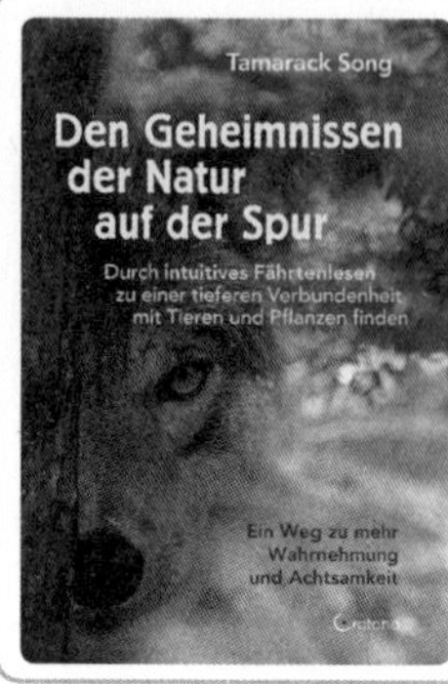

Den Geheimnissen der Natur auf der Spur
Durch intuitives Fährtenlesen zu einer tieferen Verbundenheit mit Tieren und Pflanzen finden
Ein Weg zu mehr Wahrnehmung und Achtsamkeit
ISBN 978-3-86191-289-7

The Healing Nature Trail. Forest Bathing for Recovery and Awakening (im Erscheinen)

A Forest Bathing Companion. The Rejuvenating Power of a Healing Nature Trail Walk

Blossoming the Child. A Guide to Primal Parenting

Truthspeaking. Native Ways to Find Your Authentic Voice and Have It Be Heard

The Talking Circle. The Truthspeaking Way to Bring Harmony to Your Family and Community

Zen zum Erwachen. 366 Weisheitsgeschichten, um Ihre Tage lebendig zu gestalten

Song of Trusting the Heart. A Classic Zen Poem for Daily Meditation (deutsche Ausgabe in Vorbereitung)

Whispers of the Ancients. Native Tales for Teaching and Healing in Our Time (deutsche Ausgabe in Vorbereitung)

Journey to the Ancestral Self. The Native Lifeway Guide for Living in Harmony with Earth Mother (deutsche Ausgabe in Vorbereitung)

Fleisch für extreme Überlebens-Situationen. Pemmikanherstellung und sichere Verwertung von Aas sowie überfahrenen Tieren